基于团队学习模式的
病理生理学学习指导

主　编　徐万宇

西南交通大学出版社
·成　都·

图书在版编目（CIP）数据

基于团队学习模式的病理生理学学习指导 / 徐万宇
主编. --成都：西南交通大学出版社，2024.3
ISBN 978-7-5643-9763-0

Ⅰ. ①基… Ⅱ. ①徐… Ⅲ. ①病理生理学 – 高等学校
– 教学参考资料 Ⅳ. ①R363

中国国家版本馆 CIP 数据核字（2024）第 056244 号

Jiyu Tuandui Xuexi Moshi de Bingli Shenglixue Xuexi Zhidao
基于团队学习模式的病理生理学学习指导

策划编辑／吴　迪　姜远平
责任编辑／牛　君
主编　徐万宇
助理编辑／姜远平
封面设计／原谋书装

西南交通大学出版社出版发行

（ 四川省成都市金牛区二环路北一段 111 号西南交通大学创新大厦 21 楼　　610031 ）
营销部电话：028-87600564　　　　028-87600533
网址：http://www.xnjdcbs.com
印刷：四川森林印务有限责任公司

成品尺寸　　185 mm×260 mm
印张　15　　字数　373 千
版次　2024 年 3 月第 1 版　　印次　2024 年 3 月第 1 次

书号　ISBN 978-7-5643-9763-0
定价　45.00 元

前　言

　　病理生理学是研究疾病发生、发展过程中机体功能和代谢变化的规律及其机制的学科，其主要任务是揭示疾病的本质、为建立有效的疾病诊断和预防策略提供理论和实验依据。病理生理学科是联系基础医学与临床医学的桥梁，与临床课程存在密切联系。现有教材大多以理论讲授为主，由于理论纷繁复杂，理解较为困难，而与临床问题的有机联系不是十分紧密，学生难以理解基础理论在临床中的作用。

　　为深化教育教学改革，结合病理生理学的学科特点，本书借鉴以团队为基础的学习模式（TBL），在不改变现有教学体系及核心内容的基础上，采用文字加思维导图的形式精讲病理生理学的基础内容，而后精选 A_1、A_2 型选择题，用以完成准备度测试，包括个人预习确认测验以及团队预习确认测验。最后以临床病案分析或 A_2型选择题作为应用练习。整个学习过程以解决问题的形式，详细讲解、阐述问题涉及的病理生理学专业内容，从基础理论到临床问题紧密联系，使学生更容易理解疾病的发生、发展的变化规律，更容易达成课堂理论授课的学习目标。

　　本书主要适用于教师采用 TBL 方法讲授病理生理学课程，教材注重学生临床思维能力的培养，便于学生复习并在有限时间内掌握完整的病理生理学基本知识，也适用于执业医师资格考试和临床医学专业水平测试复习的需求。由于目前还缺乏问题导向的案例相关资料作为参考，加之编者水平有限，不当之处在所难免，敬请各位读者不吝赐教。

编　者

2023 年 8 月

目 录

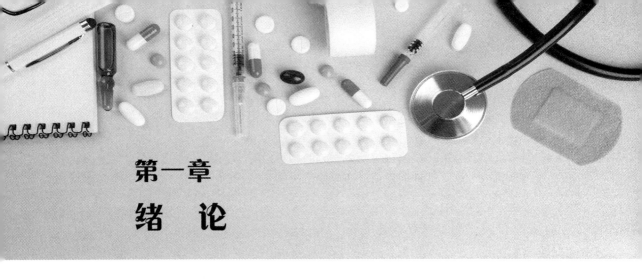

第一章
绪　论

TBL（Team-Based Learning，以团队为中心的学习）是在 PBL（Problem-Based Learning，以问题为中心的学习）基础上改革创新并逐渐兴起的一种有助于促进学习者团队协作精神、注重人的创造性、灵活性与实践特点的，以教师讲授与学生讨论相结合的新型成人教学模式。这种教学模式在提高学生学习效率和综合素质上的作用已被初步证实。2002 年迈克尔森（Michaelsen）等学者将这种模式命名为 TBL，并在欧美发达国家的医学等课程教学中逐步推广应用。

一、TBL 教学实施流程

概括地说，TBL 教学模式即是学生在教师的引导下，围绕每一个教学单元中包含的核心概念及其应用展开主动学习，经过"确立教学内容→个人预习概念→预习确认测验，掌握概念→团队练习运用概念"的过程获取知识，并掌握知识的运用。整个 TBL 教学实施流程可分为以下三个基本阶段。

1. 第一阶段：课前准备（Reading Preparation）过程

教师给学生提供预习参考资料或提纲，学生在课前可通过个人独立预习，或以团队的形式熟悉并掌握已确立的教学单元的课程内容。在这一阶段，本教材采用文字加思维导图的形式精讲病理生理学的基础内容，便于学生理解和记忆，可以作为传统教材的辅导材料使用。

2. 第二阶段：准备度测试（Readiness assurance）过程

准备度测试包括个人测试、小组测试和讨论：正式课堂教学时，首先由学生个人运用之前所学到的知识来答完一份相对简单的选择题测验；之后参照分组，各组共同回答难度提升的选择题测验，并交出共识建立之后的最后答案，称之为小组预习确认测验；最后由教师检查测验完成情况，并加以点评、总结。

（1）个人预习确认测验：每个教学单元的第一节课最先开始的活动是评价学生个人预习情况的预习情况确认测验。这个测验的内容通常主要由侧重于概念的单项选择题组成。知识点覆盖医学本科生教学大纲中需要熟悉、了解、掌握的多个方面。

（2）小组预习确认测验：当学生完成个人预习确认测验后，上交答案，即可开始对团队进行测验。小组测验同样需要使用选择题，在课堂上可以使用 IF-AT 系统卡来进行评分，也可以基于网络教学平台系统承载测验。题目有四个或五个选项。为了完成小组测验，成员必须就每一个测验问题进行讨论。小组测验完成后，老师将两个测验的答案和评分公布，让学生发表对个人和小组表现的意见。

（3）讨论：在小组测验完成后，针对本小组测验中出现的问题，教师允许和鼓励学生质疑和申诉，各小组讨论、辩论，寻求共识。

（4）老师反馈或总结：小组辩论结束后，教师可针对个人或小组仍然不清楚的问题进行一次小型的演讲或讲座。这种演讲或讲座既能解决学生的问题，还允许教师讲解脱离材料所覆盖的、学生可以课外自学的内容。

3. 第三阶段：运用课程概念过程（application of course concept）

小组聚集在一起开展讨论，据各组先前所习得的知识，共同讨论完成教师布置的应用练习题，练习题可以是病案分析题、案例分析选择题、实践操作等多种形式。每个小组成员必须积极参与，并记录讨论结果。在讨论结束后，各小组选代表发表小组的讨论结果，每个小组与班级里的其他小组讨论自己的答案并及时作信息反馈。在这一过程中同学们学会了课程概念的运用，而且老师也能够加强对学生学习情况的了解。在本教材中，这个过程也称为应用练习与解析。

TBL 教学实施过程如图 1-1 所示。

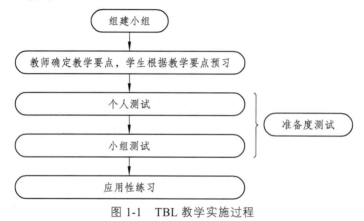

图 1-1　TBL 教学实施过程

各步骤要求如下：

1. 组建小组

由 3～5 人组成一个小组，可由若干这样的小组组成几十人至上百人的大团队，教师需要指导和参与小组的搭建。

2. 教学要点

在每次 TBL 课堂教学的前一周将有关教学资料挂在网上供学生下载阅读，并告知学生课堂上将进行个人和小组测试。

3. 个人测试

题型都为选择题，可为单选或多选，题量适中，学生能在 10 分钟左右完成，测试的目的在于考查学生对教学要点的掌握情况，题目以考查记忆为主，难度不宜太大。

4. 小组测试

题型为选择题，可为单选或多选，题量适中，学生能在 10—20 分钟内完成，难度较个人测试有较大幅度提升，建议以 A2 型选择题为主，学生须经过小组讨论才能确定答案。

5. 应用性练习

每个小组都围绕临床病例资料和问题开展讨论，在讨论中分析成果，问题可以是选择题，也可以是简答题，学生分组发言辩论，寻找最佳答案。

二、TBL 教学实施的关键影响因素

由于 TBL 是以团队（小组）为基础的教学，因此，团队（小组）的组建与管理水平直接关系着 TBL 教学成败。要想建立一个有效的学习团队（小组），要注意做好以下几个重要方面的工作。

1. 增强每一个团队成员的责任意识，增强责任感

教师将任务布置给整个团队，如果团队成员没有责任感，不去完成相应的 TBL 教学课前准备的学习任务，那就无法达到 TBL 课堂教学开展的基本要求。因此，在 TBL 教学设计中，要求在第二阶段的小组准备度测试之前，应首先实施每个团队成员的个人测试，了解每个成员的预习准备情况。对没有达到准备度测试最低要求的学生，要给予警告和训诫。同时，在团队讨论中，由组长、教师或协调员密切观察每个成员的发言情况，关注不愿发言或话不对题的学生，以便促成、强化其个人预习的习惯。同时，教师或者协调员还要设法调动课堂中多个小组，团队的责任感和参与感，要求每个团队、每个小组在规定时间内提交讨论学习的结果，并善于对不同团队的成果作比较，对团队的成果及时反馈和评价。

2. 教师通过过硬的专业素养与有效的团队管理水平，设置合理的教学任务

TBL 教学对教师的综合素质提出了更高的要求：教师除了要熟练掌握本学科的教学内容、教学大纲，还应对相关学科和临床学科等的知识能够灵活运用，还需查阅多方资料、文献，选择病例，设计问题等，才能适应 TBL 教学的相关要求。为了满足开展 TBL 教学对教师参考资料的需求，作者根据 TBL 教学的流程，编写了这本教材。

教师必须布置有利于相互促进的任务。在 TBL 教学中，各个阶段的任务应该是连贯的、利于相互促进的。这样，前一阶段任务的完成，有利于下一阶段任务的开展。为了达到最好的效果，在布置任务时应遵循"3S"原则，即同样的问题(Same problem)、明确的选择(Specific choice)、同时报告（ Simultaneous report ）。同样的问题是指班级的每个同学都必须面临同一个命题；明确的选择则指班级的每个团队都应该就同一个命题给出自己的答案；同时报告就是指每个团队应该同时给出自己的答案。

教师必须设法促进团队的交流与提高。TBL 的第三阶段是通过团队间的协作共同完成教师布置的应用练习。应用练习完成的质量与团队每个成员的努力有关，要求团队内部充分交流，形成统一的观点（答案），在交流中共同进步与提高。

教师必须灵活应用医学学科知识，了解与教授与课堂内容密切相关的真实临床病例，以便设计有效的问题情境。病理生理学是一门桥梁课程，与基础医学和临床医学各学科均关系紧密，所以教师一定要对整个临床医学课程体系非常熟悉，能够举一反三，旁征博引，融会贯通地完成课程教学工作，绝不能仅仅局限于病理生理学大纲和教材中的要点。

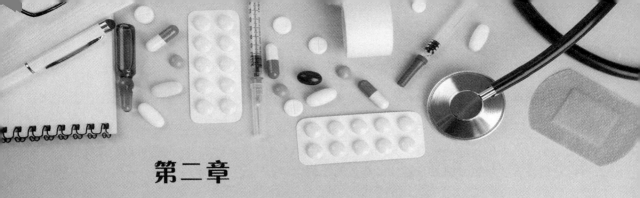

第二章
水、电解质代谢紊乱

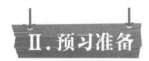

I.学习要点

【学习目标】

● 掌 握

（1）水、电解质平衡的调节。

（2）几种脱水、水肿和水中毒的发生原因与机制，以及对机体的影响、防治原则。

（3）钾代谢紊乱的概念、病因与发病学，机体的功能、代谢变化、防治原则。

● 熟 悉

（1）体液分布和电解质含量，不同体液水和电解质交换。

（2）水的生理功能和水平衡，电解质的生理功能和电解质平衡的基本知识。

（3）钾代谢紊乱与酸碱平衡紊乱的关系。

【执业医师资格考试大纲与考点分析】

（1）水、钠代谢紊乱：正常水、钠代谢，脱水，水中毒，水肿。

（2）钾代谢紊乱：正常钾代谢，钾代谢紊乱。

本章的考点主要是脱水和钾代谢紊乱。

II.预习准备

第一节　水、钠代谢紊乱

一、正常水、钠平衡

（一）体液的容量和分布

体液由水和溶解于其中的电解质、蛋白质等物质组成，分布于细胞内和细胞外。成人体液容量约占体重的 60%，其中细胞内液约占体重的 40%，细胞外液约占体重的 20%。细胞外液中的血浆约占体重的 5%，其余的 15% 为组织间液（图 2-1）。组织间液中有极少的一部分分布于一些密闭的腔隙中，因此这部分组织间液也称第三间隙液，由于这一部分是上皮细胞分泌产生的，也称为跨细胞液。

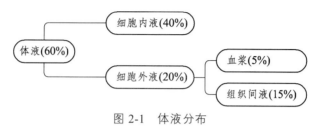

图 2-1　体液分布

体液的总量因年龄、性别、体型而存在差异。基本规律是随着年龄增长，体液量逐渐减少；因脂肪含水量较少而肌肉含水量较多，故女性体液量少于男性，胖者少于瘦者。

（二）体液的电解质成分（表 2-1）

细胞外液的组织间液和血浆的电解质在构成和数量上大致相等，阳离子主要是 Na^+，其次是 K^+、Ca^{2+}，阴离子主要是 Cl^-，其次是 HPO_4^{2-}。细胞内液中主要的阳离子是 K^+，其次是 Na^+、Ca^{2+}，主要阴离子是 HPO_4^{2-} 和蛋白质阴离子。细胞内液与细胞外液的渗透压基本相等，为 280 ~ 310 mmol/L。

表 2-1　体液中的电解质

	阳离子	阴离子
细胞外液	Na^+为主，其次为 K^+、Ca^{2+}、Mg^{2+}	Cl^-为主，其次为 HCO_3^-、HPO_4^{2-}
细胞内液	K^+，其次为 Na^+、Ca^{2+}、Mg^{2+}	HPO_4^{2-} 和蛋白质阴离子为主

（三）体液的渗透压

正常情况下，细胞内外、毛细血管内外的体液交换主要受渗透压调节。体液的渗透压由其所包含的微粒总数决定，包括阳离子、阴离子的个数与非电解质的分子个数，渗透压的正常范围为 280 ~ 310 mmol/L。体液中晶体物质微粒产生的渗透压称为晶体渗透压，占体液渗透压的绝大部分，在维持细胞内外渗透压的平衡中起决定性的作用。细胞内、外液中所含阴阳离子总数相等，保持电中性，细胞内外液的渗透压也基本相等。

血浆蛋白质所产生的渗透压称为胶体渗透压，在体液的渗透压中占比极小，但对维持血管内外的液体交换和血容量具有十分重要的作用。当渗透压发生变化时，水分向渗透压高的一侧移动，溶质向渗透压低的一侧移动，以调节渗透压平衡。

二、水、钠平衡的调节

（一）水、钠平衡

正常人每天水的摄入与排出处于动态平衡中，每天总量约为 2 500 mL。如表 2-2 所示。

表 2-2　正常成人每日水的摄入和排出量

类别	摄入/mL	类别	排出/mL
饮水	1 000 ~ 1 500	尿液	1 000 ~ 1 500
食物水	700	皮肤蒸发	500
代谢水	300	呼吸蒸发	350
		粪便	150
总计	2 000 ~ 2 500	总计	2 000 ~ 2 500

每天需要从肾脏排走的人体内的代谢废物大约有 35 g，要排出这 35 g 废物，至少需要 500 mL 水。所以每天最低限度的尿量应该是 500 mL。

钠离子是细胞外液的主要阳离子，是维持细胞外液渗透压和血容量的基础。人体含钠量的 50%存在于细胞外液，血清 Na^+ 的正常范围是 135 ~ 145 mmol/L。细胞内液中的 Na^+ 浓度仅为 10 mmol/L 左右。成人每日饮食摄入钠 100 ~ 200 mmol。天然食物中含钠甚少，故人们摄入的钠主要来自食盐。Na^+ 主要经肾随尿排出。多吃多排，少吃少排，不吃不排。

（二）体液容量及渗透压的调节

细胞外液容量和渗透压相对稳定是通过神经-内分泌系统的调节实现的。相关机制包括口渴中枢、抗利尿激素、肾素-血管紧张素-醛固酮系统、交感神经系统和心房钠尿肽（ANP）的作用。

（1）细胞外液渗透压升高，刺激下丘脑视上核渗透压感受器和侧面的口渴中枢，产生口渴感；另一方面抗利尿激素（ADH）分泌增多，远曲小管和集合管管腔侧膜上的水通道开放，对水的重吸收增加；同时抑制醛固酮的分泌，减弱肾小管对 Na^+ 的重吸收，渗透压降低，起到负反馈的效果。水通道蛋白（aquaporin，AQP）是一组构成水通道与水通透有关的细胞膜转运蛋白，广泛存在于动物、植物及微生物界。

（2）细胞外液渗透压降低时，抑制 ADH 分泌，减弱肾远曲小管和集合管对水的重吸收，使水分排出增多；另一方面促进醛固酮的分泌，加强肾小管对 Na^+ 的重吸收，减少 Na^+ 的排出，从而使细胞外液 Na^+ 浓度增高，渗透压升高。

（3）血容量增加，血 Na^+ 增高，血管紧张素增多时，心房肌细胞合成并释放 ANP，主要拮抗肾素-血管紧张素-醛固酮系统，减少 Na^+ 的重吸收。

（4）血容量显著降低时，ADH 和醛固酮释放增多，增加肾小管对 Na^+ 和水的重吸收，增加细胞外液，补充血容量。

（5）渗透压变化会影响水在细胞内外的转移，从而影响细胞内、外液的容量。

体液容量及渗透压的调节如图 2-2。

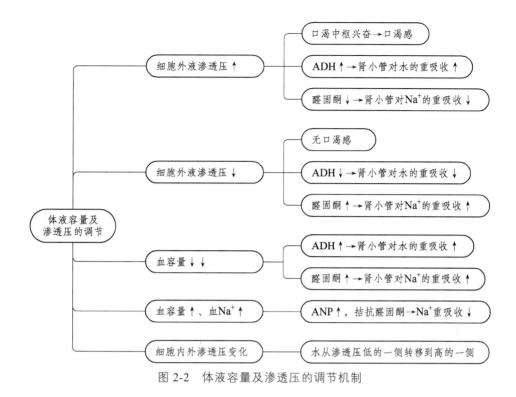

图 2-2 体液容量及渗透压的调节机制

三、水钠代谢紊乱的类型

根据体液容量和渗透压的不同，对水钠代谢紊乱进行分类。如图 2-3 所示。

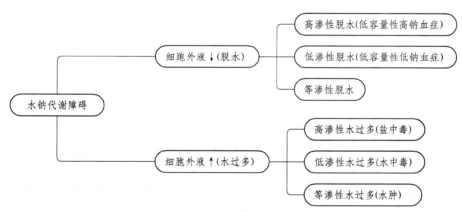

图 2-3 水钠代谢障碍的类型

（一）高渗性脱水

高渗性脱水的特点是失水多于失钠，血清 Na^+ 浓度 >150 mmol/L，血浆渗透压>310 mmol/L，细胞内液和细胞外液都减少，故高渗性脱水又称低容量性高钠血症。

1. 病因和机制

主要原因是水的摄入减少和水的丢失过多。如图 2-4 所示。

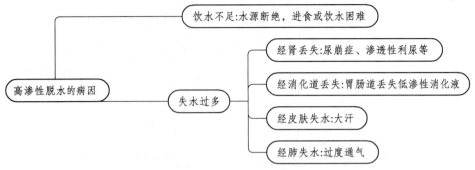

图 2-4　高渗性脱水的病因

2. 对机体的影响（图 2-5）

（1）血浆胶渗压增高，通过渗透压感受器刺激口渴中枢，引起口渴感，也会引起 ADH 分泌增加，肾小管对水的重吸收增强，尿量减少，尿比重增高。

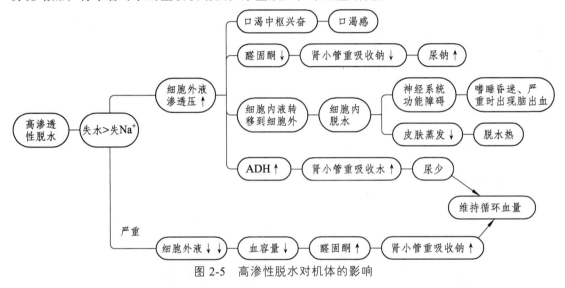

图 2-5　高渗性脱水对机体的影响

（2）细胞内液向细胞外液转移，由于细胞外液渗透压增高，渗透压相对较低的细胞内液转移至细胞外液，循环血量得到补充，但细胞内脱水，引起细胞皱缩，尤其是引起脑细胞脱水，出现一系列神经系统功能障碍，甚至脑出血。汗腺细胞脱水，会导致脱水热。

3. 防治的病理生理学基础

（1）防治原发病，去除病因。

（2）补给体内缺少的水分，不能经口进食者可由静脉滴入 5%～10% 葡萄糖溶液。但要注意，输入不含电解质的葡萄糖溶液过多反而有引起水中毒的危险，输入过快则又加重心脏负担。

（3）适当补 Na^+。虽然患者血 Na^+ 升高，但体内总钠量是减少的，只不过是由于失水多于失 Na^+ 而已。故在治疗过程中，待缺水情况得到一定程度纠正后，应适当补 Na^+，可给予生理盐水与 5%～10% 葡萄糖混合液。

（4）适当补 K^+。由于细胞内脱水，K^+ 也同时从细胞内释出，引起血 K^+ 升高，尿中排 K^+ 也多。尤其当患者醛固酮增加时，补液若只补给盐水和葡萄糖溶液，则由于增加了 K^+ 的转运至细胞内，易出现低钾血症，所以应适当补 K$^+$。

（二）等渗性脱水

等渗性脱水的特点是水钠等比例丢失，血容量减少，但血清 Na$^+$ 浓度和血浆渗透压仍在正常范围。

1. 病因和机制

任何等渗性液体的大量丢失在短期内都可以造成等渗性脱水。可见于大量抽放胸腹水、麻痹性肠梗阻、消化道先天畸形等病因。

等渗性脱水如不进行处理，患者可通过生理失水转化为高渗性脱水，或因给患者补充过多的低渗溶液而转变为低渗性脱水。因此单纯性的等渗性脱水临床上比较少见。

2. 对机体的影响

包括体重下降、口渴、体温调节障碍、肾脏重吸收钠水增加等，与低渗性脱水类似，但由于细胞内外渗透压不变，故不会出现细胞内液的变化。严重失液时，患者也可出现休克并伴有明显的脱水征。

（三）低渗性脱水

低渗性脱水的特点是失钠多于失水，血清 Na$^+$ 浓度 <130 mmol/L，血浆渗透压 <280 mmol/L，伴有细胞外液的减少。低渗性脱水也称为低容量性低钠血症。

1. 病因和机制

主要原因是各种失液或液体积聚在第三间隙后处理不当，如只给水而未补充电解质等，如图 2-6 所示。

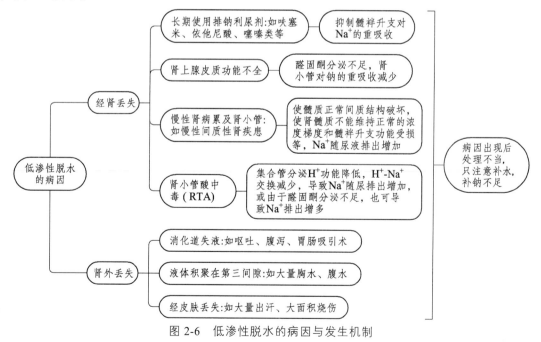

图 2-6　低渗性脱水的病因与发生机制

2. 对机体的影响（图 2-7）

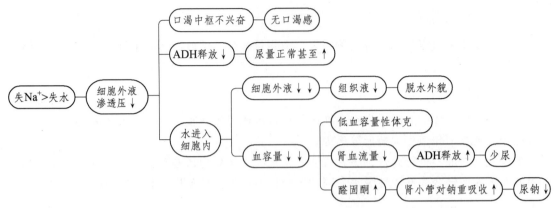

图 2-7　低渗性脱水对机体的影响

（1）细胞外液减少较为严重时，易发生休克。低渗性脱水由于细胞外液处于低渗状态，水分可以从细胞外液向渗透压相对较高的细胞内转移，细胞外液和血容量减少较为严重，容易发生低血容量性休克。

（2）血浆胶体渗透压降低，口渴中枢不兴奋，无口渴感；ADH 分泌减少，远曲小管和集合管对水的重吸收也减少，导致低比重尿，尿量无明显减少。晚期由于血容量明显减少，ADH 释放增多，肾小管对水的重吸收增加，出现少尿。

（3）明显的失水外貌。由于组织间液明显减少，再加上组织间液也会向血管内转移，减少更加明显，因而患者更易出现脱水征。

（4）经肾失钠患者，尿钠含量明显增高，如果是肾外因素失钠，因血流量减少和低钠，激活肾素-血管紧张素-醛固酮系统，使肾小管对钠的重吸收增加，尿钠含量减少，同时钾的排出增多。

3. 防治原则

（1）防治原发病，去除病因。

（2）适当的补液。

（3）给予等渗液以恢复细胞外液容量。

（四）水中毒

1. 概念与特点

水中毒（稀释性低钠血症）系指机体摄入或输入水总量超过排出总量，以致水在体内潴留，引起血液渗透压下降和循环血量增加的一种病理状态。水中毒的特点是患者水潴留，体液量明显增加，同时血清 Na^+ 浓度<130 mmol/L，血浆渗透压<280 mmol/L。

2. 病因和机制

主要原因为水的摄入过多和水的排出减少，多见于急性肾功能不全的患者而又输液不恰当时。水中毒的机制如图 2-8 所示。

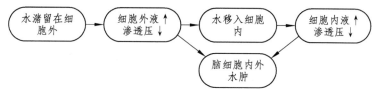

图 2-8　水中毒的发生机制

3. 对机体的影响

患者细胞外液和细胞内液都明显增多且都处于低渗状态,对中枢神经系统产生严重影响,脑细胞肿胀、脑组织水肿、颅内压增高,引起一系列中枢神经系统受压的表现，如头痛、恶心、呕吐、神志混乱等，严重时发生脑疝。如图 2-9 所示。

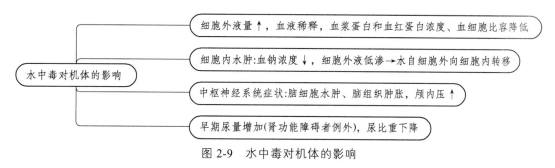

图 2-9　水中毒对机体的影响

（五）水　肿

1. 概念与特点

过多的液体在组织间隙或体腔内积聚称为水肿。水肿不是独立疾病，而是多种疾病的一种重要病理过程。

2. 水肿的分类

（1）按范围分类：全身性水肿和局部性水肿。

（2）按发病原因分类：肾性水肿、肝性水肿、心性水肿、营养不良性水肿、淋巴水肿和炎性水肿等。

（3）按发生水肿的器官组织分类：皮下水肿、脑水肿和肺水肿等。

3. 病因和机制

（1）血管内外液体交换失衡。主要是由于毛细血管流体静压增高、血浆胶体渗透压降低、微血管壁通透性增加、淋巴回流受阻等原因造成。

（2）体内外液体交换失衡（水钠潴留）。主要是由于肾小球滤过率下降、近曲小管重吸收水钠增多、远曲小管和集合管重吸收水钠增多等机制造成。

水肿发生的原因和机制如图 2-10 所示。

4. 水肿的特点

（1）水肿液根据蛋白含量的不同分为渗出液与漏出液，漏出液的比重、蛋白质含量以及细胞数低于渗出液。渗出液是由于毛细血管通透性增高所致，一般见于炎性水肿。

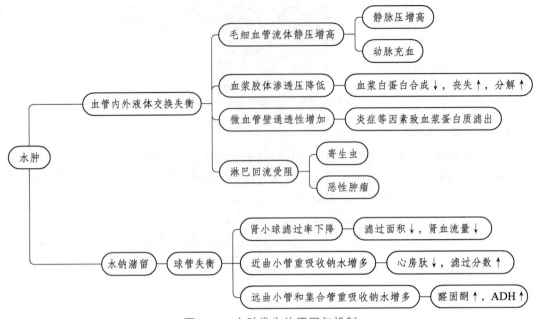

图 2-10　水肿发生的原因与机制

（2）皮下水肿的特点：当皮下组织有过多液体积聚时，用手指按压可能有凹陷，称为凹陷性水肿，又称为显性水肿。

（3）全身性水肿的分布特点：心性水肿首先出现在低垂部位，肾性水肿先表现为眼睑或面部水肿，肝性水肿则以腹水多见。

第二节　钾代谢紊乱

一、低钾血症（hypokalemia）

（一）概　念

血清钾离子浓度低于 3.5 mmol/L 称为低钾血症。其症状一般包括肌肉、消化系统、中枢神经系统、心律失常和泌尿系统等症状。

（二）病因和机制

主要见于钾摄入不足、钾丢失过多以及细胞外钾转入细胞内。具体如图 2-11 所示。

（三）对机体的影响

1. 对神经肌肉兴奋性的影响（图 2-12）

通常把这种因静息电位和阈电位之间的距离增大而导致细胞兴奋性降低的情况称为超极化阻滞。表现为肌肉软弱无力，甚至发生肌肉迟缓型麻痹，最严重者发生呼吸肌麻痹，这是低钾血症患者死亡的重要原因。

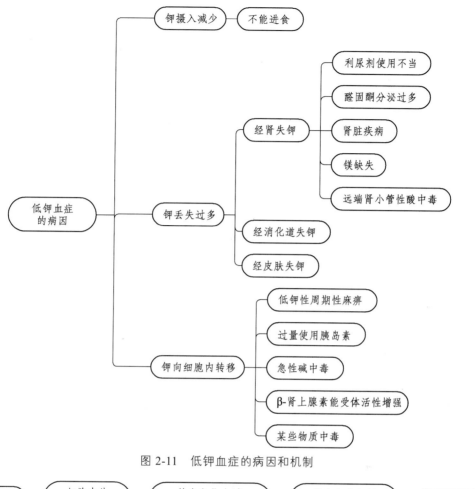

图 2-11 低钾血症的病因和机制

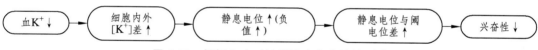

图 2-12 低钾血症对神经肌肉兴奋性的影响

2. 对心脏的影响

（1）心肌电生理的改变（图 2-13）。

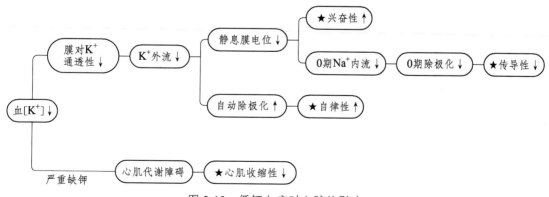

图 2-13 低钾血症对心脏的影响

（2）心电图的变化。

代表复极化 2 期的 ST 段压低；相当于复极化 3 期的 T 波低平和 U 波增高（超常期延长所致）；相当于心室动作电位时间的 Q-T（或 Q-U）间期延长。

（3）对酸碱平衡的影响。

低钾血症可引起代谢性碱中毒，同时发生反常性酸性尿。具体见图 2-14。

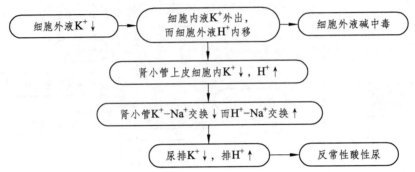

图 2-14　低钾血症对酸碱平衡的影响脏的影响

（4）防治原则（图 2-15）。

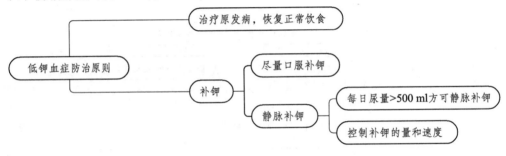

图 2-15　低钾血症防治原则

二、高钾血症（hyperkalemia）

（一）概　念

血清钾离子浓度高于 5.5 mmol/L 称为高钾血症。该症使心肌和骨骼肌的功能处于抑制状态，可危及生命。

（二）病因和机制

主要见于钾摄入过多、钾排出减少以及钾由细胞内转移至细胞外。具体如图 2-16 所示。

（三）对机体的影响

1. 对神经肌肉兴奋性的影响

（1）轻度高钾血症，使细胞兴奋性升高，如图 2-17 所示。

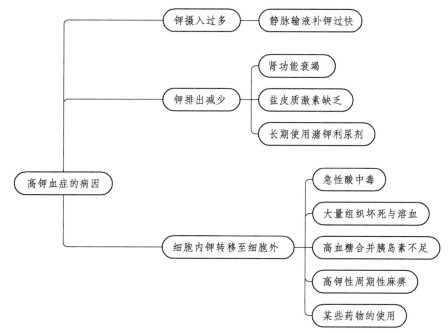

图 2-16　高钾血症的病因和机制

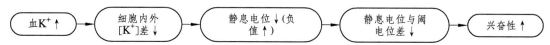

图 2-17　轻度高钾血症对神经肌肉兴奋性的影响

（2）重度高钾血症，细胞兴奋性下降，如图 2-18 所示。

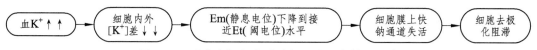

图 2-18　重度高钾血症对神经肌肉兴奋性的影响

2．对心脏的影响

（1）心肌电生理的改变（图 2-19）。

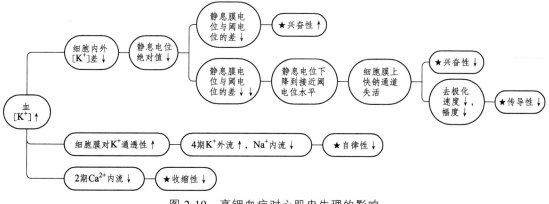

图 2-19　高钾血症对心肌电生理的影响

（2）心电图表现：T 波高尖，P 波和 QRS 波的波幅下降，间期增宽，S 波加深。

3. 对酸碱平衡的影响

高钾血症可引起代谢性酸中毒，出现反常性碱性尿。如图 2-20 所示。

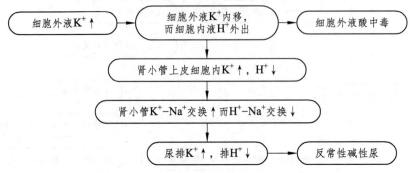

图 2-20　高钾血症对酸碱平衡的影响

4. 防治原则（图 2-21）

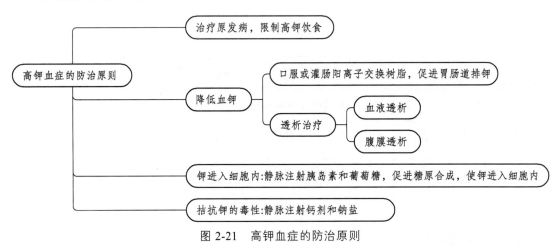

图 2-21　高钾血症的防治原则

Ⅲ.准备度测试

（一）个人测试与解析

1. 等渗性脱水时，体液变化的特点是（　　　）。

A. 细胞内外液均↓，细胞外液↓　　　　B. 细胞内液↓，细胞外液↑

C. 细胞内液↓，细胞外液变化不大　　　D. 细胞内液变化不大，细胞外液↓

【参考答案】D

【分析】

任何等渗性液体的大量丢失在短期内都可以造成等渗性脱水，由于细胞内外渗透压不变，故不会出现细胞内液的变化。

2. 下述哪种类型的水电解质失衡最容易发生休克？（　　　）

A. 低渗性脱水　　　　B. 高渗性脱水　　　　C. 等渗性脱水　　　　D. 水中毒

【参考答案】A

【分析】低渗性脱水由于细胞外液处于低渗状态，水分可以从细胞外液向渗透压相对较高的细胞内转移，细胞外液和血容量减少较为严重，容易发生低血容量性休克。

3. 尿崩症患者易出现（　　　）。

A. 低渗性脱水　　　　B. 等渗性脱水　　　　C. 高渗性脱水　　　　D. 水中毒

【参考答案】C

【分析】尿崩症是由于下丘脑-神经垂体病变引起抗利尿激素（ADH）不同程度的缺乏，或由于多种病变引起肾脏对 ADH 敏感性缺陷，导致肾小管重吸收水的功能障碍，出现低渗性多尿，失水大于失钠，从而出现高渗性脱水。

4. 哪一类水、电解质代谢紊乱可导致脑内出血？（　　　）

A. 等渗性脱水　　　　B. 高渗性脱水　　　　C. 低渗性脱水　　　　D. 低血钾症

【参考答案】B

【分析】

高渗性脱水由于细胞外液渗透压增高，渗透压相对较低的细胞内液转移至细胞外液，循环血量得到补充，但细胞内脱水，尤其是引起脑细胞脱水，体积缩小，颅骨与脑皮质之间的血管张力增大，甚至可能导致静脉破裂而出现脑出血或蛛网膜下腔出血。

5. 重症高渗性脱水病人可出现（　　　）。

A. 血容量下降，醛固酮分泌升高，而致尿钠离子下降

B. 血容量下降，醛固酮分泌下降，而致尿钠离子下降

C. 血容量正常，醛固酮分泌升高，而致尿钠离子下降

D. 血容量正常，醛固酮分泌下降，而致尿钠离子下降

【参考答案】A

【分析】

严重的高渗性脱水，细胞外液减少过多，血容量也不能维持，开始下降，反射性引起醛固酮分泌增加。一般在液体丢失达体重 4%时，即可引起醛固酮分泌增加，醛固酮使肾小管对 Na^+ 重吸收增加，而致尿钠离子下降。

高渗性脱水时，醛固酮和 ADH 分泌量的增加，会引起尿量减少，同时也有助于维持细胞外液容量和循环血量，再加上细胞内液向细胞外液转移，以及患者口渴中枢兴奋，主动饮水，都会使细胞外液得到水分的补充，有助于渗透压下降和血容量恢复。因此，高渗性脱水时细胞外液量及血容量的减少均没有低渗性脱水明显。患者血液浓缩、血压下降及氮质血症的程度一般也比低渗性脱水轻。

6. 高渗性脱水的主要部位是（　　　）。

A. 跨细胞液　　　　B. 细胞间液　　　　C. 血液　　　　D. 细胞内液

【参考答案】D

【分析】

高渗性脱水，细胞内液向细胞外液转移，这有助于循环血量的恢复，但同时也引起细胞内脱水致使细胞皱缩，细胞外液得到补充。

7. 低渗性脱水时尿钠减少的主要原因是（　　　）。

A. 交感-肾上腺髓质系统兴奋　　　　　　B. 肾素-血管紧张素-醛固酮系统兴奋

C. 肾素-血管紧张素-醛固酮系统抑制　　　D. 交感-肾上腺髓质系统抑制

【参考答案】B

【分析】

低渗性脱水，因低血容量所致肾血流量减少而激活肾素-血管紧张素-醛固酮系统，使肾小管对钠的重吸收增加，结果导致尿钠减少。

8. 水肿时产生钠水潴留的基本机制是（　　　）。

A. 毛细血管流体静压增加　　　　　　　　B. 球-管失衡

C. 血浆胶体渗透压下降　　　　　　　　　D. 毛细血管壁通透性升高

【参考答案】B

【分析】

肾脏在调节钠、水平衡中起重要作用，不论肾小球的滤过率增加或减少，近端小管对钠和水的重吸收率始终占肾小球滤过率的 60%～70%，远曲小管和集合管对钠、水吸收主要受激素调节，最终经肾小球滤出的钠、水总量中，只有 0.5%～1%左右排出体外，这一现象称为球-管平衡。当某些病因如有效循环血量不足时，球管平衡失调，便可导致钠水潴留。

9. 微血管壁受损所致水肿的机制是（　　　）。

A. 毛细血管流体静压升高　　　　　　　　B. 淋巴回流不足以清除过多的液体

C. 静脉端的流体静压下降　　　　　　　　D. 组织间液胶体渗透压增高

【参考答案】D

【分析】

各种炎症可直接损伤微血管壁或通过组胺、激肽类等炎性介质的作用而使微血管壁的通透性增高，血浆蛋白滤出，微血管内的胶体渗透压下降，组织间液的胶体渗透压上升，促使溶质及水分滤出。

10. 淋巴性水肿液蛋白含量较高的主要原因是（　　　）。

A. 局部毛细淋巴管通透性高　　　　　　　B. 局部毛细血管壁通透性高

C. 局部组织蛋白分解多　　　　　　　　　D. 水和晶体物质透过血管壁回收

【参考答案】D

【分析】

在某些病理条件下，当淋巴干道被堵塞，淋巴回流受阻或不能代偿性加强回流时，含蛋白的水肿液在组织间隙中积聚，形成淋巴性水肿。这类水肿液的特点是蛋白含量较高，可达 40～50 g/L，其原因是水和晶体物质可以透过血管壁回收到血管内，但是蛋白质分子量大，不能透过毛细血管，从而导致水肿液中蛋白质浓缩，含量较高。

11. 水肿时（　　　）。

A. 细胞外液减少，细胞内液增多　　　　　B. 细胞外液减少，细胞内液减少

C. 细胞外液增多，细胞内液增多　　　　　D. 细胞外液增多，细胞内液正常

【参考答案】D

【分析】

水肿是指过多的液体在组织间隙和体腔内积聚，是等渗性水过多。细胞外液增多，但渗

透压不变，故细胞内、外液之间的水分不会在渗透压的影响下发生转移，故细胞内液正常。

12. 低蛋白血症可导致（　　　）。

A. 水肿　　　　　　　B. 高渗性脱水　　　　C. 等渗性脱水　　　　D. 低渗性脱水

【参考答案】A

【分析】

低蛋白血症指血浆总蛋白特别是血浆白蛋白的减少，具体指血清总蛋白低于 60 g/L 或者白蛋白低于 35 g/L。血浆胶体渗透压主要取决于血浆白蛋白的含量。当血浆白蛋白含量减少时，血浆胶体渗透压下降，而平均有效滤过压增大，组织液生成增加，超过淋巴代偿能力时，可发生水肿，表现为腹水、胸腔积液、心包积液、肢体及颜面部水肿，严重低白蛋白血症可引起肺水肿。

13. 水中毒可继发于（　　　）。

A. 水源断绝

B. 急性肾衰竭时补液过多过快

C. 快速大量抽放腹水

D. 左心功能衰竭

【参考答案】B

【分析】

水中毒是由于过多的低渗性体液在体内潴留造成细胞内外液量都增多，引起重要器官功能严重障碍。主要见于水的摄入过多和水排出减少。在肾功能良好的情况下，一般不易发生水中毒，故水中毒最常发生于急性肾功能不全的患者输液不恰当时。

14. 水中毒时（　　　）。

A. 细胞外液减少，细胞内液增多

B. 细胞外液减少，细胞内液减少

C. 细胞外液增多，细胞内液增多

D. 细胞外液增多，细胞内液减少

【参考答案】C

【分析】

水中毒时，过多的低渗性体液首先在细胞外潴留，细胞外液渗透压下降，导致水自细胞外向细胞内转移，造成细胞内水肿。故水中毒时细胞外液、细胞内液都增多。

15. 低钾血症患者可出现（　　　）。

A. 中性尿　　　　　　B. 代谢性酸中毒　　　C. 呼吸性酸中毒　　　D. 反常性酸性尿

【参考答案】D

【分析】

低钾血症时，细胞内的 K^+ 移到细胞外，细胞外的 H^+ 移到细胞内，使细胞外 H^+ 浓度降低，导致细胞外碱中毒。碱中毒时尿液一般呈碱性，但是缺钾引起的代谢性碱中毒，肾小管上皮细胞内 K^+ 浓度降低，上皮细胞与小管液之间 K^+-Na^+ 交换减少而 H^+-Na^+ 交换增多，肾脏排 H^+ 增多，尿液呈酸性，故称反常性酸性尿。

16. 输入大量库存过久的血液可导致（　　　）。

A. 高钠血症　　　　　B. 低钠血症　　　　　C. 低钾血症　　　　　D. 高钾血症

【参考答案】D

【分析】

库存血由于时间长，血液中的红细胞在长期缺氧的情况下细胞会发生变性，最后破裂，导致细胞内大量的钾进入血浆致高钾，因此大量输血时可以引起高钾血症。

17. 严重高钾血症病人的死亡原因是（　　　）。

A. 心搏骤停　　　　　B. 呼吸衰竭　　　　　C. 肾功能衰竭　　　D. 酸中毒

【参考答案】A

【分析】

严重高钾血症对心肌的毒性很强，可导致心肌兴奋性降低、自律性降低、传导性降低、收缩性减弱，因此可发生致命性心室纤颤和心搏骤停。

18. 血清钾浓度明显降低（如低于 3 mmol/L）时，浦肯野细胞静息电位负值反而减小，其原因是（　　　）。

A. 细胞膜钾电导下降，细胞内钾外流减少

B. 细胞膜钾电导下降，细胞内钾外流增加

C. 细胞膜钾电导升高，细胞内钾外流减少

D. 细胞膜钾电导升高，细胞内钾外流增加

【参考答案】A

【分析】

低钾血症时，心肌细胞膜 K^+ 电导性下降，对 K^+ 通透性下降，K^+ 外流减少，因而静息电位负值减少，这样会引起静息电位与阈电位距离缩短，心肌兴奋性增高。

19. 有关低钾血症的病因，下列哪项是错误的？（　　　）

A. 腹泻、呕吐　　　　　　　　　　B. 利尿药用量过多

C. 醛固酮分泌减少　　　　　　　　D. 大汗

【参考答案】C

【分析】

低钾血症的原因包括钾摄入不足和钾丢失过多。腹泻、呕吐，利尿药用量过多以及大汗都会导致钾丢失过多。醛固酮分泌减少会使肾脏保钠排钾作用减弱，钾在体内潴留，钾浓度增高。

20. 高钾血症时常合并（　　　）。

A. 碱中毒　　　　　B. 酸中毒　　　　　C. 高渗性脱水　　　D. 低渗性脱水

【参考答案】B

【分析】

高钾血症可引起代谢性酸中毒，并出现反常性碱性尿。其发生机制是：①高钾血症时，细胞外液 K^+ 升高，此时细胞外液 K^+ 内移，而细胞内液 H^+ 外出，引起细胞外液酸中毒；②肾小管上皮细胞内 K^+ 浓度增高，H^+ 浓度减低，造成肾小管 H^+-Na^+ 交换减弱，而 K^+-Na^+ 交换增强，尿排 K^+ 增加，排 H^+ 减少，加重代谢性酸中毒，且尿液呈碱性。

（二）小组测试与解析

1. 患者，男，8 岁，严重腹泻 2 天，给予补充 5% 葡萄糖溶液，患儿出现精神萎靡、眩晕，眼窝凹陷，血压 90/56 mmHg*，该患儿的病情可能是（　　　）。

A. 等渗性脱水　　　　　B. 低渗性脱水　　　　　C. 水中毒　　　D. 高渗性脱水

【参考答案】B

---

*注：按国际标准计量单位规定，压强的单位是帕（Pa）。血压的单位通常用千帕（kPa），但临床上习惯用毫米汞柱（mmHg），二者的换算关系：1 mmHg = 0.133 kPa，1 kPa = 7.5 mmHg。

【分析】

腹泻导致肠液丢失，肠液是等渗液体，故刚开始是等渗性脱水，给患儿补充 5%葡萄糖溶液，没有补充电解质，导致血浆 Na^+ 被稀释，从而出现低渗性脱水。

知识拓展：

（1）低渗性脱水的特点是失钠多于失水，血清 Na^+ 浓度<130 mmol/L，血浆渗透压<280 mmol/L，伴有细胞外液的减少，因此低渗性脱水也可称为低容量性低钠血症。经消化道失液，丧失大量肠液，肠液是等渗液体，所以刚开始患者是等渗性脱水，但治疗过程中只补充水而没有补钠，造成细胞外液被稀释，低渗。

（2）低渗性脱水的主要特点是细胞外液减少明显。除了失液外，细胞外液向渗透压较高的细胞内液转移，也进一步减少了细胞外液量。细胞外液中组织间液的减少会使患者出现明显的脱水外貌，本例患儿即出现眼窝凹陷。细胞外液中的血容量减少严重，可能出现外周循环衰竭，造成本例患儿血压下降，精神萎靡、眩晕。

2. 患者，男，夏天在野外工作，大量出汗，显著口渴、少尿，化验检查：血清钠浓度165 mmol/L，血浆渗透压 325 mmol/L，该患者应该是（　　　）。

A. 高渗性脱水　　　　B. 低渗性脱水　　　　C. 等渗性脱水　　　　D. 水中毒

【参考答案】A

【分析】

由病因可知，患者大量出汗，排出大量低渗性体液，导致血浆渗透压升高，口渴中枢兴奋，出现显著口渴，患者血清钠浓度和血浆渗透压都高于正常。故患者是高渗性脱水。

知识拓展：

（1）高渗性脱水的特点是失水多于失钠，血清 Na^+ 浓度>150 mmol/L，血浆渗透压>310 mmol/L，伴有细胞外液的减少，因此高渗性脱水也可称为低容量性高钠血症。

（2）水摄入减少和水丢失过多都可以导致高渗性脱水，细胞外液渗透压增高，可以通过刺激渗透压感受器引起口渴中枢兴奋，患者产生口渴感，腺垂体释放 ADH 增加，加强了肾小管对水的重吸收，患者少尿。

3. 女性，28 岁，腹痛两年，反复发作。两年前经当地医院抗结核（TB）治疗后好转。近两个月腹痛加重，进食、饮水均引起呕吐，查体：脉搏115 次/分，血压70/50 mmHg，面色苍白，眼窝内陷，尿量减少。完善检查诊断为：结核性腹膜炎伴有肠梗阻。治疗经过：手术后禁食，连续胃肠减压7 天，共抽吸液体2250 mL，每天静脉补5%葡萄糖液2000 mL。术后患者出现恶心、呕吐、腹胀、全身乏力肌肉软弱无力、偶尔有麻木感。该患者最有可能经历的水、电解质代谢紊乱有（　　　）。

A. 治疗前有脱水，治疗后为低钠血症　　　B. 治疗前有脱水，治疗后为水肿

C. 治疗前无脱水，治疗后为水肿　　　　　D. 治疗前无脱水，治疗后有低钠血症

【参考答案】A

【分析】

患者有肠梗阻和胃肠减压病史，丧失大量肠液，且有明显脱水外貌，治疗前为脱水，治疗中未补充 Na^+，血钠降低，所以治疗后也有低钠血症。当然患者也有低钾血症，但是题目问题未涉及。

知识拓展：

人体每天生理需要水量约 2 000 mL，患者每天补充 2 000 mL 葡萄糖液与之相抵，但没有补充额外损失量，也没有补充电解质钠、钾等，出现低渗性脱水（低钠血症）是必然的。注意患者出现恶心、呕吐、腹胀、全身乏力肌肉软弱无力、偶尔有麻木感，这是低钾血症的临床表现。

4. 患者，女性，62 岁，因进食即呕吐 10 天而入院，诊断为幽门梗阻。近 10 天尿量减少。体格检查：脉搏 90 次/分，血压 115/75 mmHg，呼吸 17 次/min，精神恍惚，嗜睡。实验室检查：尿比重为 1.03，血清 Na^+ 浓度 158 mmol/L。该患者出现精神恍惚、嗜睡的原因是（　　　）。

　　A. 脑细胞脱水　　　　B. 钠水潴留　　　　　　C. 脑细胞水肿　　　　D. 水中毒

【参考答案】A

【分析】

患者有幽门梗阻、呕吐病史，丧失大量胃液，尿量减少，尿比重较高，血清钠浓度较高，可以肯定出现了高渗性脱水。高渗性脱水时，渗透压比较低的细胞内液会向细胞外转移，导致细胞内脱水，可引起一系列中枢神经系统功能障碍。

知识拓展：

高渗性脱水时细胞内液向细胞外液转移，脑细胞脱水严重时，可引起一系列中枢神经系统功能障碍，脑体积因脱水而显著缩小时，颅骨与脑皮质之间的血管张力增大，进而可导致静脉破裂而出现局部脑出血和蛛网膜下腔出血。某些小儿病例，由于汗腺细胞脱水，从皮肤蒸发的水分减少，使散热受到影响，从而导致体温升高，称之为脱水热。

5. 女，23 岁，患急性扁桃体炎 3 周，一直在某诊所输液。今日晨起发现眼睑浮肿，尿少，自感头痛，神志淡漠。此时患者较易发生的水钠代谢紊乱类型是（　　　）。

　　A. 高容量性高钠血症　　　　　　　　　　B. 低容量性低钠血症

　　C. 高容量性低钠血症　　　　　　　　　　D. 低容量性高钠血症

【参考答案】C

【分析】

患者三周前有扁桃体炎，后晨起感眼睑浮肿，尿少，说明可能出现急性链球菌感染后肾小球肾炎，从而导致急性肾衰竭，水排出减少，使得低渗性液体在体内潴留，引起水中毒，即高容量性低钠血症。

知识拓展：

水中毒的特点是患者水潴留使体液量明显增多，血清 Na^+ 浓度<130 mmol/L，血浆渗透压<280 mmol/L，但体内钠总量正常或稍多。水中毒最常见于急性肾功能不全的患者而又输液不当时。

水中毒时细胞内、外液都增多，细胞内、外渗透压都降低。细胞内外液容量增大对中枢神经系统产生严重后果，脑细胞肿胀和脑组织水肿使颅内压增高，引起各种中枢神经系统症状。

6. 患者，女性，56 岁，出现晨起眼睑水肿，随后出现双下肢轻度水肿。查体：血压 150/110 mmHg，眼睑浮肿，双下肢凹陷性水肿，尿常规显示：蛋白阳性。诊断为"肾病综合征并上呼吸道感染"。该患者出现眼睑浮肿和双下肢凹陷性水肿的机制是（　　　）。

　　A. 组织间液的流体静压下降　　　　　　　B. 血浆胶体渗透压下降

　　C. 组织间液的胶体渗透压升高　　　　　　D. 毛细血管壁通透性升高

【参考答案】B

【分析】

患者有肾病综合征、蛋白尿，导致血浆蛋白流失，血浆胶体渗透压下降，平均有效滤过压增大，故而出现肾性水肿。

知识拓展：

过多的液体在组织间隙和体腔内积聚称为水肿。水肿的发病机制可能是血管内外液体交换失衡以及体内外液体交换失衡。

血管内外液体交换失衡，主要影响因素是有效流体静压、有效胶体渗透压和淋巴回流等。毛细血管流体静压增高可致有效流体静压增高，血浆胶体渗透压降低和微血管壁通透性增高都可导致有效胶体渗透压较低，淋巴回流受阻均可导致水肿。

7. 男，55 岁，患慢性支气管炎 15 年。近日感心慌、气喘，双侧脚背按压后出现凹陷。患者出现该体征的最主要机制是（　　　）。

A. 淋巴回流障碍　　　　　　　　　　B. 毛细血管内压增高
C. 肾小球滤过率降低　　　　　　　　D. 血浆胶体渗透压降低

【参考答案】B

【分析】

患者有慢支炎病史，现在出现心慌、气喘，可以考虑患者从慢性阻塞性肺疾病（COPD）发展到了充血性心力衰竭，静脉压增高，从而引起毛细血管流体静压增高，有效流体静压增高，平均有效滤过压增大，引起水肿。心源性水肿首先发生在身体低垂部位，出现凹陷性水肿，这也与题意相符。

知识拓展：

慢性支气管炎→肺气肿→肺源性心脏病→右心衰竭。由于支气管、肺组织的慢性病变，引起了肺血管阻力增加，肺动脉压力增高，使右心室扩张和肥厚，逐渐出现右心功能不全。

8. 患者，男，51 岁，因眼睑及面部水肿入院就医，检查：血清钠浓度为 140 mmol/L，血浆胶体渗透压 20 mmHg，血浆白蛋白含量下降，尿蛋白含量增加，此患者应该是（　　　）。

A. 肝性水肿　　　　B. 炎症性水肿　　　　C. 心性水肿　　　　D. 肾性水肿

【参考答案】D

【分析】

尿蛋白含量增加，眼睑及面部水肿符合肾性水肿的特征。肾脏疾病导致蛋白尿。血浆蛋白质丢失，血浆胶体渗透压降低到 20 mmHg，低于正常值的 25 mmHg。由于血浆白蛋白含量下降，血浆胶体渗透压降低，有效胶体渗透压也随之下降，从而导致平均有效滤过压增大，成为水肿发生的重要原因。

知识拓展：

广泛的肾小球病变，如各种类型的急性肾小球肾炎，炎性渗出物和内皮细胞肿胀，肾小球细胞增生，免疫复合物沉积引起的变态反应会导致肾小球滤过膜受损，滤过率下降，这也会导致水肿的出现。

9. 男，22 岁。因头痛、气促、咳嗽、咯粉红色泡沫痰 2 小时入院。患者于 1 天前到达西藏后出现身体不适，气促咳嗽，2 小时前头痛剧烈，胸闷气促，咯粉红色泡沫痰。查体：体温 37.2 ℃，脉搏 129 次/分，呼吸 25 次/分，血压 145/95 mmHg，口唇发绀。患者咳吐粉红色泡沫痰的主要机制是（　　）。

A. 肺循环血流量减少　　　　　　　B. 肺部感染致炎性渗出

C. 外周化学感受器兴奋　　　　　　D. 肺泡毛细血管内压增高

【参考答案】D

【分析】

　　患者初到高原，身体不适，咯粉红色泡沫痰，可能出现了高原肺水肿。高原肺水肿时，由于缺氧会引起肺血管收缩，肺动脉压增高，肺毛细血管内压也会增高，血浆、蛋白质和红细胞经过肺泡-毛细血管壁漏出到肺泡腔，致使患者出现粉红色泡沫痰。

　　知识拓展：

　　从平原快速进入 2 500 m 以上高原时，可因低压缺氧发生一种高原特发性疾病：高原肺水肿，发生机制尚不十分明了。吸氧是治疗和抢救中的主要措施。

　　10. 男性，35 岁，呕吐、腹泻伴发热 4 天入院。体检：体温 38.3 ℃，血压 110/80 mmHg，皮肤黏膜干燥、尿少。给予静滴 5% 葡萄糖溶液 2 500 mL/d 和抗生素等。2 天后体温、尿量恢复正常，但眼窝凹陷、皮肤弹性欠缺、脉搏 110 次/分，血压 95/70 mmHg，血钠浓度 120 mmol/L，血浆渗透压 250 mmol/L，尿比重<1.010。该患者尿量恢复的同时出现低比重尿的原因是（　　）。

A. 醛固酮分泌减少，抗利尿激素（ADH）分泌减少

B. 醛固酮分泌增加，抗利尿激素（ADH）分泌增加

C. 醛固酮分泌增加，抗利尿激素（ADH）分泌减少

D. 醛固酮分泌减少，抗利尿激素（ADH）分泌增加

【参考答案】C

【分析】

　　患者因呕吐、腹泻发热导致脱水，治疗时只补充了葡萄糖液，未补充 Na^+ 盐，且补液量不足，导致血浆渗透压降低到了 250 mmol/L，血钠浓度 120 mmol/L，同时患者存在脱水外貌，出现了低渗性脱水。由于血浆渗透压降低，抑制渗透压感受器，ADH 分泌减少，远曲小管和集合管对水的重吸收减少，尿量无明显减少，尿比重降低；同时由于血容量减少和血 Na^+ 浓度降低，醛固酮分泌增加，对 Na^+ 的重吸收增多，也导致出现低比重尿。

　　知识拓展：

　　细胞外液容量和渗透压变化可以刺激神经内分泌系统产生变化，起到调节水钠代谢的作用。细胞外液渗透压有 1%～2% 的变动就足以通过渗透压感受器影响 ADH 的释放。非渗透性刺激，即血容量和血压的变化也可通过左心房和胸腔大静脉处的容量感受器和颈动脉窦、主动脉弓的压力感受器而影响 ADH 的分泌。要明确的是，血容量减少促使 ADH 分泌的作用远超过血浆晶体渗透压降低对 ADH 分泌的抑制。

　　醛固酮的分泌主要受肾素-血管紧张素调节，即肾球旁细胞感受血压下降和血 Na^+ 减少的刺激，分泌肾素增多，肾素作用于血管紧张素原，生成血管紧张素。血管紧张素可刺激肾上腺皮质球状带合成和分泌醛固酮。

　　另外还要注意口渴中枢的兴奋作用以及心房钠尿肽和水通道蛋白也是影响水钠代谢的重要因素。

11. 某患者术后禁食 3 天，仅从静脉输入大量的 5% 葡萄糖液维持机体需要，此患者最容易发生（　　）。

A. 高血钾　　　　　　　B. 低血钾　　　　　　　C. 高血钠　　　　　　　D. 低血钠

【参考答案】B

【分析】

长时间禁食患者，静脉又没有补钾，易导致低钾血症。

知识拓展：

血清钾浓度低于 3.5 mmol/L 为低钾血症。在正常饮食情况下一般不会出现低钾血症，长时间禁食的患者，静脉又没有补充钾，由于肾脏排钾，多吃多排，少吃少排，不吃也排，就可能发生低钾血症。

12. 某患者，呕吐伴腹泻 2 天，感虚弱无力。检查：血 Na^+ 浓度 129 mmol/L，K^+ 浓度 2.5 mmol/L，腱反射减弱。此时引起神经肌肉兴奋性降低的机制是

A. Na^+ 内流加快　　　　　　　　　B. Ca^{2+} 内流减少

C. 阈电位（Et）负值减少　　　　　　D. 静息电位（Em）负值增大

【参考答案】D

【分析】

患者由于呕吐腹泻导致低钾血症，K^+ 只有 2.5 mmol/L，此时细胞内液钾离子浓度 [K^+] i 浓度与细胞外液钾离子浓度 [K^+] e 的比值变大，静息状态下细胞内液钾外流增加，使静息电位（Em）负值增大，与阈电位（Et）之间的距离（Em-Et）增大，细胞处于超极化阻滞状态，细胞兴奋性降低，腱反射减弱。

知识拓展：

（1）静息电位：安静状态下，细胞膜内外两侧存在的外正内负且相对稳定的电位差，称为静息电位。安静时细胞膜对 K^+ 的通透性最高，对 Na^+ 的通透性较低，故静息电位接近于 K^+ 的平衡电位。故改变细胞外 K^+ 浓度即可影响 K^+ 平衡电位和静息电位。当细胞外液 K^+ 浓度降低时，K^+ 平衡电位变大，静息电位也相应变大。当细胞外液 K^+ 浓度增高时，K^+ 平衡电位减小，静息电位也相应减小。

（2）阈电位：只有当某些刺激引起膜内正电荷增加，即负电位减少（去极化）并减小到一个临界值时，细胞膜中的 Na^+ 通道才大量开放而触发动作电位，这个能触发动作电位的膜电位称为阈电位。

（3）动作电位：细胞在静息电位基础上接受有效刺激后产生的一个迅速的可向远处传播的膜电位波动，其升支是细胞膜 Na^+ 通透性增大，Na^+ 内移，膜发生去极化。

（4）超极化阻滞：静息电位和阈电位距离增大而导致细胞兴奋性降低的情况称为超极化阻滞。可导致中枢抑制、骨骼肌无力、麻痹或软瘫。呼吸肌麻痹是死亡的重要原因之一。

13. 患儿，男，5 岁，因腹泻 5 天，食少、多饮多尿、乏力 2 天入院。查体：神志不清，口唇发绀，腹膨隆，肠鸣音消失，四肢呈弛缓性瘫痪。实验室检查：血钠浓度 140 mmol/L，血钾浓度 2.31 mmol/L，血氯浓度 97 mmol/L。该患儿出现腹膨隆，肠鸣音消失，四肢呈弛缓性瘫痪的原因是（　　）。

A. 静息电位绝对值不变，阈电位↓，静息电位与阈电位间差值↓

B. 静息电位绝对值↓，阈电位不变，静息电位与阈电位间差值↓

C. 静息电位绝对值↑，阈电位不变，静息电位与阈电位间差值↑

D. 静息电位绝对值不变，阈电位↑，静息电位与阈电位间差值↑

【参考答案】C

【分析】

患儿因腹泻食少导致低钾血症，K^+浓度只有 2.31 mmol/L，此时细胞内液钾离子浓度［K^+］i 浓度和细胞外液钾离子浓度［K^+］e 的比值变大，静息状态下细胞内液钾外流增加，使静息电位（Em）负值（绝对值）增大，与阈电位（Et）之间的距离（Em-Et）增大，细胞处于超极化阻滞状态，细胞兴奋性降低，四肢软瘫，胃肠蠕动减弱，肠鸣音减弱。

14. 女性，55 岁，三年前因心慌、气短、胸闷、不能平卧，伴下肢浮肿，经诊断为二尖瓣狭窄合并关闭不全、心力衰竭。通过强心利尿治疗后症状缓解出院。近一周又因受凉、发热，出现心慌、气促加重，双下肢颜面水肿，服用乙酰螺旋霉素不能缓解。入院检查颈静脉怒张，双肺可闻及干湿啰音，心律不齐，可闻及奔马律。实验室检查：血钾浓度 2.5 mmol/L，血氯浓度 85 mmol/L，白细胞计数（WBC）14.8×10⁹/L。该患者可出现（　　）。

A. 心电图上 T 波高尖、排反常性酸性尿

B. 心电图上 T 波高尖、排反常性碱性尿

C. 心电图上 T 波压低、排反常性酸性尿

D. 心电图上 T 波压低、排反常性碱性尿

【参考答案】C

【分析】

患者因心衰，利尿治疗，使肾脏保钠排钾作用加强，导致低钾血症，血 K^+ 浓度实测只有 2.5 mmol/L。低钾血症由于心肌细胞膜 K^+ 电导性下降，对 K^+ 的通透性下降，K^+ 外流减少，因而 Em 的绝对值减少，Em-Et 间距缩短，心肌兴奋性增高，心肌细胞复极化时超常期延长，故而在心电图上，代表心室各部位动作电位复极化 3 期的相电位差变化的 T 波会压低。低钾血症导致细胞内的 K^+ 外流，细胞外液 H^+ 内移，引起细胞外液碱中毒，肾小管上皮细胞内 K^+ 浓度降低，H^+ 浓度增高，造成肾小管 K^+-Na^+ 交换减弱而 H^+-Na^+ 交换增强，尿排 K^+ 减少，排 H^+ 增加，加重代谢性碱中毒，且尿液呈酸性。

15. 某 82 岁男性患者，半月前受凉后咳嗽咳痰，食欲不振，近一周出现反应迟钝，呼吸急促等症状，至急诊就诊。患者既往有糖尿病病史，近半年因饮食不正常，自行停用降糖药物。查体：血压 82/40 mmHg，呼吸 34 次/分，嗜睡。急诊动脉血气检查：酸碱度（pH）为 7.23，二氧化碳分压（$PaCO_2$）为 31 mmHg，碳酸氢根离子（HCO_3^-）浓度为 16 mmol/L，血糖（Glu）为 29 mmol/L，碱剩余（BE）为 -1.3 mmol/L。心电图表现为 QRS 波增宽，除 V1 和 aVR 导联外，其余导联 ST 段显著抬高，T 波与 QRS 波融合。该患者可能诊断为（　　）。

A. 急性心肌梗死　　　B. 呼吸性酸中毒　　　C. 高钾血症　　　　　D. 水中毒

【参考答案】C

【分析】

考虑患者糖尿病病史，自行停药，实验室检查有高血糖和代谢性酸中毒的指标，可能出现高钾血症。机制为：1. 胰岛素缺乏妨碍了钾进入细胞内。2. 高血糖形成的血浆高渗透压引起细胞内脱水，细胞内钾浓度相对增高，钾通过细胞膜被动外移。3. 酸中毒导致细胞内外出现 H^+-K^+ 交换，细胞内的 K^+ 转移到细胞外。高钾血症心电图的主要表现是 T 波高尖，血清

钾大于等于 7.6 mmol/L 时,心电图显示 T 波消失,与 QRS 波群融合、增宽。

知识拓展:

该患者患有糖尿病,停用降糖药物,葡萄糖无法进入到组织细胞中氧化分解,导致血糖浓度升高,而细胞中却严重缺乏葡萄糖。当细胞内没有葡萄糖可用时,只好动用、分解大量的脂肪,来提供维持生命所必需的热量。脂肪在分解过程中,会产生大量的酸性物质—酮体。这些物质在体内积累起来,就会影响身体内环境的酸碱平衡,引起酮症酸中毒。

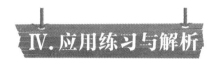

IV. 应用练习与解析

病案分析题

小刘,25 岁,呕吐腹泻伴发热,口渴、尿少,4 天前入院。体格检查:体温 38.7 ℃,脉搏 115 次/分,血压 110/80 mmHg,汗少,皮肤黏膜干燥。实验室检查:血钠浓度 155 mmol/L,血浆渗透压 320 mmol/L,尿比重>1.020,其余化验检查正常。住院后立即静脉补液 5%葡萄糖液 2 500 mL/d 和抗生素治疗。2 天后体温尿量恢复,口不渴,但眼窝凹陷,皮肤弹性降低,头晕、厌食、肌肉软弱无力,肠鸣音减弱,腹壁反射消失、浅表静脉塌陷,脉搏 110 次/分,血压 75/50 mmHg。实验室检查:血钠浓度 120 mmol/L,血浆渗透压 255 mmol/L,血钾 3.0 mmol/L,尿比重<1.010,尿钠浓度 8 mmol/L。

问题:

(1)患者在治疗前出现了何种水电解质代谢紊乱?为什么?怎样解释治疗前的各种临床表现?

(2)患者在治疗后出现了何种水电解质代谢紊乱?为什么?怎样解释治疗后的各种临床表现?

【分析】

(1)患者治疗前有高渗性脱水,病因:呕吐腹泻 4 天,等比例丧失体液,同时发热,皮肤、呼吸道蒸发增加,结果水的丢失多于钠的丢失,引起高渗性脱水。

临床表现:①口渴:由于细胞外液渗透压增高,刺激渗透压感受器,引起下丘脑口渴中枢兴奋;②尿少、尿比重增高:细胞外液渗透压增高,刺激渗透压感受器,引起 ADH 分泌增多,肾小管对水的重吸收增加,尿量减少。③汗少:高渗性脱水时细胞内液向细胞外转移,导致汗腺细胞脱水,汗液分泌减少。

(2)患者治疗后出现了低渗性脱水和低钾血症。病因:患者入院时为高渗性脱水,入院后只好给予静脉补液 5%葡萄糖液 2 500 mL/d,而未及时补钠,导致血液被稀释,血钠浓度和血浆渗透压降低,脱水类型转换为低渗性脱水。另一方面,患者呕吐腹泻,含钾的消化液丢失;再加上患者低渗性脱水,醛固酮分泌增加,肾排钾增多,导致患者出现低钾血症。

临床表现:①尿量恢复、口不渴,这是由于患者为低渗性脱水,口渴中枢不再兴奋,ADH分泌也被抑制,远曲小管和集合管对水的重吸收也会减少,故尿量恢复,尿比重降低。②眼窝凹陷、皮肤弹性降低、浅表静脉塌陷、脉搏较快、血压下降,这是外周循环衰竭的表现。由于细胞外液为低渗状态,水分从细胞外进入细胞内,尿量增多也带走了大量体液,故患者容易出现循环血量不足，外周循环衰竭的表现。③头晕、厌食、肌肉软弱无力，肠鸣音减弱，腹壁反射消失，这是由于患者发生低钾血症，细胞外液钾离子浓度降低，细胞内外液钾离子浓度差增大，静息电位负值增大，细胞处于超极化阻滞状态，细胞兴奋性降低。故患者出现厌食、肌肉软弱无力、肠鸣音减弱、腹壁反射消失等现象。

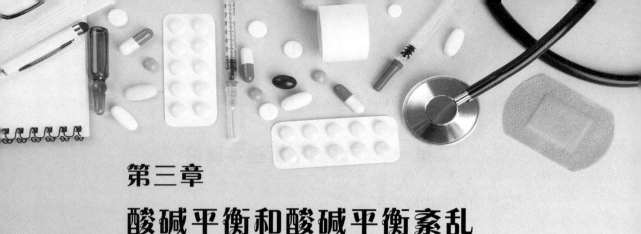

第三章
酸碱平衡和酸碱平衡紊乱

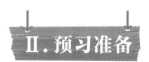

【学习目标】

- 掌　握

（1）酸碱平衡及酸碱平衡紊乱的概念。

（2）各项酸碱检测指标的含义、正常值及其意义。

（3）各型单纯性酸碱中毒的原因、机制、机体的代偿及对机体的影响。

- 熟　悉

（1）体内酸碱的来源及机体对酸碱平衡的调节作用。

（2）二重酸碱平衡紊乱的原因和机制。

- 了　解

（1）三重酸碱平衡紊乱的原因和机制。

（2）三重混合性酸碱平衡紊乱的原因和机制。

【执业医师资格考试大纲与考点分析】

（1）酸碱平衡及其调节：概念、调节、常用指标。

（2）单纯型酸碱平衡紊乱：代谢性酸中毒、代谢性碱中毒、呼吸性酸中毒、呼吸性碱中毒。

本章的主要考点是酸碱紊乱的常用检测指标以及单纯型酸碱平衡紊乱。

Ⅱ. 预习准备

　　生理情况下，体液中的酸碱度保持相对恒定。人体的酸碱度用动脉血 pH 表示，正常值为 7.35～7.45。正常情况下，机体在代谢过程中不断地产生酸性和碱性物质，并经常摄入一些酸性或碱性食物，但机体依靠一系列代偿调节机制维持体液酸碱度相对稳定，即酸碱平衡，主要是依靠各种缓冲系统和肺、肾的调节来实现的。当体内酸碱超负荷、严重不足或调节机制障碍时，可破坏机体酸碱度的相对稳定性，从而发生酸碱平衡紊乱。

第一节　酸碱平衡基本理论

一、体液中酸碱物质的来源

（一）酸的来源

1. 挥发酸

糖、脂肪、蛋白质在其分解代谢中，氧化的最终产物是 CO_2，CO_2 与水结合形成碳酸，碳酸是机体在代谢过程中产生最多的酸性物质。碳酸可以 CO_2 的形式从肺排出体外，故称为挥发酸。

2. 固定酸

这类酸性物质不能形成气体由肺排出，只能通过肾由尿排出，所以称为固定酸。机体产生的固定酸主要包括蛋白质分解代谢产生的硫酸、磷酸和尿酸；糖酵解生成的甘油酸、丙酮酸和乳酸，糖氧化过程生成的三羧酸；脂肪代谢产生的 β-羟丁酸和乙酰乙酸等。固定酸的主要来源是蛋白质的分解代谢，因此，体内固定酸的生成量与食物中蛋白质的摄入量成正比。

（二）碱的来源

体内碱性物质主要来自食物所含的有机酸盐。体内代谢过程也可产生碱性物质，如氨基酸脱氨基所产生的氨，在肝脏经鸟氨酸循环生成尿素。

二、酸碱平衡的调节

（一）体液的缓冲作用

缓冲系统是由一种弱酸和其共轭碱组成的具有缓冲酸或碱能力的混合溶液，存在于细胞内、外液中。血液的缓冲系统主要有碳酸氢盐缓冲系统、磷酸盐缓冲系统、血浆蛋白缓冲系统和血红蛋白（氧合血红蛋白）缓冲系统四种（表 3-1）。

表 3-1　血液的缓冲系统

缓冲体系	构成	占全血缓冲系统的比重/%
碳酸氢盐缓冲系统	$H_2CO_3 \rightleftharpoons HCO_3^- + H^+$	53（血浆 35，细胞内 18）
血红蛋白缓冲系统	$HHbO_2（HHb）\rightleftharpoons HbO_2^-（Hb^-）+ H^+$	35
蛋白质缓冲系统	$HPr \rightleftharpoons Pr^- + H^+$	7
磷酸盐缓冲系统	$H_2PO_4^- \rightleftharpoons HPO_4^{2-} + H^+$	5

血液的缓冲系统作用迅速，若体内酸碱负荷过度或不足，缓冲系统马上起缓冲作用，将强酸或强碱转变成弱酸或弱碱，同时缓冲系统自身被消耗。因此，血液缓冲系统具有反应迅

速，但缓冲作用不持久的特点。

（二）细胞的调节作用

细胞在酸碱平衡中的调节作用是通过细胞内、外的离子交换，如 H^+-K^+、H^+-Na^+、Na^+-K^+ 交换以维持电中性，Cl^--HCO_3^- 的交换也很重要，对急性呼吸性酸碱紊乱的调节起重要作用。

（三）肺的调节作用

肺在酸碱平衡中的作用是通过改变 CO_2 的排出量来调节血浆碳酸（挥发酸）浓度，使血浆中 HCO_3^- 与 H_2CO_3 的比值接近正常，以保持 pH 相对恒定。肺泡通气量是受延髓呼吸中枢控制的，呼吸中枢接受来自中枢化学感受器和外周化学感受器的刺激。

（四）肾的调节作用

肾小管上皮细胞通过近曲小管和远曲小管泌 H^+ 及重吸收 $NaHCO_3$，肾小管生成与排出 NH_4^+ 等作用维持体液 pH 的相对稳定。肾脏的调节作用比较缓慢，常在酸碱失衡发生后数小时发挥作用，3~5 天达到高峰，但效能高，持续久。

酸碱平衡的调节机制见表 3-2。

表 3-2　酸碱平衡的调节机制

调节方式	体液缓冲系统	肺	细胞	肾
作用机制	缓冲系统通过接受或释出 H^+ 以使 pH 值不发生大的变化	发生迅速，调节呼吸运动控制 CO_2 的排出量，从而维持 HCO_3^- 浓度	细胞内外离子交换，如 H^+-K^+ 交换、Na^+-H^+ 交换、Cl^--HCO_3^- 交换等	通过肾小管排酸（H^+）保碱（HCO_3^-）以维持血浆正常 pH 值
作用时间	反应迅速	数分钟可达高峰	2~4 小时起作用	缓慢，数小时起效，3~5 天达到高峰
作用特点	不持久，对碱缓冲能力弱	仅对 CO_2 有调节作用	易导致电解质紊乱	排固定酸及保碱作用强大

第二节　酸碱平衡的类型及常用指标

一、酸碱平衡紊乱的分类

若患者体内仅存在一种类型的酸碱平衡紊乱，称为单纯性酸碱平衡紊乱，可分为：代谢性酸中毒、呼吸性酸中毒、代谢性碱中毒和呼吸性碱中毒四种类型。在单纯型酸中毒或碱中毒时，由于机体的调节，虽然体内酸性或碱性物质的含量已经发生改变，但是血液 pH 尚在正常范围之内，称为代偿酸或碱中毒。如果血液 pH 低于或高于正常范围，则称为失代偿性酸或碱中毒，这可以反映机体酸碱平衡紊乱的代偿情况和严重程度。

若同一患者体内存在两种或两种以上的单纯性酸碱平衡紊乱，则被称为混合性酸碱平衡紊乱。

二、常用检测指标及其意义

（一）pH 和 H⁺ 浓度

pH 和 H$^+$ 浓度是酸碱度的指标，正常人动脉血 pH 为 7.35 ~ 7.45，平均值是 7.40。凡 pH 低于 7.35 为失代偿性酸中毒；凡 pH 高于 7.45 为失代偿性碱中毒。

根据 Henderson-Hasselbalch 方程，可知 pH 取决于碳酸氢盐与碳酸的浓度比。

$$pH = \propto \frac{[HCO_3^-]}{[H_2CO_3]}$$

H_2CO_3 由 CO_2 溶解量（dCO_2）决定，而 $dCO_2 =$ 溶解度（α）× $PaCO_2$（Henry 定律）。故可知 pH 变化与 HCO_3^- 是同向，与动脉血二氧化碳分压（$PaCO_2$）是反向。

动脉血 pH 本身不能区分酸碱平衡紊乱的类型，不能判定是代谢性的还是呼吸性的。pH 值在正常范围内，可以表示酸碱平衡正常，也可表示处于代偿性酸、碱中毒阶段，或同时存在程度相近的混合型酸、碱中毒，使 pH 变动相互抵消。所以进一步测定 $PaCO_2$ 和 HCO_3^- 是非常重要的。

（二）动脉血 CO₂ 分压（PaCO₂）

动脉血 CO_2 分压是血浆中呈物理溶解状态的 CO_2 分子产生的张力。由于动脉血 CO_2 分压相当于肺泡气 CO_2 分压，故测定 $PaCO_2$ 可了解肺泡通气量的情况，即 $PaCO_2$ 与肺泡通气量成反比，通气不足 $PaCO_2$ 升高；通气过度 $PaCO_2$ 降低，所以 $PaCO_2$ 是反映呼吸性酸碱平衡紊乱的重要指标。

正常值为 33 ~ 46 mmHg，平均值为 40 mmHg。如果 $PaCO_2 <$ 33 mmHg，表示肺通气过度，CO_2 排出过多，见于呼吸性碱中毒或代偿后的代谢性酸中毒；$PaCO_2 >$ 46 mmHg，表示肺通气不足，有 CO_2 潴留，见于呼吸性酸中毒或代偿后代谢性碱中毒。

（三）标准碳酸氢盐和实际碳酸氢盐

标准碳酸氢盐（standard bicarbonate，SB）是指全血在标准条件下测得的血浆中 HCO_3^- 的量，与呼吸无关，是判断代谢因素的指标。实际碳酸氢盐（actual bicarbonate，AB）是指在隔绝空气的条件下，在实际条件下测得的血浆 HCO_3^- 浓度，受呼吸和代谢两方面的影响。

正常人 AB 与 SB 相等，正常范围是 22 ~ 27 mmol/L，平均为 24 mmol/L。AB 与 SB 的差值反映了呼吸因素对酸碱平衡的影响。SB 正常，AB>SB，说明 CO_2 潴留，见于呼吸性酸中毒；SB 正常，AB<SB，说明 CO_2 排出过多，见于呼吸性碱中毒；AB↓，SB↓，见于代谢性酸中毒或代偿后的呼吸性碱中毒；AB↑，SB↑，见于代谢性碱中毒或代偿后的呼吸性酸中毒。

（四）缓冲碱

缓冲碱（buffer base，BB）是血液中一切具有缓冲作用的负离子碱的总和，正常值为 45 ~ 52 mmol/L（平均值为 48 mmol/L）。缓冲碱也是反映代谢因素的指标，代谢性酸中毒时 BB 减少，而代谢性碱中毒时 BB 升高。

（五）碱剩余

碱剩余（base excess，BE）是指标准条件下，用酸或碱滴定全血标本至 pH 为 7.40 时所需的酸或碱的量（mmol/L）。若用酸滴定，使血液 pH 达 7.40，则表示被测血液的碱过多，BE 用正值表示；如需用碱滴定，说明被测血液的碱缺失，BE 用负值来表示。

全血 BE 正常值范围为 $-3.0 \sim +3.0$ mmol/L，BE 不受呼吸因素的影响，是反映代谢因素的指标，代谢性酸中毒时 BE 负值增加；代谢性碱中毒时 BE 正值增加。

（六）阴离子间隙

阴离子间隙（anion gap，AG）指血浆中未测定的阴离子（undetermined anion，UA）与未测定的阳离子（undetermined cation，UC）的差值。AG 可用血浆中常规可测定的阳离子与常规测定的阴离子的差算出，即：

$$AG = UA - UC$$
$$= [Na^+] - ([HCO_3^-] + [Cl^-]) = 140 - (24 + 104)$$
$$= 12 \text{ mmol/L}，波动范围是（12 \pm 2）\text{ mmol/L}。$$

AG 可区分代谢性酸中毒的类型和诊断混合型酸碱平衡紊乱，目前多以 AG>16 mmol/L 作为判断是否有 AG 增高代谢性酸中毒的界限。

各种酸碱紊乱判断常用检测指标归纳如表 3-3 所示。

表 3-3　酸碱常用检测指标及其意义

指标	概念	正常值	意义
动脉血 pH	动脉血 H^+ 浓度负对数	$7.35 \sim 7.45$	区别酸碱中毒
动脉血二氧化碳分压（$PaCO_2$）	血浆中呈物理溶解状态的 CO_2 分子产生的张力	$33 \sim 46$ mmHg	反映呼吸性酸碱平衡的指标
标准碳酸氢盐（SB）	标准条件下测得的血浆 HCO_3^- 含量	$22 \sim 27$ mmHg	不受呼吸影响，反映代谢性因素
实际碳酸氢盐（AB）	隔绝空气血液样本，在实际温度、血氧饱和度、$PaCO_2$ 的条件下测得的血浆 HCO_3^- 含量	AB=SB	受呼吸和代谢性因素的双重影响
缓冲碱（BB）	血液中一切具有缓冲作用的负离子碱的总和	$45 \sim 52$ mmol/L	反映代谢因素
碱剩余（BE）	标准条件下用酸或碱滴定全血样本使 pH 为 7.4 所需要的酸或碱的量	-3 ± 3 mmol/L	反映代谢因素
阴离子间隙（AG）	血浆中未测定阴离子与未测定阳离子的差值	12 ± 2 mmol/L	区分代谢性酸中毒的类型和诊断混合型酸碱失衡，多以 AG>16 mmol/L 作为判断是否有 AG 增高型代谢性酸中毒的界限

第三节 单纯型酸碱平衡紊乱

一、代谢性酸中毒（metabolic acidosis）

代谢性酸中毒是指各种原因使细胞外液 H^+ 增加或 HCO_3^- 丢失而引起血浆 HCO_3^- 浓度原发性减少，H_2CO_3 或 $PaCO_2$ 继发性下降，失代偿时 pH 下降。

1. 原因和机制

如图 3-1 所示。

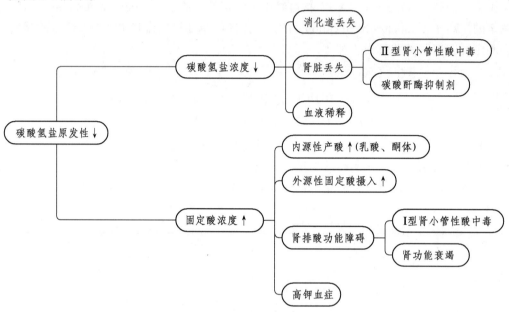

图 3-1　代谢性酸中毒原因与机制

2. 分 类

代谢性酸中毒的分类见表 3-4。

表 3-4　代谢性酸中毒的分类

分类	特点	病因
AG 增高型代谢性酸中毒	AG↑，血氯正常	固定酸↑，如乳酸酸中毒、酮症酸中毒、肾排酸功能障碍等
AG 正常型代谢性酸中毒	AG 正常，血氯↑	HCO_3^- 减少，如消化道丢失 HCO_3^-、肾脏丢失 HCO_3^-、高钾血症、血液稀释等

3. 血气分析参数的变化

代谢性酸中毒血气分析参数的变化：代谢性酸中毒的基本特征是血浆中 HCO_3^- 浓度原发性减少，所以 pH、AB、SB、BB 值均降低，BE 为负值增大；由于呼吸代偿，$PaCO_2$ 继发性降低，AB<SB。

4. 机体的代偿调节

代谢性酸中毒机体的代偿调节与酸碱指标的变化如图 3-2 所示。

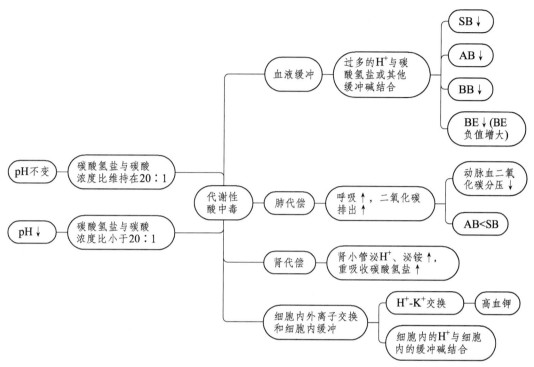

图 3-2　代谢性酸中毒机体的代偿调节与酸碱指标的变化

5. 对机体的影响

代谢性酸中毒对机体的影响如图 3-3 所示。

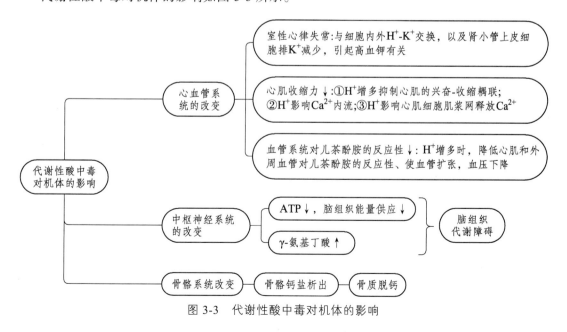

图 3-3　代谢性酸中毒对机体的影响

6. 防治的病理生理学基础

（1）治疗原发病、去除引起代谢性酸中毒的发病原因。

（2）碱性药物的应用：如果患者的原发病因是由于 HCO_3^- 减少，首选的碱性药物是碳酸氢钠；一般轻度代谢性酸中毒，HCO_3^- 的浓度大于 16 mmol/L 时，可以少补，甚至不补，因为肾有排酸保碱的能力。

（3）防治低血钾和低血钙。

二、呼吸性酸中毒（respiratory acidosis）

呼吸性酸中毒是指原发性 $PaCO_2$ 或血浆 H_2CO_3 升高而导致 pH 下降为特征的酸碱平衡紊乱。

1. 原因和机制

主要由于通气障碍，使 CO_2 排出受阻，常见于：呼吸中枢抑制、呼吸道阻塞、呼吸肌麻痹、胸廓病变或人工呼吸器管理不当，也可见于外环境 CO_2 浓度过高。

2. 分 类

呼吸性酸中毒按照病程可分为急、慢性两大类，后者 $PaCO_2$ 高浓度潴留持续 24 小时以上。

3. 机体的代偿调节和血气分析参数的变化

（1）急性呼吸性酸中毒：由于肾的代偿作用十分缓慢，细胞内外离子交换和细胞内缓冲作用是急性呼吸性酸中毒时的主要代偿方式，代偿能力弱。

① CO_2 潴留→H_2CO_3↑→解离为 H^+ 和 HCO_3^-→H^+ 与细胞内 K^+ 进行交换，K^+ 外移→高钾血症，细胞内 H^+ 被细胞内缓冲系统缓冲。

② CO_2 弥散入红细胞→细胞内 H_2CO_3↑，解离为 H^+ 和 HCO_3^-→H^+ 被 Hb 和 HbO_2 缓冲，HCO_3^- 与血浆 Cl^- 交换→低氯血症。

（2）慢性呼吸性酸中毒，除具备急性呼吸性酸中毒的代偿方式外，肾脏的代偿是其主要代偿调节方式，代偿效果较急性呼吸性酸中毒好。

血气指标变化：$PaCO_2$ 原发性增高，pH 降低，经肾脏代偿后，AB、SB、BB 都增高，BE 正值增大。

4. 对机体的影响

呼吸性酸中毒对机体的影响与代谢性酸中毒基本相似，还要考虑 CO_2 的影响。

（1）CO_2 直接舒张血管，脑血流增加，颅内压增高，引起头痛。

（2）CO_2 为脂溶性，易透过血脑屏障，而 HCO_3^- 为水溶性，不易通过血脑屏障，故脑脊液的 pH 降低更为显著，可发生 "CO_2 麻醉"。患者可出现精神错乱、震颤、谵妄或嗜睡，甚至昏迷，临床称为肺性脑病（pulmonary encephalopathy）。这可能解释为何中枢神经系统的功能紊乱在呼吸性酸中毒时较代谢性酸中毒时更为显著。

5. 防治的病理生理学基础

（1）治疗原发病去除呼吸道梗阻。

（2）改善通气功能，有效通气使 $PaCO_2$ 逐步下降。但对肾代偿后代谢因素也增高的患者，如果过急使用人工呼吸器可使 $PaCO_2$ 迅速下降到正常，但又会出现代谢性碱中毒，使病情复杂化。更应避免由于过度人工通气，而使 $PaCO_2$ 降低到更危险的严重呼吸性碱中毒情况。

（3）慎用碱性药物。慢性呼吸性酸中毒时，由于肾脏排酸保碱的代偿作用，HCO_3^- 含量增高，应慎用碱性药物。

三、代谢性碱中毒（metabolic alkalosis）

代谢性碱中毒是指血浆中 HCO_3^- 浓度原发性增高，pH 增高为特征的酸碱平衡紊乱。

1. 原因和机制

代谢性碱中毒的病因与发生机制如图 3-4 所示。

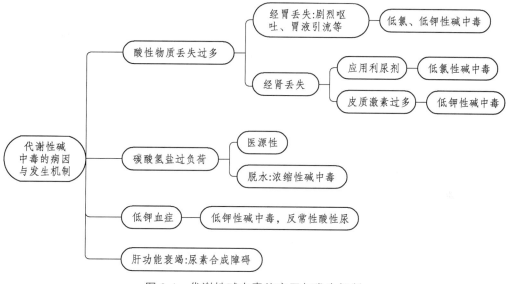

图 3-4　代谢性碱中毒的病因与发生机制

2. 分　类

代谢性碱中毒可分盐水反应性碱中毒和盐水抵抗性碱中毒两种类型。盐水反应性碱中毒常见于呕吐、胃液吸引及利尿剂应用不当等情况，其症状有低氯血症、有效循环血量不足，若给予等张或半张盐水治疗，既能扩充细胞外液，又能补充 Cl^-，促进肾脏排泄 HCO_3^-，使代谢性碱中毒得以纠正。盐水抵抗性碱中毒多见于原发性醛固酮增多症、严重低血钾、全身水肿等情况，维持因素是盐皮质激素和低钾，单独使用盐水治疗没有效果。

3. 机体的代偿调节和血气分析参数的变化

代谢性碱中毒的代偿调节与血气指标变化如图 3-5 所示。

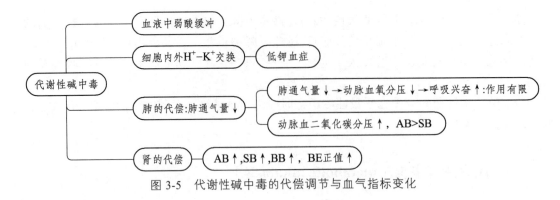

图 3-5　代谢性碱中毒的代偿调节与血气指标变化

4. 对机体的影响

（1）中枢神经系统的变化：因 pH 增高，γ-氨基丁酸转氨酶活性增强，而谷氨酸脱羧酶活性降低，故 γ-氨基丁酸分解增加而生成减少，对神经系统的抑制作用减弱，因而出现中枢神经系统兴奋；另一方面，血液 pH 升高可使血红蛋白氧解离曲线左移，以致相同氧分压下血氧饱和度增加，血红蛋白不易将结合的 O_2 释出，而造成组织供氧不足。脑组织对缺氧特别敏感，由此可出现精神症状，严重时还可以发生昏迷。

（2）神经肌肉兴奋性增高：血 pH 升高，使血浆游离钙减少，神经肌肉的应激性增高，表现为腱反射亢进，面部和肢体肌肉抽动、手足搐搦。

（3）低钾血症：碱中毒时，细胞外 H^+ 浓度降低，细胞内 H^+ 与细胞外 K^+ 交换；同时，由于肾小管上皮细胞在 H^+ 减少时，H^+-Na^+ 交换减弱而 K^+-Na^+ 交换增强，使 K^+ 大量从尿中丢失，导致低钾血症。低钾血症除可引起神经肌肉症状外，严重时还可以引起心律失常。

此外，代谢性碱中毒极易并发上消化道出血，可能与代谢性碱中毒时胃肠黏膜缺血缺氧等因素有关。

5. 防治的病理生理学基础

（1）盐水反应性代谢性碱中毒：只要口服或静注等张（0.9%）或半张（0.45%）的盐水即可恢复血浆 HCO_3^- 浓度。伴有高度缺钾患者，应补充 K^+。严重代谢性碱中毒可直接补酸进行治疗。

（2）盐水抵抗性碱中毒：对全身性水肿患者，应用碳酸酐酶抑制剂乙酰唑胺可抑制肾小管上皮细胞内的碳酸酐酶活性，因而排泌 H^+ 和重吸收 HCO_3^- 减少，增加 Na^+ 和 HCO_3^- 的排出。肾上腺皮质激素过多引起的碱中毒，需用抗醛固酮药物和补 K^+ 去除代谢性碱中毒的维持因素。

四、呼吸性碱中毒（respiratory alkalosis）

呼吸性碱中毒是以血浆 H_2CO_3 浓度或 $PaCO_2$ 原发性减少导致 pH 升高为特征的酸碱平衡紊乱。

1. 原因和机制

肺通气过度是引起呼吸性碱中毒的基本发生机制。

2. 分　类

呼吸性碱中毒按照发病时间分为急性呼吸性碱中毒和慢性呼吸性碱中毒。

3. 机体的代偿调节和血气分析参数的变化

急性呼吸性碱中毒，主要依靠细胞内外离子交换和细胞内缓冲作用。$PaCO_2$ 原发性降低，AB 降低，SB、BB 和 BE 正常，AB<SB。

慢性呼吸性碱中毒，主要依靠肾脏代偿。$PaCO_2$ 原发性降低，AB、SB、BB 降低，BE 负值增大，AB<SB。

4. 对机体的影响

与代谢性碱中毒相似。由于呼吸性碱中毒时低碳酸血症会使脑血管收缩，脑血流减少，因此呼吸性碱中毒对于神经系统的影响比代谢性碱中毒严重。

5. 防治的病理生理学基础

（1）防治原发病。

（2）吸入含有 CO_2 的气体。

（3）纠正低血钙。

第四节 混合型酸碱平衡紊乱

混合型酸碱平衡紊乱是指体内同时存在两种或两种以上酸碱平衡紊乱。主要有以下几种类型：通常把两种酸中毒或两种碱中毒合并存在，pH 向同一个方向移动的酸碱失衡称为酸碱一致性或相加性酸碱平衡紊乱；而把另一种酸中毒或者碱中毒合并存在，使 pH 向相反方向移动，称为酸碱混合性或者相消性酸碱平衡紊乱。混合型酸碱平衡紊乱的分类及各类的病因、特点见图 3-6。

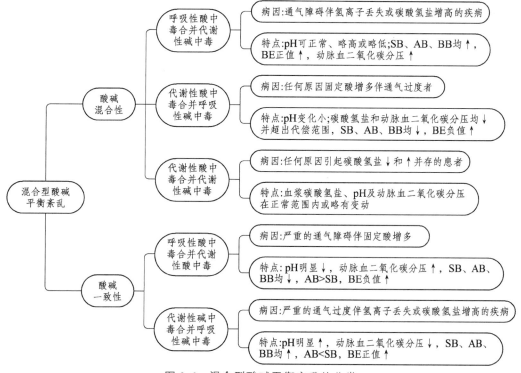

图 3-6 混合型酸碱平衡紊乱的分类

第五节　分析判断酸碱平衡紊乱类型的方法及其病理生理学基础

分析判断酸碱平衡紊乱类型的方法很多，病史和临床表现是判断酸碱紊乱类型的重要线索，血气分析指标是判断酸碱紊乱类型的主要依据，电解质检测有一定参考价值，AG 值有助于区别单纯型代谢性酸中毒及诊断混合型酸碱平衡紊乱。

一、根据 pH 的变化判断

根据 pH 的变化来判断酸碱紊乱类型如图 3-7 所示。

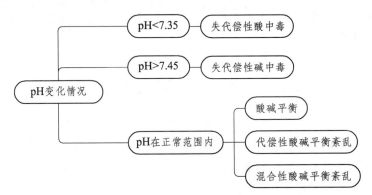

图 3-7　根据 pH 变化判断酸碱紊乱类型

二、根据病史判断

根据病史找出酸碱紊乱的原发因素，从而判断是代谢性还是呼吸性酸碱平衡紊乱。

三、根据代偿情况判断

机体对酸碱紊乱代偿调节有一定的方向性、代偿范围和代偿的最大限度，可由此判断酸碱平衡紊乱类型（图 3-8）。

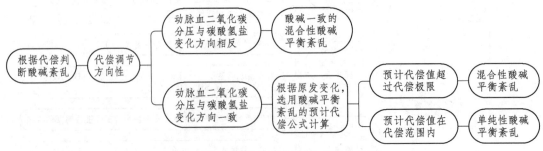

图 3-8　根据代偿情况判断酸碱紊乱类型

四、根据 AG 值判断代谢性酸中毒的类型

AG 是评价酸碱中毒的重要指标，检测 AG 有助于区分代谢性酸中毒的类型和诊断混合型酸碱失衡。

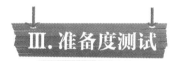

Ⅲ. 准备度测试

（一）个人测试与解析

1. SB 正常，AB<SB 表明可能有（　　　）。

A. 呼吸性酸中毒
B. 代谢性酸中毒
C. 呼吸性碱中毒
D. 代谢性碱中毒

【参考答案】C

【分析】

SB 是标准条件下测得的血浆 HCO_3^- 含量，与呼吸无关，只跟代谢因素有关。SB 正常说明代谢因素正常。AB 是实际碳酸氢盐，受呼吸和代谢性因素的双重影响，既然代谢正常，AB 减少则只能是呼吸造成的，因患者过度通气，CO_2 浓度降低，血浆 HCO_3^- 含量也随之减少。

2. 能反映血液中碱储备过多或不足的指标是（　　　）。

A. AG
B. AB
C. SB
D. BE

【参考答案】D

【分析】

碱剩余（BE）是指标准条件下，用酸或碱滴定全血标本至 pH7.40 时所需的酸或碱的量（mmol/L）。若用酸滴定，使血液 pH 达 7.40，则表示被测血液的碱过多，BE 用正值表示；如需用碱滴定，说明被测血液的碱缺失，BE 用负值来表示。

3. 反应血浆中未测定阴离子与未测定阳离子差值的指标是（　　　）。

A. AG
B. AB
C. SB
D. BB

【参考答案】A

【分析】

阴离子间隙（AG）指血浆中未测定的阴离子（UA）与未测定的阳离子（UC）的差值。

4. 远端小管 H^+-ATP 酶活性↑可使（　　　）。

A. 集合管泌 H^+ 功能↓
B. 集合管泌 H^+ 功能↑
C. 集合管泌 H^+ 功能正常
D. 集合管 HCO_3^- 生成回收↓

【参考答案】B

【分析】

远曲小管及集合管泌 H^+ 和对 $NaHCO_3^-$ 的重吸收。远曲小管和集合管的闰细胞借助于 H^+-ATP 酶的作用向管腔泌 H^+，同时在基侧膜以 Cl^--HCO_3^- 交换的方式重吸收 HCO_3^-，称为远端酸化作用。H^+-ATP 酶活性↑，会引起集合管泌 H^+ 功能↑。

5. 血液中缓冲挥发酸的主要缓冲系统是（　　　）。

A.HCO_3^-/H_2CO_3 B.Pr^-/HPr

C.$HPO_4^{2-}/H_2PO_4^-$ D.Hb^-/HHb 和 $HbO_2^-/HHbO_2$

【参考答案】D

【分析】

血液缓冲系统包括血浆缓冲系统和红细胞缓冲系统，都是由弱酸（缓冲酸）及其相对应的弱酸盐（缓冲碱）组成，主要由碳酸氢盐缓冲系统、磷酸盐缓冲系统、血浆蛋白缓冲系统和血红蛋白(氧合血红蛋白)缓冲系统四种。碳酸氢盐缓冲系统含量约占全血缓冲系统的53%，缓冲能力强，但不能缓冲挥发酸。而血红蛋白和氧合血红蛋白缓冲系统含量约占全血缓冲系统的35%，仅次于碳酸氢盐缓冲系统，主要在缓冲挥发酸中发挥作用。

6. $PaCO_2$升高兴奋呼吸中枢的机制主要是由于（   ）。

A. CO_2直接刺激延髓中枢化学感受器

B. CO_2使脑脊液H^+增加，H^+刺激延髓中枢化学感受器

C. H^+刺激颈动脉体化学感受器

D. CO_2刺激颈动脉体化学感受器

【参考答案】B

【分析】

肺通气量受延髓呼吸中枢控制，延髓呼吸中枢接受来自中枢化学感受器和外周化学感受器的刺激。中枢化学感受器能够感受脑脊液中 H^+浓度的变化，H^+浓度增高可以兴奋呼吸中枢使肺通气量增加，但血液中的 H^+不易通过血脑屏障，而 CO_2是脂溶性的，易通过血脑屏障，在脑脊液中经碳酸酐酶的作用生成H^+，使脑脊液中 H^+浓度增高。因此，中枢化学感受器对 $PaCO_2$的变化非常敏感。外周化学感受器也能感受缺氧、pH 和 CO_2的刺激，但外周化学感受器比中枢化学感受器迟钝。

7. 在酸碱平衡调节中，肾近曲小管泌 H^+的主要方式是（   ）。

A.H^+-Na^+交换   B.H^+-K^+交换   C.NH_4^+-Na^+交换   D.H^+-K^+ATP 酶

【参考答案】A

【分析】

近曲小管上皮细胞分泌 H^+的主要方式是 H^+-Na^+交换。肾小管细胞内富含碳酸酐酶，能催化 H_2O 和 CO_2结合生成 H_2CO_3，并解离出 H^+和 HCO_3^-。细胞内 H^+经管腔膜 Na^+-H^+载体与滤液中 Na^+交换，并与滤过的 HCO_3^-结合成 H_2CO_3，再迅速分解成 CO_2和 H_2O，H_2O 则随尿排出，CO_2又弥散回肾小管上皮细胞。进入细胞内的 Na^+经基膜侧钠泵主动转运入血，使细胞内 Na^+浓度维持在 $10 \sim 30$ mmol/L 的低水平，有利于管腔内 Na^+弥散入肾小管上皮细胞，并促进 H^+的分泌。而肾小管上皮细胞内的 HCO_3^-经基侧膜的 Na^+-HCO_3^-转运体进入血液循环。

8. 反映体液酸碱平衡呼吸因素的最佳指标是（   ）。

A. $PaCO_2$ B. AB   C. SB   D. BB

【参考答案】A

【分析】

动脉血 CO_2分压是血浆中呈物理溶解状态的 CO_2分子产生的张力。由于动脉血 CO_2分压相当于肺泡气 CO_2分压，故测定 $PaCO_2$可了解肺泡通气量的情况，即 $PaCO_2$与肺泡通气量成

反比，通气不足时 $PaCO_2$ 升高，通气过度时 $PaCO_2$ 降低，所以 $PaCO_2$ 是反映呼吸性酸碱平衡紊乱的重要指标。

9. 对挥发酸进行缓冲的最主要缓冲系统是（   ）。

A. 碳酸氢盐缓冲系统　　　　　　　　　B. 磷酸盐缓冲系统

C. 血红蛋白缓冲系统　　　　　　　　　D. 蛋白质缓冲系统

【参考答案】C

【分析】

血液中的缓冲系统是由弱酸及其共轭碱所构成。血液中的缓冲系共有 4 种，其中碳酸氢盐缓冲系统含量最高。但是碳酸氢盐缓冲系统不能缓冲挥发酸，挥发酸的缓冲主要依靠非碳酸氢盐缓冲系统，特别是血红蛋白和氧合血红蛋白缓冲系统的缓冲作用。

10. 造成代谢性酸中毒患者中枢神经系统功能障碍的主要原因是脑内（   ）。

A. 多巴胺增多　　　　　　　　　　　　B. 去甲肾上腺素增多

C. 乙酰胆碱增多　　　　　　　　　　　D. γ-氨基丁酸增多

【参考答案】D

【分析】

代谢性酸中毒对中枢神经系统的影响主要是抑制，其发生机制为能量供应不足和 γ-氨基丁酸增多。γ-氨基丁酸是中枢神经系统的主要抑制性递质，酸中毒时谷氨酸脱羧酶活性增强，γ-氨基丁酸生成增多。

11. 代谢性酸中毒时呼吸加深加快的主要机制是（   ）。

A. 血 H^+↑刺激主动脉体化学感受器　　　B. 血 H^+↑刺激颈动脉体化学感受器

C. 血 H^+↑刺激延髓中枢化学感受器　　　D. 血 H^+↑刺激外周化学感受器

【参考答案】D

【分析】

血液 H^+ 浓度增加可通过刺激颈动脉体和主动脉体化学感受器，反射性引起呼吸中枢兴奋，增加呼吸的深度和频率，明显地改变肺的通气量。代谢性酸中毒时，血 pH 下降，肺泡通气量因此而增加。

12. 下列哪一项不是引起 AG 正常型代谢性酸中毒的病因？（   ）

A. 严重腹泻　　　B. 轻度肾衰竭　　　C. 重度肾衰竭　　　D. 肾小管酸中毒

【参考答案】C

【分析】

AG 正常型代谢性酸中毒的主要特征是 HCO_3^- 浓度降低，同时伴有 Cl^- 浓度代偿性增高。此种类型的代谢性酸中毒主要见于消化道直接丢失 HCO_3^-；轻度或中度肾衰竭时泌 H^+ 减少；肾小管性酸中毒重吸收 HCO_3^- 减少或泌 H^+ 障碍；使用碳酸酐酶抑制剂；高钾血症、含氯的酸性盐摄入过多和稀释性酸中毒等。

重度肾衰竭时，肾脏排酸保碱功能障碍，体内固定酸不能经尿液排泄，特别是硫酸和磷酸在体内积蓄，H^+ 浓度增加导致 HCO_3^- 浓度降低，硫酸根离子和磷酸根离子的浓度在血中增加，从而引起 AG 增高，血 Cl^- 正常，属于 AG 增高型代谢性酸中毒。

13. 下列哪项临床表现在代谢性酸中毒时不会出现？（   ）

A. 室性心律失常　　　　　　　　　　　B. 心肌收缩力下降

C. 血管平滑肌对儿茶酚胺的反应性降低　　　　D. 中枢神经系统兴奋性增高

【参考答案】D

【分析】

代谢性酸中毒主要引起心血管系统和中枢神经系统的功能障碍，慢性代谢性酸中毒还可引起骨骼系统改变。对心血管系统的影响主要是室性心律失常、心肌收缩性降低，血管系统对儿茶酚胺的反应性降低。代谢性酸中毒时引起中枢神经系统的代谢障碍，主要表现为意识障碍、乏力、知觉迟钝，甚至嗜睡或昏迷，最后可因呼吸中枢和血管运动中枢麻痹而死亡。其发生机制主要是酸中毒时生物氧化酶类的活性受到抑制，氧化磷酸化过程减弱，致使 ATP 生成减少，因而脑组织能量供应不足。另外 pH 降低时，脑组织内谷氨酸脱羧酶活性增强，使 γ-氨基丁酸增多，对中枢神经系统起到抑制作用。

14. 缺钾性碱中毒时，尿液呈现（　　　）。

A. 酸性尿　　　　　　B. 碱性尿　　　　　　C. 酸、碱等正常　　　D. 蛋白尿

【参考答案】A

【分析】

因缺钾引起的代谢性碱中毒，细胞外液钾离子浓度降低，细胞内液中的钾离子通过 H^+-K^+ 交换移到细胞外，细胞外液中的 H^+ 移到细胞内，使肾小管上皮细胞内液 H^+ 浓度增高，K^+ 浓度降低，肾小管内外 K^+-Na^+ 交换减弱，H^+-Na^+ 交换增强，尿液中 H^+ 浓度增高，从而呈现酸性尿。

15. 碱中毒时出现手足抽搐的主要原因是（　　　）。

A. 血清氯离子减少　　　　　　　　　　B. 血清钾离子减少

C. 血清镁离子减少　　　　　　　　　　D. 血清钙离子减少

【参考答案】D

【分析】

碱中毒时，血浆中钙离子与蛋白质结合增多，使游离钙离子浓度下降，导致神经肌肉兴奋性增高，手足抽搐。

16. 体内输入大量生理盐水可引起（　　　）。

A. AG 正常，低氯性酸中毒　　　　　　B. AG 增大，低氯血性酸中毒

C. AG 正常，高氯血性酸中毒　　　　　D. AG 降低性高氯性酸中毒

【参考答案】C

【分析】

体内输入大量生理盐水时，可造成细胞外液氯离子浓度升高，同时碳酸氢根离子被稀释，浓度降低，导致高氯性酸中毒，AG 无明显变化。

17. 呼吸性碱中毒，经肾脏代偿调节后，血生化指标常为（　　　）。

A.AB、SB 和 BB 均正常，BE 正常　　　　B.AB、SB 和 BB 均升高，BE 负值升高

C.AB、SB 和 BB 均下降，BE 负值增大　　　D.AB、SB 和 BB 均下降，BE 增大

【参考答案】C

【分析】

慢性呼吸性碱中毒时，肾小管上皮细胞内的碳酸酐酶和谷氨酰胺酶活性降低，肾脏泌 H^+ 和泌 NH_4^+、重吸收 HCO_3^- 均减少，尿液呈碱性。故血液中 AB、SB 和 BB 均下降，血液中 H^+

增多，需要使用碱滴定，才能使血液 pH 达到 7.4，BE 为负值。

18. 严重呼吸性酸中毒时，下列哪项治疗措施是错误的？（　　　）

A. 去除呼吸道梗阻　　　　　　　　　　B. 使用呼吸中枢兴奋剂

C. 使用呼吸中枢抑制剂　　　　　　　　D. 使用呼吸机

【参考答案】C

【分析】

呼吸性酸中毒是 CO_2 排出障碍或吸入过多引起的 pH 下降，以血浆 H_2CO_3 浓度原发性升高为特征。所以治疗呼吸性酸中毒，一定要注意改善通气功能，有效通气使 $PaCO_2$ 逐步下降。使用呼吸中枢抑制剂无法改善通气。

19. 能使血浆 HCO_3^- 浓度、pH 及 $PaCO_2$ 在正常范围内的两种酸碱失衡的酸碱失衡是（　　　）。

A. 呼吸性酸中毒合并代谢性酸中毒　　　B. 代谢性碱中毒合并代谢性酸中毒

C. 呼吸性碱中毒合并代谢性酸中毒　　　D. 呼吸性碱中毒合并代谢性碱中毒

【参考答案】B

【分析】

能让 pH 在正常范围内的两种酸碱失衡，肯定是使 pH 向相反方向互相抵消的酸碱混合型紊乱。选项中只有 B 和 C 符合。C 选项中，呼吸性碱中毒会造成 $PaCO_2$ 下降，代谢性酸中毒由于代偿也会使 $PaCO_2$ 下降，故 $PaCO_2$ 不会在正常范围内。只有 B 选项中的代谢性碱中毒合并代谢性酸中毒符合题意。

20. 血气分析结果为 $PaCO_2$ 升高的同时伴有 HCO_3^- 降低，可诊断为（　　　）。

A. 呼吸性酸中毒合并代谢性酸中毒　　　B. 呼吸性酸中毒合并代谢性碱中毒

C. 呼吸性碱中毒合并代谢性酸中毒　　　D. 呼吸性碱中毒合并代谢性碱中毒

【参考答案】A

【分析】

呼吸性酸中毒时，$PaCO_2$ 原发性升高，代谢性酸中毒时，HCO_3^- 浓度原发性降低。虽然呼吸性酸中毒会使 HCO_3^- 浓度继发性升高，但不足以抵消代谢性酸中毒造成 HCO_3^- 浓度原发性降低，同样，代谢性酸中毒引起的 $PaCO_2$ 继发性下降也不足以抵消呼吸性酸中毒造成的 $PaCO_2$ 原发性升高。

（二）小组测试与解析

1. 实习医生从病人动脉抽取血样后未用橡皮塞封闭针头，直接送实验室血气分析仪做检测，其检测结果可能会使下列哪项指标受到影响？（　　　）

A. AG　　　　　　　B. SB　　　　　　　C. BB　　　　　　　D. AB

【参考答案】D

【分析】

前 3 个指标测定不需要隔绝空气，AB 要求在隔绝空气的情况下，保持样本原有 $PaCO_2$ 和血氧饱和度不变的条件下测得的血浆碳酸氢盐浓度。如果与空气接触，则无法保证 $PaCO_2$ 和血氧饱和度不变。

2. 某患者血气分析指标，发现 AB 减少，AB<SB，SB 正常。表明该患者可能有（　　　）。

A. 呼吸性酸中毒　　　　　　　　　　　B. 呼吸性碱中毒

C. 混合性酸中毒　　　　　　　　　　　　　D. 代谢性酸中毒合并代谢性碱中毒

【参考答案】B

【分析】

SB 和 AB 都是碳酸氢盐。SB 是判断代谢因素的指标，AB 则受到代谢和呼吸双重影响。由此分析可以知道 AB<SB，SB 正常，说明代谢正常，AB 减少是由于呼吸因素的影响，表明 CO_2 排出过多，见于呼吸性碱中毒。

3. 患者，男，15 岁，前日晚餐时食用了搁置多日的蛋糕后开始腹泻，一晚拉大便 3～4 次，服用诺氟沙星后仍不见效，昨晨开始拉水样大便，约 5～6 次。今晨急诊，表情淡漠、呼吸加快深长。该患者"表情淡漠"的发生机制是（　　　　）。

A. 代谢性酸中毒使 γ-氨基丁酸生成↓　　　B. 代谢性酸中毒使 γ-氨基丁酸生成↑
C. 代谢性酸中毒使 γ-氨基丁酸生成不变　　D. 代谢性酸中毒使琥珀酸生成↑

【参考答案】B

【分析】

患者腹泻引起 $NaHCO_3$ 大量丢失，可能导致代谢性酸中毒。pH 降低，脑组织内谷氨酸脱羧酶活性增强，使 γ-氨基丁酸增多，对中枢神经系统有抑制作用。

【知识拓展】

代谢性酸中毒能够引起中枢神经系统的代谢障碍，主要表现为意识障碍、乏力、知觉迟钝，嗜睡神志昏迷，最后可因呼吸中枢和血管运动中枢麻痹而死亡。主要机制有：① 酸中毒使生物氧化酶的活性受到抑制，氧化磷酸化过程减弱，ATP 生成减少。② 脑内谷氨酸脱羧酶活性增强，使 γ-氨基丁酸生成增多，后者对中枢神经系统具有抑制作用。

4. 小李突发急性肠炎，剧烈腹泻入院，抽血化验：血钾浓度 2.4 mmol/L，pH 7.51。小李的尿液可能会出现（　　　　）。

A. 酸性尿　　　　　B. 碱性尿　　　　　C. 酸、碱等正常　　　D. 蛋白尿

【参考答案】A

【分析】

剧烈腹泻导致含 K^+ 丰富的肠液丧失，血钾急剧减少，导致低钾血症，引起细胞内 K^+ 向细胞外转移，同时细胞外的 H^+ 向细胞内移动，可发生代谢性碱中毒。同时肾小管上皮细胞内缺钾，K^+-Na^+ 交换减少，H^+-Na^+ 交换代替性增多，H^+ 排出增多，HCO_3^- 重吸收增多，造成低钾性碱中毒。这就是患者血钾浓度为 2.4 mmol/L，pH 值 7.51 的机制。由于肾脏泌 H^+ 增多，尿液反而呈酸性，称为反常性酸性尿。

【知识拓展】

低钾血症引起的代谢性碱中毒，尿液呈酸性，称反常性酸性尿。同理，高钾血症时，由于细胞外 K^+ 与细胞内 H^+ 交换，引起细胞外 H^+ 增加，导致代谢性酸中毒，细胞内碱中毒。在肾脏远曲小管由于上皮细胞泌 H^+ 减少，可引起反常性碱性尿。

5. 某患者，男性，56 岁，20 年前发现患有原发性高血压，近年来出现多尿、夜尿，今年以来出现少尿。检查：血 pH 7.23，血 Na^+ 浓度 141 mmol/L，血 Cl^- 浓度 97 mmol/L，血 HCO_3^- 浓度 18 mmol/L，AG 为 26，该患者发生酸中毒的主要机制是（　　　　）。

A. 肾小管泌 NH_3 增加　　　　　　　　　B. 肾小管泌 H^+ 增加
C. 固定酸阴离子排出减少　　　　　　　　D. 碳酸酐酶活性增加

【参考答案】C

【分析】

从患者的病史和尿量的变化可以发现，该患者因高血压导致肾功能衰竭。严重肾功能衰竭患者，体内固定酸不能由尿中排泄，特别是硫酸和磷酸在体内积蓄，H^+浓度增加导致HCO_3^-浓度降低，从而导致AG增高型代谢性酸中毒。该患者AG为26，也符合AG增高型代酸的判断。

【知识拓展】

原发性高血压由于入球小动脉的玻璃样变及肌型小动脉硬化，肾小球因缺血发生纤维化和玻璃样变，所属肾小管因缺血及功能废用而萎缩、消失，间质则有结缔组织增生及淋巴细胞浸润。纤维化肾小球及增生的间质纤维结缔组织收缩，使表面凹陷，称为颗粒性固缩肾。这就导致有功能的健存肾单位血流动力学改变：高灌注、高血压、高滤过的"三高"状态。健存肾单位的过度滤过和过度灌注导致肾小球纤维化和硬化，进一步破坏健存肾单位，最终导致慢性肾功能衰竭。

6. 某患者突发四肢抽搐，口周麻木，头晕目眩，血气分析：$PaCO_2$ 30 mmHg。该患者出现抽搐的可能机制是（   ）。

A. 血【K^+】↓   B. 血【Ca^{2+}】↓   C. 血【Na^+】↑   D. 血【Cl^-】↑

【参考答案】B

【分析】

从患者的临床表现和$PaCO_2$只有30 mmHg判断，该患者可能出现了呼吸性碱中毒。碱中毒时，因血液pH升高，血浆蛋白结合钙增多，游离钙减少，血浆钙离子浓度下降，阈电位绝对值加大，与静息电位距离缩短，细胞兴奋性增高；神经肌肉的应激性就会升高表现为腱反射亢进，面部和肢体肌肉抽动，手足搐搦等。

7. 某患者入院时血pH为7.54，血HCO_3^-浓度29 mmol/L，输入生理盐水后pH和HCO_3^-浓度均恢复正常，该患者的问题可由以下何种原因引起？（   ）

A. 高热   B. 应用利尿剂
C. 严重低钾血症   D. 醛固酮增多症

【参考答案】B

【分析】

患者血pH为7.54，血HCO_3^-浓度29 mmol/L，考虑为代谢性碱中毒，输入生理盐水后缓解，应该是盐水反应性碱中毒。盐水反应性碱中毒主要见于呕吐、胃液吸引及应用利尿剂时。由于伴随细胞外液减少，有效循环血量不足，同时存在低钾和低氯，影响肾脏排除碳酸氢盐能力，使碱中毒得以维持。输入生理盐水后，补充了细胞外液，稀释了碳酸氢盐，同时肾脏排碱能力恢复，起到了治疗作用。

8. 老李患有糖尿病，长期服用二甲双胍降糖，三日前感冒后因害怕药物相克，自行停用二甲双胍。今早起床后家人发现老李神志不清，呼吸深大且有烂苹果味。急诊入院，急查血糖达到21.6 mmol/L。在随后的各项生化指标检查中下列哪一项不应该出现？（   ）

A. 血K^+浓度升高   B. AG升高
C. $PaCO_2$下降   D. Cl^-浓度增高

【参考答案】D

【分析】

由题意分析，患者停用降糖药物，血糖急剧增高，葡萄糖无法进入到组织细胞中氧化分解，细胞中严重缺乏葡萄糖。机体只好动用、分解大量的脂肪，来提供维持生命所必需的热量。脂肪在分解过程中，会产生大量的酸性物质——酮体，其中的 β-羟丁酸和乙酰乙酸为固定酸，超过了外周组织的氧化能力及肾脏排出能力时，就会出现酮症酸中毒，属于 AG 增高型酸中毒，血 Cl^- 浓度应该正常，不应该增高。

酸中毒会继发高钾血症，故而血 K^+ 浓度升高，患者呼吸代偿，出现酸中毒 Kussmaul 深大呼吸，$PaCO_2$ 随之下降。

9. 某肾盂肾炎患者血气分析结果为：pH 7.32，$PaCO_2$ 30 mmHg，HCO_3^- 浓度 15 mmol/L，可诊断为（　　）。

　　A. 代谢性酸中毒　　　　　　　　　　B. 代谢性碱中毒
　　C. 呼吸性酸中毒　　　　　　　　　　D. 呼吸性碱中毒

【参考答案】A

【分析】

病史分析：肾盂肾炎可能导致肾功能不全，肾小管的排酸保碱功能出现异常。血气指标分析：pH 7.32，降低，为酸中毒。$PaCO_2$ 30 mmHg：降低，HCO_3^- 浓度 15 mmol/L：降低。

根据 Henderson-Hasselbalch 方程 $pH \propto \dfrac{[HCO_3^-]}{[H_2CO_3]}$

可知：分子 $[HCO_3^-]$ 的变化与 pH 的变化同向，分母 $[H_2CO_3]$（$PaCO_2$）与 pH 的变化反向，则 $[HCO_3^-]$ 的变化为原发，$PaCO_2$ 的变化为继发，因此该患者诊断为原发性代谢性酸中毒。

【知识拓展】

该患者还需要根据代偿情况判断有没有混合型酸碱平衡紊乱。可以根据预计代偿公式来计算是否有原发性呼吸性酸碱失衡。

代谢性酸中毒的预计代偿公式：$PaCO_2 = 1.5 \times [HCO_3^-] + 8 \pm 2$。

计算得：$PaCO_2$ 的范围在 28.5 至 32.5，实测值在此区间。故该患者的 $PaCO_2$ 变化为代偿所致。该患者无呼吸酸碱平衡紊乱。

10. 患者，男，38 岁，在参加市马拉松长跑赛时，突然腹痛并剧烈呕吐，吐出淡黄色水样胃内容物约 800 mL。急诊科医师当即予以输注 0.9%NaCl 2 000 mL 进行治疗。试问医师对该患者酸碱失衡的判断是（　　）。

　　A. 代谢性酸中毒　　　　　　　　　　B. 盐水反应性碱中毒
　　C. 盐水抵抗性碱中毒　　　　　　　　D. 呼吸性酸中毒

【参考答案】B

【分析】

盐水反应性碱中毒主要见于呕吐、胃液吸引及应用利尿剂时，由于伴随细胞外液减少、有效循环血量不足，也常有低钾和低氯存在，而影响肾排出 HCO_3^- 能力，使碱中毒得以维持，给予等张或半张的盐水来扩充细胞外液，补充 Cl^-，促进过多的 HCO_3^- 经肾排出，可使碱中毒得到纠正。

11. 某溺水窒息患者，经抢救后其血气分析结果为：pH 7.15，$PaCO_2$ 80 mmHg，HCO_3^- 浓度 27 mmol/L，可诊断为（　　）。

A. 代谢性酸中毒　　　　　　　　　　　B. 急性呼吸性酸中毒

C. 慢性呼吸性酸中毒　　　　　　　　　D. 代谢性碱中毒

【参考答案】B

【分析】

病史分析：溺水窒息会导致呼吸性酸中毒。血气分析：pH 7.15，酸中毒；$PaCO_2$ 80 mmHg，增高约一倍，符合呼吸性酸中毒的特征；HCO_3^- 27 mmol/L，正常稍高。因此判断为急性呼吸性酸中毒。

根据急性呼吸性酸中毒的预计代偿公式计算：

$\triangle[HCO_3^-]=0.1\times\triangle PaCO_2\pm1.5$，计算得到$[HCO_3^-]$的范围在 26.5 至 29.5，实测值在预测值以内，故患者HCO_3^-尝试的变化不是原发性代谢性酸碱平衡紊乱。

12. 某溃疡病并发幽门梗阻患者，因反复呕吐入院，血气分析结果如下：pH 7.49，$PaCO_2$ 48 mmHg，HCO_3^-浓度 36 mmol/L，该病人酸碱失衡的类型是（　　　）。

A. 代谢性酸中毒　　　　　　　　　　　B. 代谢性碱中毒

C. 呼吸性酸中毒　　　　　　　　　　　D. 呼吸性碱中毒

【参考答案】B

【分析】

病史分析：剧烈呕吐可能导致代谢性碱中毒。血气分析：pH 7.49，碱中毒；$PaCO_2$ 48 mmHg，增高；HCO_3^- 36 mmol/L，增高较大。

根据 Henderson-Hasselbalch 方程：

$$pH \propto \frac{[HCO_3^-]}{[H_2CO_3]}$$

分子$[HCO_3^-]$的变化与 pH 的变化同向，分母$[H_2CO_3]$（$PaCO_2$）与 pH 的变化反向，则$[HCO_3^-]$的变化为原发，$PaCO_2$ 的变化为继发，该患者诊断为原发性代谢性碱中毒。

13. 某患者诊断为急性呼吸窘迫综合征（ARDS），检查：pH 7.48，$PaCO_2$ 29 mmHg，HCO_3^-浓度 23 mmol/L，其酸碱紊乱类型为（　　　）。

A. 急性呼吸性酸中毒　　　　　　　　　B. 慢性呼吸性酸中毒

C. 代谢性碱中毒　　　　　　　　　　　D. 急性呼吸性碱中毒

【参考答案】D

【分析】

病史分析：ARDS 即急性呼吸窘迫综合征，有可能出现呼吸性碱中毒，原因是 ARDS 基本不会导致 CO_2 潴留，当患者因缺氧刺激呼吸运动加强时，CO_2 过度排出。血气分析：pH 7.48，碱中毒；$PaCO_2$ 29 mmHg，降低；HCO_3^-浓度 23 mmol/L，正常。因此应该选择急性呼吸性碱中毒。

14. 某慢性肺心病患者，因感冒肺部感染而住院，血气分析为：pH 7.32，$PaCO_2$ 9.4 kPa（71 mmHg），HCO_3^-浓度 37 mmol/L，最可能的酸碱平衡紊乱类型是（　　　）。

A. 代谢性酸中毒　　　　　　　　　　　B. 急性呼吸性酸中毒

C. 慢性呼吸性酸中毒　　　　　　　　　D. 混合性酸中毒

【参考答案】C

【分析】

病史分析：肺心病有可能导致 CO_2 潴留，出现呼吸性酸中毒。血气分析：pH 7.32，酸中毒；$PaCO_2$ 71 mmHg，增高较多，超过代偿极限→呼吸性酸中毒；HCO_3^- 浓度 37 mmol/L：增高较多→代谢性碱中毒。

根据 Henderson-Hasselbalch 方程：

$$pH \propto \frac{[HCO_3^-]}{[H_2CO_3]}$$

分子[HCO_3^-]的变化与 pH 的变化反向，分母[H_2CO_3]（$PaCO_2$）与 pH 的变化同向，则[HCO_3^-]的变化为继发，$PaCO_2$ 的变化为原发。该患者诊断为慢性呼吸性酸中毒。

15. 男，27 岁。在某餐馆进食后 2 小时，感上腹部痛，恶心、呕吐 4 次，量多。查血 pH 7.51，$PaCO_2$ 44 mmHg，HCO_3^- 浓度 32 mmol/L，BE 9 mmol/L，其最可能的酸碱平衡紊乱类型是（　　）。

　　A. 代谢性酸中毒　　　　　　　　　　B. 代谢性碱中毒
　　C. 呼吸性酸中毒　　　　　　　　　　D. 呼吸性碱中毒

【参考答案】B

【分析】

病史分析：呕吐导致代谢性碱中毒。血气分析：pH 7.51，增高→碱中毒；$PaCO_2$ 44 mmHg，正常；HCO_3^- 浓度 32 mmol/L，增高→可能为代谢碱中毒或呼吸性酸中毒的代偿；BE 9 mmol/L，增高→代谢性碱中毒（BE 不受呼吸因素的影响）。可以认为患者发生了代谢性碱中毒。

16. 某患者入院检查，血气分析测定结果：pH 7.25，$PaCO_2$ 49 mmHg，[HCO_3^-]18 mmol/L，可诊断为（　　）。

　　A. 呼吸性酸中毒　　　　　　　　　　B. 代谢性酸中毒
　　C. 代谢性碱中毒　　　　　　　　　　D. 代谢性酸中毒合并呼吸性酸中毒

【参考答案】D

【分析】

血气分析：pH 7.25，降低→酸中毒；$PaCO_2$ 49 mmHg，增高→呼吸性酸中毒或代谢性碱中毒的代偿；【HCO_3^-】18 mmol/L，降低→代谢性酸中毒或呼吸性碱中毒的代偿。

根据 Henderson-Hasselbalch 方程：

$$pH \propto \frac{[HCO_3^-]}{[H_2CO_3]}$$

分子[HCO_3^-]与分母[H_2CO_3]（$PaCO_2$）的变化为反向，且都会造成 pH 降低。则该患者为酸碱一致型混合型酸碱平衡紊乱。在两种酸中毒并存的情况下，$PaCO_2$ 与[HCO_3^-]的变化方向一定是相反的。

17. 女，35 岁。下肢严重挤压伤 2 小时。查体：BP 105/70 mmHg。实验室检查：血清 K^+ 浓度 6.0 mmol/L，Na^+ 浓度 138 mmol/L，Cl^- 浓度 105 mmol/L。该患者最可能出现的酸碱平衡紊乱是（　　）。

　　A. 细胞外液碱中毒，尿液呈酸性　　　　B. 细胞外液酸中毒，尿液呈酸性
　　C. 细胞外液酸中毒，尿液呈碱性　　　　D. 细胞内液碱中毒，尿液呈酸性

【参考答案】C

【分析】

下肢挤压伤易造成细胞破裂，引起高钾血症，细胞外液钾离子浓度增高，细胞内液中的氢离子通过 H^+-K^+ 交换移到细胞外，细胞外液中的 K^+ 移到细胞内，从而使细胞外液酸中毒。肾小管上皮细胞内液也发生同样变化，细胞内 H^+ 浓度降低，K^+ 浓度增高，小管内外 H^+-Na^+ 交换减弱，K^+-Na^+ 交换增强，尿液中 H^+ 浓度降低，呈现碱性尿。

18. 患儿，男，4岁，晨起后腹泻，今日共排水样大便7次。查体：嗜睡、精神萎靡不振，眼窝下陷，口舌干燥，皮肤弹性差。抽血做血气分析，试问该患儿可能出现下列哪组血气参数改变？（　　）

A. AG 正常、[HCO_3^-]↓、$PaCO_2$↓　　　　　　B. AG 正常、[HCO_3^-]↓、$PaCO_2$↑

C. AG↑、[HCO_3^-]↓、$PaCO_2$↓　　　　　　　　D. AG↑、[HCO_3^-]↓、$PaCO_2$↑

【参考答案】A

【分析】

由病史分析，患儿因腹泻致脱水。腹泻导致消化道丢失 HCO_3^-，血[HCO_3^-]降低，为 AG 正常型代谢性酸中毒。肺脏起代偿作用，呼吸加深加快，通气量增加，$PaCO_2$ 降低。

19. 一慢性肝性脑病患者，血气分析结果：pH 7.5，$PaCO_2$ 13 mmHg，[HCO_3^-]11 mmol/L。可诊断为（　　）。

A. 呼吸性酸中毒合并代谢性碱中毒　　　　　B. 呼吸性碱中毒合并代谢性酸中毒

C. 呼吸性酸中毒合并代谢性酸中毒　　　　　D. 呼吸性碱中毒合并代谢性碱中毒

【参考答案】B

【分析】

由病史分析，肝性脑病可能因中枢神经系统功能障碍出现过度通气；血气分析：pH 升高，为碱中毒。

根据 Henderson-Hasselbalch 方程：

$$pH \propto \frac{[HCO_3^-]}{[H_2CO_3]}$$

分子[HCO_3^-]下降，与 pH 变化为反向；分母[H_2CO_3]（$PaCO_2$）升高，与 pH 变化为同向。说明 $PaCO_2$ 升高为原发性变化，结合病史，该患者为原发性慢性呼吸性碱中毒。考虑慢性呼吸性碱中毒的预计代偿公式，该患者的[HCO_3^-]为 11 mmol/L，已经超过代偿极限，判断该患者存在代谢性酸中毒。故诊断为呼吸性碱中毒合并代谢性酸中毒。

20. 患者，男，66岁，患慢支并发阻塞性肺气肿大约12年。近因感冒后咳嗽咳痰加重，并气急、心悸、呼吸困难、乏力入院。入院前曾在当地医院以酸中毒给予输液补碱治疗。入院后再次抽血做血气分析，初步诊断为呼吸性酸中毒合并代谢性碱中毒。接诊医师认为当地医院给予补碱治疗是错误的，这是因为（　　）。

A. 慢性呼吸性酸中毒经肾脏代偿可使[HCO_3^-]正常、BE 正常，不需补碱

B. 慢性呼吸性酸中毒经肾脏代偿可使[HCO_3^-]↑、BE 正值加大，不需补碱

C. 慢性呼吸性酸中毒经肾脏代偿可使[HCO_3^-]↑、BE 负值加大，不需补碱

D. 慢性呼吸性酸中毒经肾脏代偿可使[HCO_3^-]↓、BE 正值加大，不需补碱

【参考答案】B

【分析】

该患者因慢性阻塞性肺疾病（COPD），首先出现慢性呼吸性酸中毒。对于呼吸性酸中毒，要慎用碱性药物。因为肾脏排酸保碱的代偿作用，使 HCO_3^- 含量增高，特别是通气尚未改善前，错误地使用 $NaHCO_3$ 等可产生 CO_2 的碱性药物，则可引起代谢性碱中毒，并可增加 CO_2 潴留。

Ⅳ. 应用练习与解析

（一）选择题

1. 某患者，慢性肺心病伴有幽门梗阻，反复呕吐。血气指标：pH 7.41，$PaCO_2$ 10.7kPa，$[HCO_3^-]$49.4 mmol/L，应诊断为（　　　）。

A. 代谢性碱中毒

B. 呼吸性酸中毒

C. 代谢性酸中毒合并代谢性碱中毒

D. 呼吸性酸中毒合并代谢性碱中毒

【参考答案】D

【分析】

病史分析：肺心病有可能导致 CO_2 潴留，出现呼吸性酸中毒，幽门梗阻合并呕吐可能导致代谢性碱中毒。

血气分析：pH 7.41，正常；$PaCO_2$ 80 mmHg，增高幅度大→呼吸性酸中毒；$[HCO_3^-]$ 49 mmol/L，增高幅度大→代谢性碱中毒。

为什么不考虑是代偿引起的 $PaCO_2$ 和 HCO_3^- 增高呢？因为它们的增高幅度都已经超过了代偿极限。$PaCO_2$ 在代谢性碱中毒时最大极限为 55 mmHg，HCO_3^- 在慢性呼吸性酸中毒的最大代偿极限为 45 mmHg，故不予考虑。

因此该患者为呼吸性酸中毒合并代谢性碱中毒。

2. 某糖尿病患者，血气指标：pH 7.30，$PaCO_2$ 34 mmHg，$[HCO_3^-]$16 mmol/L，血 Na^+ 浓度 140 mmol/L，Cl^- 浓度 104 mmol/L。该患者可能患有（　　　）。

A.AG 增高型代谢性酸中毒

B.AG 正常型代谢性酸中毒＋代谢性碱中毒

C.AG 增高型代谢性酸中毒＋代谢性碱中毒

D.AG 正常型代谢性酸中毒

【参考答案】A

【分析】

病史分析：糖尿病可能导致酮症酸中毒，是一种 AG 增高型代谢性酸中毒。

血气分析：pH 7.30 降低→酸中毒；$PaCO_2$ 34 mmHg 正常略低；$[HCO_3^-]$16 mmol/L，降低→代谢性酸中毒或呼吸性碱中毒的代偿。AG=$[Na^+]-[Cl^-]-[HCO_3^-]$=20 mmol/L，增高→AG 增高型代谢性酸中毒。

根据 Henderson-Hasselbalch 方程：

$$pH \propto \frac{[HCO_3^-]}{[H_2CO_3]}$$

分子$[HCO_3^-]$降低，与 pH 变化吻合。$PaCO_2$ 降低，与 pH 变化冲突。故判断 HCO_3^- 降低为原发。患者有代谢性酸中毒，为 AG 增高型，需做碱补偿计算。

使用代谢性酸中毒的预计代偿公式计算：

$PaCO_2=1.5\times$【HCO_3】$+8\pm2=32\pm2$，实测 $PaCO_2$ 为 34 mmHg，在代偿范围内，未合并呼吸性酸碱失衡。

碱补偿计算：缓冲前 AB=AB+△AG=16+（20－12）=24，在正常的 AB 范围内，故未合并代谢性碱中毒。

故患者只有 AG 增高型代谢性酸中毒。

3. 某患者患有慢性肾衰，近日剧烈呕吐，血气分析：pH 7.39，$PaCO_2$ 44 mmHg，HCO_3^- 浓度 26.2 mmol/L，Na^+ 浓度 142 mmol/L，Cl^- 浓度 91.5 mmol/L。该患者可能有（　　　）。

A. AG 增高型代谢性酸中毒＋代谢性碱中毒

B. AG 增高型代谢性酸中毒＋呼吸性碱中毒

C. AG 正常型代谢性酸中毒＋呼吸性碱中毒＋代谢性碱中毒

D. 代谢性碱中毒＋呼吸性酸中毒

【参考答案】A

【分析】

病史分析：慢性肾衰可能导致代谢性酸中毒，剧烈呕吐有可能导致代谢性碱中毒。

血气分析：pH 7.39，正常；$[HCO_3^-]$26.2 mmol/L，正常；$PaCO_2$ 44 mmHg，正常。AG=$[Na^+]-[Cl^-]-[HCO_3^-]$=24.3 mmol/L，增高→AG 增高型代谢性酸中毒。

选用预计代偿公式：酸碱指标正常，pH 正常，病史无引起原发性呼吸性酸碱失衡的疾病，因此不考虑使用预计代偿公式。由于患者有 AG 增高型代酸，必须做碱补偿计算，判断是否有原发性代谢性碱中毒。

碱补偿计算：缓冲前 AB=AB+△AG=26.2+（24.3－12）=38.5>27，（因无呼吸性酸碱失衡，故与正常值比）超过正常范围之上限，故合并代谢性碱中毒。

故患者为 AG 增高型代谢性酸中毒＋代谢性碱中毒。

4. 老李患有慢性肺心病，病情严重，呼吸机辅助通气多日。血气分析：pH7.47，$PaCO_2$ 28 mmHg，$[HCO_3^-]$20 mmol/L，$[Na^+]$140 mmol/L，$[Cl^-]$98 mmol/L，老李目前的酸碱紊乱类型为（　　　）。

A. AG 增高型代谢性酸中毒＋呼吸性酸中毒

B. AG 正常型代谢性酸中毒＋呼吸性碱中毒

C. AG 增高型代谢性酸中毒＋呼吸性碱中毒＋代谢性碱中毒

D. 代谢性碱中毒＋呼吸性碱中毒＋呼吸性酸中毒

【参考答案】C

【分析】

病史分析：慢性肺心病，可能因肺通气量下降导致呼吸性酸中毒、缺氧导致代谢性酸中毒，呼吸机辅助通气过度可能导致呼吸性碱中毒。

血气分析：pH 7.47，增高→碱中毒；$PaCO_2$ 28 mmHg，降低→呼吸性碱中毒或代谢性酸中毒的代偿；$[HCO_3^-]$ 20 mmol/L，降低→代谢性酸中毒或呼吸性碱中毒的代偿；AG=$[Na^+]$－$[Cl^-]$－$[HCO_3^-]$=22 mmol/L，增高→AG 增高型代谢性酸中毒。

根据 Henderson-Hasselbalch 方程：

$$pH \propto \frac{[HCO_3^-]}{[H_2CO_3]}$$

$[HCO_3^-]$和 $PaCO_2$ 均降低，同向变化。$[HCO_3^-]$降低与 pH 变化方向冲突，$PaCO_2$ 变化与 pH 变化吻合，再结合肺心病病史，判断呼吸性碱中毒为原发性变化。

使用慢性呼吸性碱中毒的预计代偿公式计算：

$$\triangle[HCO_3^-]=0.5 \times \triangle PaCO_2 \pm 2.5$$

预测$[HCO_3^-]$=24+（$PaCO_2$-40）×0.5±2.5=24+（28-40）×0.5±2.5=18±2.5，即 15.5～20.5。

实际$[HCO_3^-]$为 20，在预测范围内。但注意：由于患者有 AG 增高型代酸，必须做碱补偿计算，判断是否有原发性代谢性碱中毒。

碱补偿计算：

缓冲前 AB=AB+$\triangle$AG=20+（22-12）=30>20.5，大于预测的$[HCO_3^-]$（因患者有呼吸性碱中毒，故与预计代偿范围作比较，注意本病例不能使用 AB 的正常值来判断）。

故患者应该合并有代谢性碱中毒。

综合以上判断，患者有 AG 增高型代谢性酸中毒＋呼吸性碱中毒＋代谢性碱中毒。

（二）病案分析题

某肺癌伴脑转移患者，近期出现呼吸困难、频繁呕吐，应用甘露醇、呋塞米等治疗后，血气及电解质检测为：pH 7.42，$PaCO_2$ 58 mmHg，$[HCO_3^-]$ 36 mmol/L，$[Na^+]$ 142 mmol/L，$[Cl^-]$ 75 mmol/L，$[K^+]$ 3.0 mmol/L。

问题：

该患者发生了何种类型的酸碱平衡紊乱？血钾为何偏低？

【分析】

（1）根据 pH 的变化判断：pH 在正常范围内。但根据病因初步判断，不可能是酸碱平衡，可能是混合性酸碱平衡紊乱或代偿性酸碱平衡紊乱。

（2）根据病史判断：患者呼吸困难，应患有原发性慢性呼吸性酸中毒。

（3）根据代偿情况判断：$PaCO_2$ 为原发性增高，使用慢性呼吸性酸中毒的预计代偿公式计算$[HCO_3^-]$，代偿预计值为 27.3～33.3 mmol/L，而患者实测$[HCO_3^-]$为 36 mmol/L，超出代偿范围，说明患者也存在代谢性碱中毒，病史中频繁呕吐可以支持。

（4）根据 AG 值判断：该患者 AG 值为 31 mmol/L，大于 16 mmol/L，表明该患者还有 AG 增高型代谢性酸中毒。

综合以上判断，该患者酸碱平衡紊乱的类型为：呼吸性酸中毒、代谢性碱中毒、AG 增高型代谢性酸中毒的三重混合型酸碱平衡紊乱。血钾偏低可能与呕吐、代谢性碱中毒导致的低钾血症有关。

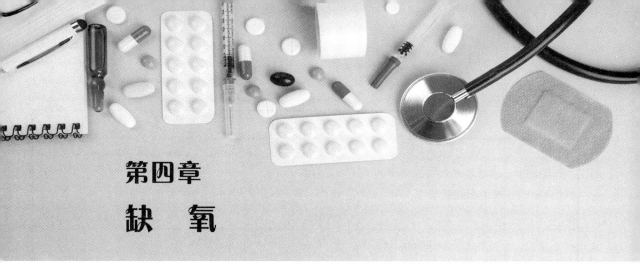

第四章

缺　氧

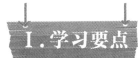
【学习目标】

● 掌　握

（1）缺氧的概念,各型缺氧的概念、原因、血氧变化特点，以及组织缺氧的机制。

（2）常用血氧指标的含义及正常值、发绀的概念及其临床意义。

● 熟　悉

缺氧时机体的功能代谢变化。

● 了　解

（1）影响缺氧耐受性的主要因素，代谢耗氧率与机体代偿能力。

（2）氧疗的基本概念以及氧中毒的概念及发生机制。

【执业医师资格考试大纲与考点分析】

（1）常用血氧指标。

（2）各种类型的缺氧。

（3）缺氧时呼吸系统、循环系统、血液系统的功能与代谢改变。

本章主要考点是常用血氧指标和血液性缺氧。

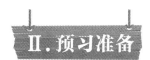
第一节　缺氧的概念以及常用血氧指标

缺氧（hypoxia）是指因供氧减少或用氧障碍而引起细胞发生代谢、功能和形态结构异常变化的病理过程。

常用血氧指标见表 4-1。

表 4-1　常用血氧指标、参考值及意义

常用指标	概念	正常值	影响因素与意义
血氧分压（PO₂）	物理溶解在血液中的氧所产生的张力	动脉血氧分压（PaO₂）：100 mmHg 静脉血氧分压（PvO₂）：40 mmHg	PaO₂ 主要取决于吸入气的氧分压和外呼吸的机能状态；PvO₂ 反映组织细胞对氧的摄取与利用状态
血氧容量（CO₂max）	氧分压在 150 mmHg、温度为 38 ℃，100 mL 血液中的血红蛋白所能结合的氧量	20 mL/dl	取决于血红蛋白的质与量
血氧含量（CO₂）	100 mL 血液中实际含有的氧量	动脉血氧含量（CaO₂）：19 mL/dl 静脉血氧含量（CvO₂）：14 mL/dl	取决于血氧分压和血氧含量。动静脉血氧含量差反映组织细胞的摄氧能力，正常值约为 5 mL/dl
血红蛋白氧饱和度（SO₂）	血红蛋白与氧结合的百分数	动脉血红蛋白氧饱和度（SaO₂）：95%～97% 静脉血红蛋白氧饱和度（SvO₂）：70%～75%	约等于血氧含量与血氧容量的比值，主要取决于血氧分压

正常血氧饱和度和血氧分压之间的关系呈 S 形曲线，称为氧合血红蛋白解离曲线（图 4-1）。SO₂ 还与血液 pH、体温、CO₂ 分压以及红细胞内 2,3-二磷酸甘油酸（2,3-DPG）的含量有关。当血液 pH 下降、体温升高、CO₂ 分压升高以及红细胞内 2,3-二磷酸甘油酸增多时，氧离曲线右移；反之，氧离曲线左移。

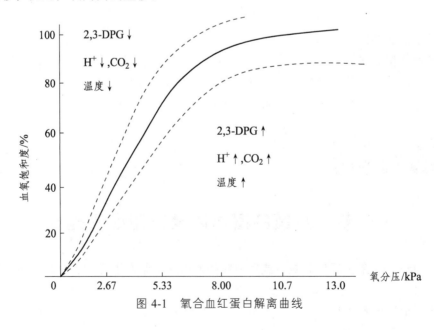

图 4-1　氧合血红蛋白解离曲线

第二节　缺氧的原因、分类和血氧变化的特点

空气中的氧通过呼吸进入肺泡，弥散入血，与血红蛋白结合，由血液循环输送至全身，被组织、细胞摄取利用。其中任何一个环节发生障碍都可引起缺氧。根据产生原因和血氧变化的特点，缺氧一般可以分为以下四种类型，如图 4-2 所示。

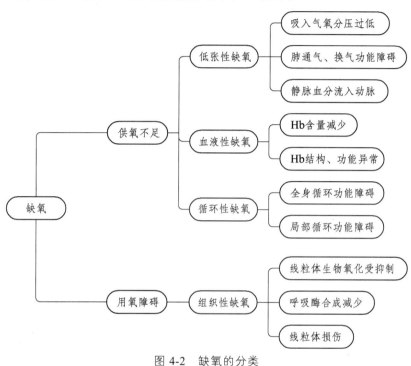

图 4-2　缺氧的分类

一、低张性缺氧

以动脉血氧分压降低、血氧含量减少为基本特征的缺氧称为低张性缺氧（hypotonic hypoxia），又称乏氧性缺氧（hypoxic hypoxia）。

（一）产生原因

1. 吸入气氧分压过低

体内供氧的多少，首先取决于吸入气的氧分压。在高原地区，随着海拔的升高，大气压下降，吸入气氧分压也相应降低，致使肺泡气氧分压降低，弥散进入血液的氧减少，动脉血氧饱和度降低。

2. 外呼吸功能障碍

肺通气功能障碍可引起肺泡气氧分压降低；肺换气功能障碍时经肺泡弥散到血液中的氧减少，PaO_2 和血氧含量降低。外呼吸功能障碍引起的缺氧又称呼吸性缺氧（respiratory hypoxia）。

3. 静脉血分流入动脉

多见于存在右向左分流的先天性心脏病患者，如房间隔或室间隔缺损伴有肺动脉狭窄或肺动脉高压，或法洛四联症，由于右心的压力高于左心，未经氧合的静脉血掺入左心的动脉血中，导致 PaO_2 和血氧含量降低。

（二）低张性缺氧的血氧变化特点和缺氧的机制

血氧变化特点及缺氧的机制：①PaO_2 降低，CaO_2 和 SaO_2 也随之而降低。氧分压在 60 mmHg 以上时，氧饱和度的变化幅度较小，当 PaO_2 降至 60 mmHg 以下时，CaO_2 和 SaO_2 显著降低，引起组织、细胞缺氧，这也是呼吸衰竭的诊断标准。②$CO_{2\,max}$ 正常或增高。急性低张性缺氧时，因血红蛋白无明显变化，故血氧容量一般在正常范围；但慢性缺氧者可因红细胞和血红蛋白代偿性增多而使血氧容量增加。③动-静脉血氧含量差降低或正常。低张性缺氧时，PaO_2 降低，氧弥散的驱动力减小，血液向组织弥散的氧量减少，动-静脉血氧含量差降低。但在慢性缺氧时，由于组织利用氧的能力代偿性增强，则动-静脉血氧含量差的变化可不明显。

低张性缺氧时血液中脱氧血红蛋白浓度增高，当毛细血管血液中脱氧血红蛋白浓度达到或超过 5 g/dl 时，皮肤和黏膜可呈青紫色，称为发绀。

二、血液性缺氧

由于血红蛋白含量减少，或血红蛋白性质改变，使血液携氧能力降低或与血红蛋白结合的氧不易释出而引起的缺氧，称为血液性缺氧（hemic hypoxia）。血液性缺氧时，血液中物理溶解的氧量不变，PaO_2 正常，故又称等张性缺氧（isotonic hypoxia）。

（一）产生原因

1. 贫 血

血中的血红蛋白 Hb 数量减少，从而引起缺氧。

2. 一氧化碳中毒

一氧化碳可与血红蛋白结合形成碳氧血红蛋白。CO 与 Hb 的亲和力是 O_2 与 Hb 的亲和力的 210 倍。而且 CO 与 Hb 分子中的某个血红素结合后，将增加其余 3 个血红素对氧的亲和力，使 Hb 结合的氧不易释放，氧离曲线左移。同时，CO 还可抑制红细胞内糖酵解，使 2,3-DPG 生成减少，也可导致氧离曲线左移，进一步加重组织缺氧。

3. 高铁血红蛋白血症

血红素中的二价铁可在氧化剂的作用下氧化成三价铁，形成高铁血红蛋白，导致高铁血红蛋白血症。生理情况下，血液中不断形成极少量的高铁血红蛋白，又不断被血液中的还原型辅酶 I（NADH）、抗坏血酸、还原型谷胱甘肽等还原剂还原为二价铁。当食用大量含硝酸盐的腌菜等食物后，硝酸盐经肠道细菌作用还原为亚硝酸盐，吸收入血后使大量血红蛋白被氧化，形成高铁血红蛋白血症。高铁血红蛋白中的 Fe^{3+} 因与羟基结合牢固，失去结合氧的能力，而且当血红蛋白分子中的四个 Fe^{2+} 中有一部分被氧化成 Fe^{3+} 后，剩余的 Fe^{2+} 虽能结合氧，但不易解离，导致氧离曲线左移，使组织缺氧。此时皮肤、黏膜可出现青紫色，称为肠源性发绀。

4. Hb 与氧的亲和力异常增高

如体内输入大量库存血，由于库存血中 2,3-DPG 含量低，可使氧离曲线左移，使 Hb 与 O_2 的亲和力成倍增高，从而使组织缺氧。

（二）血液性缺氧的血氧变化特点和缺氧的机制

血氧变化的特点和缺氧的机制：①因外呼吸功能正常，故 PaO_2 正常。②贫血以及 Hb 与 O_2 亲和力增强引起缺氧时，SaO_2 正常；CO 中毒和高铁血红蛋白血症引起缺氧时，SaO_2 可降低。③血红蛋白含量减少或性质改变时，血氧容量降低，血氧含量减少。但由于血氧容量是在体外用氧充分饱和后测得的 Hb 最大携氧量，因此 CO 中毒时，在体外测得的血氧容量仍可正常。④贫血患者，血管-组织间的氧分压差减小，氧向组织弥散的驱动力减小，动-静脉氧含量差减小；Hb 与 O_2 亲和力增强引起的血液性缺氧，其动脉血氧容量和氧含量可不降低，但由于 Hb 与 O_2 的亲和力较大，结合的氧不易释出，其动-静脉血氧含量差也小于正常值。

贫血患者皮肤、黏膜呈苍白色；CO 中毒患者，当 HbCO 增至 50% 时，皮肤、黏膜呈樱桃红色；Hb 与 O_2 的亲和力异常增高时，皮肤、黏膜呈鲜红色；高铁血红蛋白血症患者，皮肤、黏膜呈棕褐色（咖啡色）或类似发绀的颜色。

三、循环性缺氧

循环性缺氧（circulatory hypoxia）是指因组织血流量减少使组织供氧量减少所引起的缺氧，又称为低血流性缺氧或低动力性缺氧（hypokinetic hypoxia）。其中，因动脉血灌流不足引起的缺氧称为缺血性缺氧，因静脉血回流障碍引起的缺氧称为淤血性缺氧。

（一）产生原因

1. 全身性循环障碍

见于心力衰竭和休克。

2. 局部性循环障碍

见于动脉硬化、血管炎、血栓形成和栓塞、血管痉挛或受压等。

（二）循环性缺氧的血氧变化特点和缺氧的机制

循环性缺氧血氧变化的特点和缺氧的机制主要是：①PaO_2 正常，动脉血氧饱和度也正常；②血红蛋白的质和量没有改变，血氧容量和血氧含量正常；③循环障碍使血液流经组织毛细血管的时间延长，细胞从单位容量血液中摄取的氧量增多，同时由于血流淤滞，二氧化碳含量增加，使氧离曲线右移，释氧增加，动-静脉血氧含量差增大。

缺血性缺氧时，组织器官苍白。淤血性缺氧时，组织器官呈暗红色。由于细胞从血液中摄取的氧量较多，毛细血管中脱氧血红蛋白含量增加，易出现发绀。

四、组织性缺氧

在组织供氧正常的情况下，因组织、细胞氧利用障碍，引起三磷酸腺苷（ATP）生成减少，该现象称为组织性缺氧（histogenous hypoxia）或氧利用障碍性缺氧（dysoxidative hypoxia）。

（一）产生原因

1. 药物对线粒体氧化磷酸化的抑制

任何影响线粒体电子传递或氧化磷酸化的因素都可引起组织性缺氧。①呼吸链受抑制：许多药物或毒物可抑制或阻断呼吸链中某一部位的电子传递，使氧化磷酸化过程受阻，引起组织性缺氧，ATP 生成减少。例如，氰化物中毒时，CN^- 与细胞色素 aa_3 中的 Fe^{3+} 配位结合，形成氰化高铁 cyt aa_3，使细胞色素氧化酶不能还原，失去传递电子的功能、呼吸链中断，生物氧化受阻。②氧化磷酸化解耦联：2,4-二硝基苯酚等解耦联剂虽不抑制呼吸链的电子传递，但可使呼吸链电子传递过程中泵出的 H^+ 不经 ATP 合酶的 F_0 质子通道回流，而通过线粒体内膜中其他途径返回线粒体基质，从而使底物氧化产生的能量不能用于二磷酸腺苷（ADP）的磷酸化，使氧化磷酸化解耦联，ATP 生成减少。

2. 呼吸酶合成减少

维生素 B_1 是丙酮酸脱氢酶的辅酶成分，维生素 B_1 缺乏患者可因细胞丙酮酸氧化脱羧和有氧化障碍而发生脚气病。维生素 B_2（核黄素）是黄素酶的组成成分，维生素 PP（烟酰胺）是辅酶 I 和辅酶 II 的组成成分，这些维生素的严重缺乏可影响氧化磷酸化过程。

3. 线粒体损伤

高温、大剂量放射线照射和细菌毒素等可损伤线粒体，引起线粒体功能障碍和结构损伤，引起细胞生物氧化障碍，ATP 生成减少。

（二）组织性缺氧的血氧变化特点和缺氧的机制

组织性缺氧发生的关键是细胞对氧的利用障碍，此时动脉血氧分压、血氧含量、血氧容量和血氧饱和度均正常。由于组织对氧的利用减少，静脉血氧分压、血氧含量和血氧饱和度都高于正常，动-静脉血氧含量差减小。

细胞用氧障碍，毛细血管中氧合血红蛋白较正常时为多，患者皮肤可呈红色或玫瑰红色。

各种类型缺氧的原因和表现如表 4-2。

表 4-2　各型缺氧的特征、病因和机制以及缺氧表现

类型	特征	原因和机制	表现
低张性缺氧	动脉血氧分压降低	1. 吸入气氧分压过低 2. 外呼吸功能障碍 3. 静脉血分流入动脉	毛细血管血液中脱氧血红蛋白 ≥ 5 g/dl，皮肤黏膜呈青紫色，即为发绀

类型	特征	原因和机制	表现
血液性缺氧	血红蛋白质含量减少或性质改变，血液携氧能力下降	1. 贫血：血红蛋白含量减少 2. 血红蛋白性质改变：一氧化碳中毒、高铁血红蛋白血症，导致血红蛋白携氧减少、亲和力增大不易释放、氧离曲线左移 3. 血红蛋白与氧的亲和力异常增高：输入库存血、碱中毒、多种血红蛋白病	贫血患者面色苍白，一氧化碳中毒患者皮肤黏膜呈樱桃红色，高铁血红蛋白血症患者皮肤黏膜呈棕褐色（咖啡色）
循环性缺氧	组织血流量下降，组织供氧不足	1. 全身性循环障碍：心力衰竭和休克，导致全身性缺血或淤血 2. 局部性循环障碍：动脉硬化等疾病，因血管阻塞或受压，引起局部缺血或淤血	缺血性缺氧，组织器官颜色苍白；淤血性缺氧，可能出现发绀
组织性缺氧	组织、细胞利用氧能力下降	1. 药物、毒物对线粒体氧化磷酸化的抑制 2. 维生素缺乏：维生素 B_1、B_2 以及维生素 PP 严重缺乏 3. 线粒体损伤：放射线、细菌毒素、高温等	由于氧合血红蛋白增多，患者皮肤黏膜呈玫瑰红色

各种类型缺氧的血氧指标变化如表 4-3 所示。

表 4-3 不同类型缺氧的血氧指标变化特点

缺氧类型	动脉血氧分压	血氧容量	血氧含量	血氧饱和度	动静脉血氧含量差
低张性缺氧	↓	正常或↑	↓	↓	↓或正常
血液性缺氧	正常	↓或正常	↓	正常	↓
循环性缺氧	正常	正常	正常	正常	↓
组织性缺氧	正常	正常	正常	正常	↑

第三节 缺氧对机体的影响

缺氧时机体的功能代谢变化既有代偿性反应，也有损伤性反应。表 4-4 以低张性缺氧为例说明缺氧对机体的影响。

表 4-4 低张性缺氧对机体的影响

	代偿性反应	损伤性变化
呼吸系统	PaO_2↓→刺激颈动脉体和主动脉体的化学感受器→呼吸中枢兴奋→呼吸加深加快，肺通气量↑	1. 高原肺水肿 2. 中枢性呼吸衰竭：$PaO_2 < 30$ mmHg

	代偿性反应	损伤性变化
循环系统	1. 心输出量增加：心率↑，心肌收缩力↑，回心血量↑ 2. 血流分布变化：心、脑血流量增多，皮肤、内脏、骨骼肌和肾脏血流量减少 3. 肺循环变化：肺血管收缩，维持肺泡通气与血流的正常比例	1. 肺动脉高压 2. 回心血量↓ 3. 心律失常 4. 心肌舒缩功能↓
血液系统	1. 红细胞和血红蛋白增多：促红细胞生成素（EPO）合成释放↑ 2. 氧离曲线右移，红细胞释氧能力增强	血液黏度↑，血流阻力↑

第四节　氧疗与氧中毒

吸氧是治疗缺氧的基本方法。低张性缺氧时吸氧的疗效最好，吸氧能提高肺泡气 PO_2，促进氧在肺中的弥散和交换，提高 PaO_2 和血氧饱和度，增加动脉血氧含量。不同类型的缺氧，吸氧的疗效各不相同。

（1）低张性缺氧中的高原缺氧、肺功能障碍性缺氧，吸氧疗效较好。由右向左分流的低张性缺氧疗效较差，因为吸入的氧无法对动-静脉短路流入左心的血液起氧合作用，吸入纯氧或高压氧疗效较好。

（2）血液性缺氧和循环性缺氧，吸氧疗效一般，氧疗的主要作用是提高动脉血氧分压，增加血液中物理溶解的氧量，改善供氧。CO 中毒吸入纯氧特别是高压氧可促使碳氧血红蛋白解离，氧与血红蛋白重新结合，疗效较好。

（3）组织性缺氧的主要问题是细胞对氧的利用障碍，故吸氧疗效较差。

长时间吸入氧分压过高的气体可引起组织、细胞损害，称为氧中毒。氧中毒的发生主要取决于吸入气氧分压。

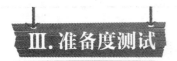

Ⅲ. 准备度测试

（一）个人测试与解析

1. 动脉血氧含量（CaO_2）取决于（　　　）。

A. PaO_2 和血氧容量（$CO_2\,max$）　　　　B. PaO_2 和肺换气功能

C. 血中 Hb 的质和量　　　　　　　　　　D. PaO_2 和 Hb 的质

【参考答案】A

【分析】

动脉血氧含量是 100 mL 血液中实际含有的氧量，是红细胞和血浆中含氧量的总和，包

括含氧血红蛋白中结合的氧和物理溶解的氧两部分。因此，CaO_2 取决于 PaO_2，另外也取决于血氧容量（CO_{2max}）。

2. 下列哪项不是缺氧时氧解离曲线左移的原因？（   ）

A. 血液 H^+ 浓度降低

B. 血浆 CO_2 分压降低

C. 血液温度降低

D. 血红蛋白与氧的亲和力降低

【参考答案】D

【分析】

当血液 pH 升高（H^+ 浓度降低）、温度降低、血浆 CO_2 分压降低以及红细胞内 2,3-DPG 减少时，氧解离曲线左移，表明 Hb 与氧的亲和力增高。选项 D 不符合缺氧时氧解离曲线左移的原因。

3. 关于血氧饱和度的描述，下列正确的是（   ）。

A. 血液中溶解的氧量和总氧的百分比

B. 已与氧结合的 Hb 与血液总 Hb 的百分比

C. 已与氧结合的 Hb 和未结合氧的 Hb 的百分比

D. 血液中溶解的氧量和总 Hb 的百分比

【参考答案】B

【分析】

血氧饱和度是指血液中 Hb 占总 Hb 的百分数，约等于血氧含量与血氧容量的比值。血氧含量是血液实际含有的氧量，因正常时物理溶解的氧很少，可忽略不计，血氧含量主要就是已与氧结合的 Hb 所携带的氧量；血氧容量就是 100%Hb 都与氧结合携带的氧量。所以血氧饱和度可以看作是已与氧结合的 Hb 与血液总 Hb 的百分比。

4. 缺氧引起呼吸加深加快的原因是（   ）。

A. 直接刺激呼吸中枢

B. 刺激中枢化学感受器

C. 刺激外周化学感受器

D. 刺激呼吸肌

【参考答案】C

【分析】

PaO_2 降低可刺激颈动脉体和主动脉体的外周化学感受器，反射性兴奋呼吸中枢，使呼吸加深加快，肺泡通气量增加，称为低氧通气反应，这是对急性缺氧最重要的代偿反应。

5. 既阻碍 Hb 与 O_2 结合，又阻碍 HbO_2 释放 O_2 的因素是（   ）。

A. CO 中毒   B. PO_2 降低   C. PCO_2 升高   D. 2,3-DPG 减少

【参考答案】A

【分析】

PO_2 降低可使血氧饱和度降低，起到阻碍 Hb 与 O_2 结合的作用；PCO_2 升高促使氧离曲线右移，Hb 与 O_2 的亲和力降低，阻碍 Hb 与 O_2 结合；2,3-DPG 减少，Hb 与氧的亲和力增高，阻碍 HbO_2 释放 O_2。

CO 中毒时，Hb 与 CO 结合，从而阻碍 Hb 与 O_2 结合。另一方面，当 CO 与 Hb 分子中的某个血红素结合后，将增加其余 3 个血红素对氧的亲和力，阻碍 HbO_2 释放 O_2，氧离曲线左移，同时，CO 还可抑制红细胞内糖酵解，使 2,3-DPG 生成减少，也可导致氧离曲线左移，进一步阻碍 HbO_2 释放 O_2。

6. 缺氧引起反射性呼吸加深加快最明显和最常见于（　　）。

A. 低张性缺氧　　　　B. 贫血性缺氧　　　　C. CO中毒　　　　D. 氰化物中毒

【参考答案】A

【分析】

当 PaO_2 下降时，会刺激颈动脉体和主动脉体的化学感受器，引起呼吸中枢兴奋，呼吸加深加快，肺通气量增加。各种类型的缺氧中，只有低张性缺氧会造成 PaO_2 下降。贫血性缺氧、CO中毒和亚硝酸盐中毒会引起血液性缺氧，PaO_2 不变。氰化物中毒会造成组织性缺氧，PaO_2 也不变。

7. 血氧容量、动脉血氧分压和血氧含量正常，而动-静脉血氧含量差增大见于（　　）。

A. 心力衰竭　　　　B. 慢性贫血　　　　C. 室间隔缺损　　　　D. 氰化物中毒

【参考答案】A

【分析】

血氧容量和血氧容量正常说明血液携氧能力正常，排除血液型缺氧；动脉血氧分压正常说明外呼吸正常，无静动脉分流，排除低张性缺氧；动-静脉血氧含量差增大而非变小，排除组织性缺氧；只有循环性缺氧会出现动-静脉血氧含量差增大，故选A。

8. 关于发绀的概念，下列哪项描述是正确的？（　　）

A. 毛细血管中碳氧血红蛋白≥5g/dl　　　　B. 毛细血管中氧合血红蛋白≥5g/dl

C. 毛细血管中脱氧血红蛋白≥5g/dl　　　　D. 毛细血管中还原血红蛋白≥5g/dl

【参考答案】C

【分析】

正常毛细血管血液中脱氧血红蛋白浓度约为 2.6g/dl。低张性缺氧时，动、静脉血中的脱氧血红蛋白浓度增高。当毛细血管血液中脱氧血红蛋白浓度达到或超过 5g/dl 时，皮肤和黏膜呈青紫色，称为发绀。

9. 低张性缺氧时下列哪项指标不降低？（　　）

A. 动脉血氧分压　　　　　　　　B. 血氧容量

C. 动脉血氧含量　　　　　　　　D. 动脉血氧饱和度

【参考答案】B

【分析】

低张性血氧变化特点是：PaO_2 降低，CaO_2 和 SaO_2 也随之而降低，血氧容量正常或增高。急性低张性缺氧时，因血红蛋白无明显变化，故血氧容量一般在正常范围；但慢性缺氧者可因红细胞和血红蛋白代偿性增多而使血氧容量增加。

10. 给小鼠腹腔注射亚硝酸钠引起缺氧的机制是（　　）。

A. 形成大量碳氧血红蛋白　　　　　　B. 形成大量脱氧血红蛋白

C. 形成大量高铁血红蛋白　　　　　　D. 形成大量氰化高铁细胞色素氧化酶

【参考答案】C

【分析】

亚硝酸钠入血，使大量血红蛋白被氧化，形成高铁血红蛋白血症。高铁血红蛋白失去结合氧的能力，氧离曲线左移，氧不易解离，从而造成缺氧。

11. 高原肺水肿的发病机制主要是（　　）。

A. 吸入气中氧分压减少   B. 肺血管扩张

C. 肺小动脉不均一性收缩   D. 外周化学感受器受抑制

【参考答案】C

【分析】

高原肺水肿的发生机制尚不十分明了，可能与以下机制有关：①缺氧引起肺血管不均一性收缩，肺动脉压升高，肺毛细血管内压增高，血浆蛋白和红细胞经肺泡毛细血管壁漏出至间质或肺泡。②缺氧引起肺毛细血管内皮细胞通透性增高，液体渗出增加。③缺氧时外周血管收缩，肺血流量增多，液体容易外漏。④缺氧时肺泡上皮的钠水主动转运系统相关蛋白表达降低，对肺泡内钠和水的清除能力降低。

12. 低张性缺氧时缺氧的主要机制是（   ）。

A. 血液携带氧能力降低   B. 血液和组织的氧分压差缩小

C. 组织利用氧的能力降低   D. 血液溶解的氧减少

【参考答案】B

【分析】

低张性缺氧时，动脉血氧分压降低。血液和组织的氧分压差缩小，氧弥散的驱动力减小，血液向组织弥散的氧量也随之减少。

13. 组织性缺氧的血气变化的主要特点是（   ）。

A. 动脉血氧分压降低   B. 动-静脉血氧含量差增大

C. 动-静脉血氧含量差减少   D. 血氧容量降低

【参考答案】C

【分析】

组织性缺氧时，由于组织对氧的利用减少，静脉血氧分压、血氧含量和血氧饱和度都高于正常值，动-静脉血氧含量差减小。

14. 下列哪种情况中，病人实际血氧容量小于检测得到的血氧容量？（   ）

A. 氰化物中毒   B. 一氧化碳中毒   C. 硫化物中毒   D. 砒霜中毒

【参考答案】B

【分析】

CO 中毒可以造成血液性缺氧，病人体内实际血氧容量降低。但由于检测血氧容量是体外血液用氧充分饱和后测得的最大带氧量，因此此时测得的数值是正常的。

15. 心力衰竭时血氧变化的最主要特征是（   ）。

A. 动脉血氧分压降低   B. 动-静脉氧含量差升高

C. 动脉血氧饱和度降低   D. 血氧容量降低

【参考答案】B

【分析】

心力衰竭时，血流速度变慢，静脉回流受阻，引起循环性缺氧。循环障碍使血液流经组织毛细血管的时间延长，细胞从单位容量血液中摄取的氧量增多。同时由于血流淤滞，二氧化碳含量增加，氧离曲线右移。释放氧增加，动静脉血氧含量差增大。

16. 最能反映组织性缺氧的指标是（   ）。

A. 血氧容量降低   B. 动脉血氧分压降低

C. 动脉血氧含量降低   D. 动-静脉血氧含量差降低

【参考答案】D

【分析】组织性缺氧发生的关键是细胞对氧的利用障碍。此时动脉血氧分压、血氧含量、血氧容量和血氧饱和度均正常，由于组织对氧的利用减少，静脉血氧分压、血氧含量和血氧饱和度都高于正常，动静脉血氧含量差减小。

17. 下列哪项不是急性肺损伤时血氧变化的特征？（   ）

A. 动脉血氧分压降低   B. 动-静脉氧含量差减少

C. 血氧容量降低   D. 动脉血氧饱和度降低

【参考答案】C

【分析】

急性肺损伤时，肺泡毛细血管膜的损伤，肺泡上皮和毛细血管内皮通透性增高，引起渗透性肺水肿及透明膜形成，所引起的缺氧类型是低张性缺氧，故动脉血氧分压降低、动-静脉氧含量差减少以及动脉血氧饱和度降低，但 Hb 不受影响，故血氧容量不会下降。

18. 下列可引起循环性缺氧的疾病为（   ）。

A. 冠心病   B. 贫血   C. 肺气肿   D. 一氧化碳中毒

【参考答案】A

【分析】

循环性缺氧可分为全身性循环障碍和局部性循环障碍，各选项中只有冠心病可以导致心源性休克或心力衰竭，出现全身性循环障碍。其他各选项的疾病一般不会导致循环功能障碍。

19. 缺氧时肺血管收缩对机体的代偿作用是（   ）。

A. 增加肺部组织液渗出，刺激呼吸频率加快

B. 增加肺尖部的肺泡通气量

C. 维持适当的肺泡通气/血流比例

D. 减慢血流使 Hb 充分氧合

【参考答案】C

【分析】

缺氧时肺血管收缩，肺泡气 PO_2 降低可引起该部位肺小动脉收缩，称为缺氧性肺血管收缩，生理学意义在于减少缺氧肺泡周围的血流，使这部分血流转向通气充分的肺泡，有利于维持肺泡通气与血流的适当比例，从而维持较高的 PaO_2。

20. 吸氧疗法对下列哪种疾病引起的缺氧效果最好？（   ）

A. 慢性阻塞性肺疾病   B. 失血性休克

C. 严重贫血   D. 氰化物中毒

【参考答案】A

【分析】

吸氧能有效提高肺泡气氧分压，促进氧在肺中的弥散与交换，提高动脉血氧分压、血氧含量和氧饱和度，因而对高原、高空缺氧以及因肺通气功能和（或）换气功能障碍等引起的低张性缺氧是非常有效的。故选 A。对于失血性休克这种循环性缺氧和严重贫血导致的血液缺氧，患者动脉血氧分压和氧饱和度均正常，此时氧疗的作用主要是通过提高动脉血氧分压、增加血液中物理溶解的氧量，氧向组织、细胞的弥散速度也会加快，改善组织供氧，效果一

般。氰化物中毒属于组织性缺氧，组织的供氧是正常的，此时的主要问题是细胞对氧的利用障碍，氧疗的效果不及其他类型的缺氧。

（二）小组测试与解析

1. 老张患有慢性阻塞性肺气肿，近年来气喘、心悸加重，体力越来越差，今日入院治疗。他的主要血气特点是（   ）。

A. 血液氧容量低于正常

B. 血液氧含量是正常的

C. 血液氧分压低于正常

D. 动脉血氧分压低于正常

【参考答案】D

【分析】

慢性阻塞性肺气肿会导致外呼吸功能障碍，导致乏氧性缺氧。

肺通气功能障碍可引起肺泡气氧分压降低，肺换气功能障碍时经肺泡弥散到血液中的氧减少，PaO_2 和血氧含量降低。该患者血液氧容量应该是正常的，血液氧含量应该低于正常。

【知识拓展】

动脉血氧分压高低主要取决于吸入气的氧分压和肺的通气与弥散状态。血氧容量取决于血液中 Hb 的含量及其与氧结合的能力。血氧含量在动脉血和静脉血中是不同的，取决于血氧分压和血氧容量。

2. 某患者因为烧炭取暖，不慎发生 CO 中毒，急诊入院。该患者不会出现下列哪一种改变？（   ）

A. CO 抑制红细胞（RBC）内糖酵解，使 2,3-DPG 减少，氧离曲线左移

B. CO 中毒患者呼吸加深变快，肺通气量增加

C. CO 和 Hb 结合生成的碳氧血红蛋白无携氧能力

D. 吸入气中 CO 浓度为 0.1％时，血液中的血红蛋白可能有 50％为 HbCO

【参考答案】B

【分析】

CO 中毒可以造成血液性缺氧。CO 抑制 RBC 内糖酵解，使 2,3-DPG 减少，氧离曲线左移；CO 和 Hb 结合生成的碳氧血红蛋白无携氧能力，且 CO 与 Hb 的亲和力是 O_2 与 Hb 的亲和力的 210 倍，吸入气中 CO 浓度为 0.1％时，血液中的血红蛋白就可能有 50％为 HbCO；当 CO 与 Hb 分子中的某个血红素结合后，将增加其余 3 个血红素对氧的亲和力，使 Hb 结合的氧不易释放，氧离曲线左移。CO 中毒患者 PaO_2 是正常的，不会刺激化学感受器引起呼吸加深加快。

【知识拓展】

碳氧血红蛋白由 CO 与血红蛋白结合而形成。CO 与血红蛋白的亲和力是 O_2 与血红蛋白的亲和力的 210 倍，碳氧血红蛋白的解离速度只有氧合血红蛋白的 1/3600。因此 CO 与血红蛋白结合生成碳氧血红蛋白，不仅减少了红细胞的携氧能力，而且抑制、减慢氧合血红蛋白的解离和氧的释放。

3. 某患者，男，54 岁。黑便 1 月余，鲜血便 1 天入院。患者有消化道溃疡病史 10 余年。查体：T 35.8 ℃，P 89 次/分，R 18 次/分，BP 100/60 mmHg。面色苍白，慢性病容，上腹部

压痛，肺部听诊无异常，律齐。实验室检查：红细胞 1.51×10^{12}/L，血红蛋白 43g/L。患者最易出现的缺氧类型是（　　　）。

 A. 低张性缺氧 B. 血液性缺氧 C. 循环性缺氧 D. 组织性缺氧

【参考答案】B

【分析】

 患者有消化道溃疡病史多年，长期便血，导致慢性贫血，临床表现和血象检查支持。故该患者的缺氧应该是血液性缺氧。

【知识拓展】

 消化性溃疡的常见并发症有出血、穿孔、幽门梗阻和癌变。溃疡侵蚀周围血管引起的出血，是消化性溃疡最常见的并发症，一般是少量出血，表现为黑便，也有可能导致大出血。

 4. 某患者，男，25岁。活动后心慌气短10余年，常流鼻血。查体：T 36.5 ℃，P 86 次/分，R 22 次/分，BP 136/85 mmHg。杵状指，左侧背部听诊可闻及血管搏动音，且以吸气时较为明显，被诊断为肺动静脉瘘。符合该患者动脉血氧指标变化的是（　　　）。

 A. 血氧容量降低   B. 动脉血氧含量降低

 C. 动脉血氧饱和度正常   D. 动脉血氧分压正常

【参考答案】B

【分析】

 肺动静脉瘘会出现静脉血分流入动脉，导致 PaO_2 降低和血氧含量降低，属于乏氧性缺氧类型。

 5. 某患者，女，50岁。因于清晨在蔬菜温室为火炉添煤时昏倒，2小时后入院。患者既往体健。查体：T 37.1 ℃，R 25 次/分，P 102 次/分，BP 100/70 mmHg。神志不清，口唇呈樱红色，其他无异常发现。导致患者缺氧的主要机制是（　　　）。

 A. 外呼吸功能障碍   B. 血液循环障碍、血供减少

 C. 细胞色素C氧化酶受抑制   D. 血红蛋白与 O_2 的结合减少

【参考答案】D

【分析】

 根据病史分析：该患者应该为 CO 中毒，口唇樱红色是 HbCO 增至50%导致，CO 中毒导致血液性缺氧，血红蛋白与 O_2 的结合减少，故选 D。外呼吸功能障碍导致乏氧性缺氧，血液循环障碍导致循环性缺氧，细胞色素 C 氧化酶在细胞呼吸中处于细胞色素系统的末端，受抑制后导致组织性缺氧，这几种缺氧类型均与题意无关。

 6. 某患者，男，6岁。因皮肤青紫伴意识不清1小时入院。患儿1小时前进食多根过期火腿肠后出现皮肤青紫，并陷入昏迷。查体：T 37.8 ℃，P 116 次/分，R 28 次/分，BP 80/55 mmHg。昏迷不能唤醒，呼吸不规则，皮肤青紫，口唇黏膜近黑色。抽血时发现血液呈紫蓝色，化验结果显示高铁血红蛋白占血红蛋白总量的61%。符合该患者动脉血氧变化特点的是（　　　）。

 A. 血氧容量升高   B. 血氧含量正常

 C. 血氧饱和度正常   D. 动脉血氧分压正常

【参考答案】D

【分析】

根据病史分析：进食多根过期火腿肠，可能会导致食物中的大量硝酸盐进入肠道，在细菌作用下产生亚硝酸盐，吸收入血，使大量血红蛋白被氧化而出现高铁血红蛋白血症，化验显示高铁血红蛋白占血红蛋白总量达到了 61%，引起严重缺氧。该患者高铁血红蛋白过多，导致血液颜色变化。严重缺氧，使得脑部缺氧甚至导致昏迷，呼吸不规则。高铁血红蛋白血症的特点之一是外呼吸功能正常，故 PaO_2 正常。

【知识拓展】

高铁血红蛋白中的 Fe^{3+} 因为与羟基结合牢固，失去结合氧的能力，而且当血红蛋白分子中的四个 Fe^{2+} 有一部分被氧化成 Fe^{3+} 后，剩余的 Fe^{2+} 虽能结合氧，但不易解离，导致氧离曲线右移，使组织缺氧。

7. 某患者血氧检查结果：PaO_2 42 mmHg，血氧容量 20 mL/dl，动脉血氧含量 13.5 mL/dl，动-静脉血氧含量差 4 mL/dl，其缺氧类型为（　　　）。

　　A. 低张性缺氧　　　　B. 血液性缺氧　　　　C. 组织性缺氧　　　　D. 循环性缺氧

【参考答案】A

【分析】

血气分析：PaO_2 降低较多，血氧容量正常，动脉血氧含量降低，动静脉氧差减少。血氧容量正常说明 Hb 正常，PaO_2 降低应该是低张性缺氧，血液中与 Hb 结合的氧量减少，动脉血氧含量降低。因 PaO_2 降低，氧弥散的驱动力减弱，血液向组织弥散的氧量减少，动静脉氧差减少。

8. 某患者血氧检查结果：PaO_2 99 mmHg，血氧容量 12 mL/dl，动脉血氧含量 11.4 mL/dl，动-静脉血氧含量差 3.5 mL/dl。患者发生下列哪种疾病的可能性最大？（　　　）

　　A. 慢性贫血　　　　B. 一氧化碳中毒　　　　C. 慢性支气管炎　　　　D. 慢性心力衰竭

【参考答案】A

【分析】

血气分析：PaO_2 正常，血氧容量降低，动脉血氧含量降低，动静脉氧差减少。由此可认为不可能是低张性缺氧，因为 PaO_2 没有明显降低，可排除慢性支气管炎；慢性心衰时血红蛋白正常，血氧容量和动脉血氧含量应该是正常，由于血流速度慢，血流淤滞，CO_2 增加，氧离曲线右移，血红蛋白释放氧增加，故动静脉氧差增大，也不符合题意；CO 中毒时在体外测得的血氧容量应该是正常的，也不符合题意。只有慢性贫血导致的血液性缺氧，血氧容量降低，动脉血氧含量也会降低，由于毛细血管床的平均血氧分压较低，血管-组织间的氧分压差减小，氧向组织弥散的驱动力减小，动静脉氧差减少，符合题意。

【知识拓展】

由于血氧容量是在体外用氧充分饱和后测得的 Hb 最大携氧量，因此 CO 中毒时，在体外测得的血氧容量是正常的，但患者体内存在 HbCO，在体内 Hb 结合的 O_2 是减少的。

9. 某患者血氧检查发现：动-静脉血氧含量差为 7.2 mL/dl。患者发生下列哪种疾病的可能性最大？（　　　）

　　A. 低输出量性心力衰竭　　　　　　　　B. 慢性阻塞性肺气肿

　　C. 一氧化碳中毒　　　　　　　　　　　D. 氰化物中毒

【参考答案】A

【分析】

动-静脉血氧含量差增大，见于循环性缺氧，血液流经毛细血管时间延长，细胞从单位容积血液中摄取的氧量增多。同时由于血流淤滞，二氧化碳含量增加，使氧离曲线右移，释氧量增加，动-静脉血氧含量差增大。慢性阻塞性肺气肿导致乏氧性缺氧，CO中毒导致血液性缺氧，氰化物中毒导致组织性缺氧，只有低输出量性心力衰竭，血流量减少，才可导致循环性缺氧。

10. 某患者血氧指标检查为：PaO_2 12.6kPa，PvO_2 6.3kPa，血氧容量10.8 mL/dl，动脉血氧饱和度95%，动-静脉氧含量差2.8 mL/dl，此患者可能的缺氧类型是（　　　　）。

　　A. 低张性缺氧　　　　B. 血液性缺氧　　　　C. 循环性缺氧　　　　D. 组织性缺氧

【参考答案】B

【分析】

血气分析：PaO_2是正常的下限，PvO_2高于正常，血氧容量降低，动脉血氧饱和度正常，动-静脉氧含量差降低。低张性缺氧时PaO_2是正常的，故可排除；循环性缺氧的血氧容量应该是正常的，动静脉氧含量差应该变大，故也可排除；血液性缺氧的PaO_2正常，血氧容量降低，动静脉氧差减少，PvO_2可能因此增高，符合题意；组织性缺氧的血氧容量应该不会下降，故也排除。

11. 方姓儿童，1岁7个月，因少量误食有人放在工地上灭鼠药"三步倒"，孩子心跳、呼吸微弱，呕吐物有苦杏仁味，瞳孔散大、对光反应迟钝，动-静脉氧含量差为 2.0 mL/dl。入院用高锰酸钾稀溶液洗胃，大剂量美兰静推，体外膜肺氧合（ECMO）救治，抢救成功。该患儿的发病机制可能是（　　　　）。

　　A. 毒物与还原型细胞色素氧化酶的Fe^{2+}结合

　　B. 毒物抑制ATP合成酶的活性

　　C. 毒物增高线粒体内膜对H^+的通透性

　　D. 毒物与氧化型细胞色素氧化酶的Fe^{3+}结合

【参考答案】D

【分析】

根据题意：呕吐物有苦杏仁味，毒物可能是氰化物，造成组织性缺氧，细胞对氧的利用减少，故动-静脉氧含量差减小。氰化物中毒的机理在于CN^-与细胞色素aa_3中的Fe^{3+}配位结合，形成氰化高铁cyt aa_3，使细胞色素氧化酶不能还原，失去传递电子的功能，呼吸链中断，生物氧化受阻。

12. 某患者因外伤失血，抢救中输入了 2 000 mL 采血后第 15～18 天的血液，血气检查发现动脉血氧容量20 mL/dl，动脉血氧含量20 mL/dl，动-静脉血氧含量差3.0 mL/dl。可能的原因是（　　　　）。

　　A. 高铁血红蛋白血症　　　　　　　　B. 血红蛋白减少

　　C. 氧离曲线左移　　　　　　　　　　D. 细胞利用氧能力下降

【参考答案】C

【分析】

动脉血氧容量和血氧含量均正常，只有动-静脉血氧含量差低于正常值。患者输入大量库存血，血液中红细胞糖酵解停止，2,3-DPG含量较低，使氧离曲线左移，Hb与O_2的亲和力较大，结合的氧不易释出，使其动-静脉血氧含量差小于正常值。

13. 如果你到拉萨旅游，刚下飞机，感觉呼吸加深加快，同时你的身体会发生下列哪一类的变化？（　　　　）

A. 肺小动脉收缩，肺血流阻力增大，肺动脉压升高

B. 血浆中红细胞生成素增多，红细胞数及血红蛋白量明显增加

C. 交感神经兴奋，小动脉收缩，心排血量减少

D. 心肌活动加强，代谢旺盛，腺苷产生增多，使冠状动脉收缩

【参考答案】A

【分析】

缺氧时，全身各器官的血流分布发生改变，急性缺氧引起肺血管平滑肌细胞膜 K^+ 通道关闭，细胞膜去极化，Ca^{2+} 内流增多，细胞兴奋，肺血管随之收缩，称为缺氧性肺血管收缩（hypoxic pulmonary vasoconstriction，HPR）。HPR 的生理学意义在于减少缺氧肺泡周围的血流，使通气充分的肺泡血流增多，维持肺泡通气血流的适当比例，从而维持较高的 PaO_2。其他答案均不正确。

14. 患者，男，30 岁，从平原乘车后进入高原。途中受凉后感冒，坚持乘车，于次日晚抵海拔 3 800 m 处，出现极度呼吸困难，咳大量血性泡沫痰。双肺满布湿啰音。X 线片示双肺野有边缘不清的云絮状阴影。该患者出现上述表现的可能机制是（　　　　）。

A. 大叶性肺炎　　　　　　　　　　　B. 急性左心衰竭导致肺水肿

C. ARDS 致呼吸膜受损　　　　　　　D. 肺毛细血管内压增高，血液漏出

【参考答案】D

【分析】

由题意可知患者出现了高原肺水肿。高原缺氧，引起肺血管平滑肌细胞膜 K^+ 通道关闭，细胞膜去极化，Ca^{2+} 内流增多，细胞兴奋，肺血管随之收缩，肺动脉压增高，肺毛细血管内压增高，血液成分经肺泡-毛细血管壁漏出至间质或肺泡。

15. 某患者呼吸深大，R 26 次/min，最明显和最常见于（　　　　）。

A. 低张性缺氧　　　　B. 贫血性缺氧　　　　C. 氰化物中毒　　　　D. CO 中毒

【参考答案】A

【分析】

PaO_2 降低可刺激颈动脉体和主动脉体化学感受器，反射性兴奋呼吸中枢，使呼吸加深加快，肺泡通气量增加，称为低氧通气反应（hypoxia ventilation reaction）。其他几个选项均不会引起 PaO_2 降低，呼吸中枢不会受到刺激。

16. 老张患有缺氧性肺动脉高压，医生给他的处方中有药物维拉帕米，这是因为缺氧时细胞内外出现了下列哪一种离子分布的改变？（　　　　）

A. 细胞内钠离子增多，细胞内缺钾，钙外流增加

B. 细胞内钠离子减少，钾离子增加，钙内流增加

C. 细胞内钠离子增多，钠钙交换增强，钙内流增加

D. 钠离子、钾离子外流，钙离子内流

【参考答案】C

【分析】

维拉帕米是通道阻滞剂，也就是钙离子拮抗剂。缺氧时 ATP 生成减少，细胞膜上 Na^+-K^+-ATP 酶功能降低，加上缺氧时细胞内乳酸增多，pH 降低，使细胞膜通透性升高，细胞内 Na^+ 增多、K^+ 减少。严重缺氧时，细胞膜对 Ca^{2+} 的通透性增高，Ca^{2+} 内流增多，同时因为细胞膜

钙泵和肌浆网对钙的摄取均是主动转运过程，需水解 ATP，由于缺氧时 ATP 减少使 Ca^{2+} 外流和被肌浆网摄取减少，使胞质 Ca^{2+} 浓度增加。

17. 刘姓患者，男，21 岁。3 日前淋雨后感冒，高烧不退，咳嗽、胸痛，咳铁锈色痰，实验室检查：T 40.1 ℃，WBC 25×10^9/L，中性粒细胞 0.90×10^9/L，有核左移，PaO_2 75 mmHg，血 pH 7.30。下列哪一种治疗方法当前并不十分合适？（   ）

A. 抗菌药物治疗   B. 物理降温、退热、补液
C. 氧疗   D. 使用碱性药物纠正酸中毒

【参考答案】D
【分析】

从题意分析，小刘患有大叶性肺炎。从缺氧的角度分析，大叶性肺炎会导致低张性缺氧，所以 PaO_2 降低。由于缺氧导致患者出现轻度酸中毒，氧解离曲线右移，Hb 与氧的亲和力降低，增加组织供氧，能够改善组织对氧的摄取利用，而且酸性环境有利于兴奋呼吸中枢、增加肺泡通气量。如果盲目补碱纠酸，酸中毒对呼吸中枢的兴奋作用下降，有可能导致通气量下降，另一方面，氧离曲线左移，Hb 与氧的亲和力增高，组织供氧会减少。

18. 患者，男，25 岁，呼吸困难，咳粉红色泡沫痰，双肺满布干湿啰音，其缺氧类型可能为（   ）。

A. 组织性缺氧   B. 低张性缺氧
C. 循环性缺氧   D. 低张性缺氧 + 循环性缺氧

【参考答案】D
【分析】

根据患者有呼吸困难、咳粉红色泡沫痰，双肺满布干湿啰音等症状可以认为，该患者为左心衰竭引起的肺水肿，同时存在外呼吸功能障碍和全新循环障碍，故认为该患者缺氧类型是低张性缺氧 + 循环性缺氧。

19. 患者，男，76 岁。因咳嗽、咳痰 30 年，再发加重伴嗜睡 7 天入院。血氧检查：PaO_2 51 mmHg，$PaCO_2$ 96 mmHg，SaO_2 58%。其患下列哪种疾病的可能性最大？（   ）

A. 哮喘   B. 肺纤维化
C. 慢性阻塞性肺疾病   D. 慢性充血性心力衰竭

【参考答案】C
【分析】

由病史可以认为该患者患有 COPD。血氧指标中，PaO_2 降低，$PaCO_2$ 升高，SaO_2 降低，判断该患者有低张性缺氧、II 型呼吸衰竭、肺性脑病。这些疾病可由 COPD 发展而来，与病史相符合。故选 C。

20. 患者，男，50 岁，血氧检查结果：PaO_2 98 mmHg，血氧容量 12 mL/dl，动脉血氧含量 11.5 mL/dl，动-静脉血氧含量差 4 mL/dl。患下列哪种疾病的可能性最大？（   ）

A. 高原病   B. 慢性阻塞性肺疾病
C. 慢性贫血   D. 慢性充血性心力衰竭

【参考答案】C
【分析】

根据血氧指标分析：PaO_2 基本正常，血氧容量降低，动脉血氧含量降低，动-静脉血氧

含量差减小，符合贫血时血氧指标的特点。贫血时，由于 Hb 减少，血氧容量和动脉血氧含量降低；由于血管-组织间的氧分压差减小，氧向组织弥散的驱动力减小，动-静脉氧含量差也会减小。

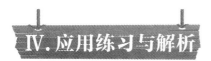

IV. 应用练习与解析

病案分析题

第一题

患者男性，70 岁，患慢性支气管炎 10 余年。近 3 天因发热、咳嗽，咳白色痰，夜间加重住院治疗。体格检查：体温 38 ℃，心率 110 次/分。口唇发绀，双肺有痰鸣音，呼吸音粗，双下肺呼吸音低。X 线胸片显示，双肺纹理增粗，双下肺有片状阴影。血气分析结果：pH 7.20，PaO_2 43 mmHg，$PaCO_2$ 90 mmHg。

问题：

（1）该患者是否有缺氧，属何种类型的缺氧？诊断依据是什么？

（2）该患者为何出现发绀？

【分析】

（1）患者因长期慢性支气管炎，肺通气量减少。同时合并肺部感染，引起呼吸膜受损，面积减少，炎症水肿都可引起呼吸膜增厚，共同导致换气功能受损。外呼吸功能障碍，PaO_2 降低，导致乏氧性缺氧。患者血气分析结果中，PaO_2 只有 43 mmHg，是主要诊断依据。

（2）患者有慢性支气管炎、肺部感染，因此存在外呼吸功能障碍，PaO_2 降低，氧合血红蛋白减少，脱氧血红蛋白增多，脱氧血红蛋白超过了 5 g/dl，脱氧血红蛋白颜色暗红，皮肤黏膜就会呈现青紫色，即发绀。

第二题

患者李某，入院后进行实验室检查，各血氧指标为：PaO_2 97 mmHg，PvO_2 60 mmHg，血氧容量 10.8 mL/dl，动脉血氧饱和度 97%，动静脉血氧含量差 2.8 mL/dl。

问题：

该患者有何种类型的缺氧，为什么？

【分析】

该患者患有血液性缺氧和组织性缺氧。分析如下：

（1）PaO_2 97 mmHg，基本正常，说明该患者不存在低张性缺氧。

（2）血氧容量只有 10.8 mL/dl，低于正常值 20 mL/dl，说明该患者存在血液型缺氧。

（3）该患者的 PvO_2 为 60 mmHg，升高，正常值只有 40 mmHg。动静脉血氧含量差 2.8 mL/dl，也低于正常值的 5 mL/dl，说明静脉血液中氧含量增加，这符合组织性缺氧的血氧指标特点。

综合判断，诊断该患者为血液性缺氧和组织性缺氧。

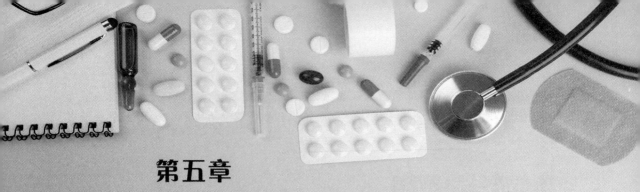

第五章

发　热

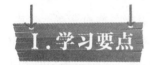

【学习目标】

● 掌　握

（1）发热、过热、发热激活物、内生致热原和热限的概念。

（2）发热的原因和基本机制。

● 熟　悉

（1）发热各期的热代谢变化特点。

（2）发热机体的主要功能和代谢变化。

● 了　解

发热的生物学意义及处理原则。

【执业医师资格考试大纲与考点分析】

（1）发热的病因和机制：发热、过热、发热激活物和内生致热原的概念、发病机制。

（2）发热的功能与代谢改变。

本章的主要考点是发热激活物和内生致热原的概念。

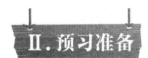

第一节　概　述

　　人体具有完善的体温调节系统，以适应正常生命活动的需要。正常成人的体温维持在 37 ℃ 左右。体温调节的高级中枢位于视前区下丘脑前部。体温的中枢调节主要以"调定点"学说来解释，在体温调节中枢内有一个调定点，体温调节机构围绕调定点来调控体温。当体温偏离调定点时，可由反馈系统（温度感受器）将偏差信息输送到控制系统，后者进行综合分析，然后通过对效应器（产热和散热）的调控把中心温度维持在与调定点相适应的水平。发热（fever）是指机体由于致热原的作用或其他原因使体温调定点上移而引起的调节性体温升高，体温升高超出正常范围的现象。

临床上见到的体温升高，可分为调节性体温升高和非调节性体温升高，前者即发热。非调节性体温升高时，调定点并未发生移动，而是由于体温调节障碍（如体温调节中枢损伤），或散热障碍（皮肤鱼鳞病和环境高温所致的中暑等）及产热器官功能异常（甲状腺功能亢进）等，体温调节中枢不能将体温控制在与调定点相适应的水平上，是被动性体温升高，故把这类体温升高称为过热。除上述体温升高外，某些生理情况也会出现体温升高，如剧烈运动、月经前期、心理性应激等，它们属于生理性反应，故称之为生理性体温升高。

体温升高分类如图 5-1。

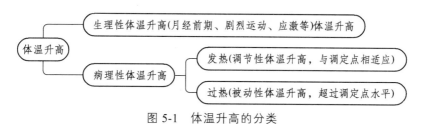

图 5-1　体温升高的分类

第二节　病因和发病机制

一、发热激活物

发热通常是由发热激活物作用于机体，激活产内生致热原细胞使之产生和释放内生致热原，再经一些后续环节引起体温升高。发热激活物又称 EP 诱导物，包括外致热原（exogenous pyrogen）和某些体内产物。

外致热原包括细菌、病毒、真菌、螺旋体以及疟原虫等来自体外的致热物质，其中的革兰氏阳性细菌是常见的发热原因。革兰氏阴性菌细胞壁中的内毒素（endotoxin，ET）致热性非常突出，内毒素的主要成分是脂多糖，具有高度水溶性，是效应很强的发热激活物。内毒素耐热性强，一般方法很难清除，是血液制品和输液过程中主要的热原污染物。

体内产物包括抗原-抗体复合物、类固醇等，体内组织大量破坏也可引起发热。

二、内生致热原（Endogenous pyrogen，EP）

内生致热原细胞在发热激活物的作用下，产生和释放能引起体温升高的物质，这种物质称为内生致热原。

（一）内生致热原的种类

内生致热原包括白细胞介素-1、肿瘤坏死因子、干扰素、白细胞介素-6 和巨噬细胞验证蛋白-1 等。能够产生和释放 EP 的细胞称之为产 EP 细胞，包括单核细胞、巨噬细胞、内皮细胞、淋巴细胞、星状细胞以及肿瘤细胞等。主要的 EP 简述如下。

1. 白细胞介素-1（interleukin-1，IL-1）

白细胞介素-1是由单核细胞、巨噬细胞、内皮细胞、星状细胞、角质细胞及肿瘤细胞等多种细胞在发热激活物的作用下所产生的多肽类物质。IL-1 受体广泛分布于脑内，密度最大的区域位于最靠近体温调节中枢的下丘脑外侧。将 IL-1 导入脑室或静脉注射后，均可引起发热，体温升高 0.5 ℃ 以上，可被水杨酸钠（解热药）阻断。

2. 肿瘤坏死因子（tumor necrosis factor，TNF）

TNF 也是重要的 EP 之一。多种外致热原，如葡萄球菌、链球菌、内毒素等都可诱导巨噬细胞、淋巴细胞等产生和释放 TNF。将提纯的 TNF 经静脉注射或脑室导入，均可引起发热体温升高，可被环加氧酶抑制剂布洛芬阻断。

3. 干扰素（interferon，IFN）

干扰素是一种具有抗病毒、抗肿瘤作用的蛋白质，主要由单核细胞和淋巴细胞所产生。IFN 反复注射可产生耐受性，故为 IFN 治疗的主要不良反应。

（二）内生致热原的产生和释放

内生致热原的产生和释放是一个复杂的细胞信息传递和基因表达调控的过程。这一过程包括产 EP 细胞的激活、EP 的产生和释放。当产 EP 细胞与发热激活物如脂多糖（LPS）结合后，即被激活，从而始动 EP 的合成。经典的产内生致热原细胞活化方式主要包括以下两种：

1. Toll 样受体（Toll-like receptors，TLR）介导的细胞活化

首先 LPS 与血清中的 LPS 结合蛋白结合，此结合物将 LPS 转移给可溶性 CD14（sCD14），形成 LPS-sCD14 复合物，此复合物与单核-巨噬细胞表面的高亲和力受体 CD14 结合，再作用于 TLR，将信号通过类似 IL-1 受体活化的信号转导途径，激活核转录因子（NF-κB），启动 IL-1、TNF、UL-6 等细胞因子的基因表达、合成内生致热原。

2. T 细胞受体（T cell receptor，TCR）介导的 T 淋巴细胞活化途径

主要为革兰氏阳性细菌的外毒素以超抗原（superantigen，Sag）形式活化细胞。Sag 与淋巴细胞的 T 细胞受体结合后导致多种蛋白酪氨酸激酶的活化，胞内多种酶类及转录因子参与这一过程。在 T 淋巴细胞活化过程中，磷脂酶 C（phospholipase C，PLC）和鸟苷酸结合蛋白 P21ras（Bas）途径具有重要作用，活化核转录因子，核转录因子活化入核后即可启动 T 淋巴细胞活化与增殖，并大量合成和分泌 TNF、IL-1 和 IFN 等。

三、发热时体温调节机制与方式

（一）体温调节中枢

体温调节的高级中枢位于视前区下丘脑前部（POAH），中杏仁核（MAN）和腹中隔（VSA）

等则对发热时的体温产生负向影响。当外周致热信号通过这些途径传入中枢后，启动体温正负调节机制，一方面通过正调节介质使体温上升，另一方面通过负调节介质限制体温升高。正负调节相互作用的结果决定调定点上移的水平及发热的幅度和时程。因此，发热体温调节中枢是由正、负调节中枢构成的复杂的功能系统。

（二）致热信号传入中枢的途径

致热信号进入中枢的途径可能有 2 条：一是 EP 通过血脑屏障转运入脑；二是 EP 通过终板血管器（OVLT）作用于体温调节中枢，EP 并不直接进入脑内，而是与细胞受体结合，产生新的信息介质，将致热原信息传入 POAH。

（三）发热中枢调节介质

1. 正调节介质

① 前列腺素 E（prostaglandin E，PGE）。EP 诱导的发热期间，下丘脑合成和释放 PGE，使用 PGE 合成抑制剂如阿司匹林、布洛芬等在降低体温的同时，也降低了脑脊液中 PGE 浓度。

② 环磷酸腺苷（cAMP）：作为重要的发热介质，能迅速引起发热，cAMP 可能是更接近终末环节的发热介质。

③ Na^+/Ca^{2+} 比值。实验表明，EP→下丘脑 Na^+/Ca^{2+} 比值上调→cAMP↑→调定点上移，可能是多种致热原引起发热的重要途径。

④ 促肾上腺皮质激素释放素（corticotrophin releasing hormone，CRH）。促肾上腺皮质激素释放素是一种神经激素，主要分布于室旁核和杏仁核。中枢 CRH 具有垂体外生理功能，它是发热体温中枢正调节介质，但目前倾向于认为 CRH 是一种双向调节介质。

⑤ 一氧化氮（nitric oxide，NO）。在大脑皮层、小脑、海马、下丘脑视上核、室旁核、OVLT 和 POAH 等部位均含有一氧化氮合酶。NO 与发热有关，其机制为：NO 作用于 POAH、OVLT 等部位，介导发热时的体温上升；增加棕色脂肪组织的代谢活动导致产热增加；抑制发热时负调节介质的合成与释放。

2. 负调节介质

发热时体温上升的幅度被限制在特定范围内的现象称为热限。这就意味着体内必然存在自我限制发热的因素。负调节介质起到了对抗体温升高的作用，主要包括：

① 精氨酸加压素（arginine vasopressin，AVP）：即抗利尿激素。AVP 是由下丘脑神经元合成的神经垂体肽类激素，可降低 LPS、EP、PGE 等诱导的发热反应；AVP 是通过中枢机制来影响体温的。

② 黑素细胞刺激素（a-Melanocyte-stimulating hormone，c-MSH）：由腺垂体分泌的多肽激素，其解热作用与增强散热有关。

③ 膜联蛋白 Al（annexin Al）：又称脂皮质蛋白-1，糖皮质激素发挥解热作用依赖于脑内膜联蛋白 A1 的释放。

④ 白细胞介素-10（interleukin-10，IL-10）：主要是由 T 淋巴细胞产生，也可由单核细胞、

角质细胞和活化的 B 细胞产生。IL-10 能抑制 LPS 诱导的各种动物的发热反应，也被认为是发热的外周负调节物质。

四、发热时体温调节方式

调定点的正常设定值在 37 ℃ 左右。发热时，来自体内外的发热激活物作用于产 EP 细胞，引起 EP 的产生和释放，EP 再经血液循环到达颅内，在 POAH 或 OVLT 附近，引起中枢发热介质的释放，后者相继作用于相应的神经元，使调定点上移。此时由于调定点高于中心温度，体温调节中枢对产热和散热进行调整，从而把体温升高到与调定点相适应的水平。在体温上升的同时，负调节中枢也被激活，产生负调节介质，进而限制调定点的上移和体温的上升。正负调节相互作用的结果决定体温上升的水平。如图 5-2 所示。

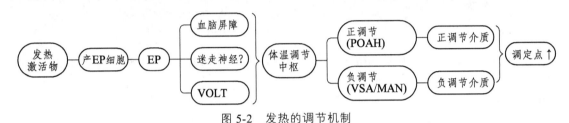

图 5-2　发热的调节机制

发热持续一定时间后，随着激活物被控制或消失，EP 及增多的介质被清除或降解，调定点迅速或逐渐恢复到正常水平，体温也相应被调控下降至正常。

五、发热的时相

发热大致可分为三个时相。

1. 体温上升期的外周效应

如图 5-3 所示。

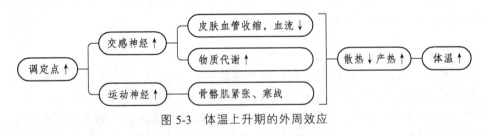

图 5-3　体温上升期的外周效应

寒战是骨骼肌不随意的节律性收缩，是位于下丘脑后部，靠近第三脑室壁的寒战中枢兴奋引起的，正常时它被来自 POAH 的热敏神经元的神经冲动所抑制，当 POAH 受冷刺激时，这种抑制被解除，随即发生寒战。皮肤温度的下降也可刺激冷感受器通过传入途径兴奋寒战中枢。中枢发出的冲动沿两侧传导通路到达红核，再由此经脑干下降至脊髓侧索，经红核脊髓束和网状脊髓束传导到脊髓前角运动神经元，由此发出冲动到运动终板，进而引起肌肉节律性收缩。

临床表现：由于皮肤温度的下降，患者感到发冷或恶寒。因立毛肌收缩，皮肤可出现"鸡皮疙瘩"。

2. 高温持续期

此期的体温调定点不再上升，产热与散热在高水平上保持平衡，中心体温与调定点相适应，所以寒战停止并出现散热反应。

临床表现：患者有酷热感，因散热皮肤血管扩张、血流量增加，皮温高于正常，患者不再感到寒冷，"鸡皮疙瘩"消失，皮肤和口唇比较干燥。

3. 体温下降期

该期体温调定点回到正常水平，皮肤血管扩张，散热增加，产热减少，散热大于产热。

临床表现：由于高血温及皮肤温度感受器传来的热信息对发汗中枢的刺激，汗腺分泌增加，患者大量出汗，严重者可致脱水。

第三节　发热时代谢与生理功能的改变

一、物质代谢的改变

体温升高时物质代谢加快。体温每升高 1 ℃，基础代谢率提高 13%，所以发热患者的物质消耗明显增多，分解代谢增强。

1. 糖代谢

（1）糖的分解代谢加强，糖原贮备减少。

（2）乳酸堆积：寒战时肌肉活动量加大，对氧的需求大幅度增加，超过机体的供氧能力，肌肉活动所需的能量大部分依赖无氧代谢供给，因而产生大量乳酸。

2. 脂肪代谢

脂肪分解明显加强：由于糖原贮备不足，加上发热患者营养摄入不足，机体动员脂肪贮备。另外，交感-肾上腺髓质系统兴奋性增高，脂解激素分泌增加，也促进脂肪加速分解。

3. 蛋白质代谢

发热时患者体内蛋白质分解加强，尿氮比正常人增加约 2~3 倍，产生负氮平衡。

4. 水、盐及维生素

体温上升期，患者尿量减少，Na^+ 和 Cl^- 排泄减少。退热期患者尿量恢复，大量出汗，Na^+ 和 Cl^- 排出增加。严重者可引起脱水。长期发热患者，维生素消耗也会增加。

二、生理功能改变

发热时机体生理功能的变化见表 5-1。

表 5-1 发热生理功能的变化

系统	特点
中枢神经系统	患者兴奋性增高、烦躁、谵妄、头痛，儿童可能出现热惊厥
循环系统	患者心率加快，体温上升期血管收缩，血压轻度增高，体温下降期血管扩张，血压轻度下降
呼吸系统	呼吸加深加快
消化系统	交感神经兴奋，消化功能下降

三、发热的生物学意义

发热对于机体既有防御作用，又有伤害作用。

（一）发热的防御作用

1. 增强抗感染能力

① 发热能抑制或灭活部分致病微生物；② 发热时某些免疫细胞功能增强；③ 发热促进白细胞向感染局部游走，包裹病灶。

2. 抑制或杀灭肿瘤细胞

发热时产生的 EP 具有一定程度的抑制或杀灭肿瘤细胞的作用；肿瘤细胞相对缺氧，不能耐受高温。

3. 引起急性期反应

EP 可引起急性期反应，主要包括急性期蛋白的合成增多、血浆微量元素浓度的改变及白细胞计数的改变。

（二）发热的伤害作用

1. 加重器官负担

发热可导致组织细胞高代谢，甚至诱发心力衰竭。

2. 组织器官损伤

高热可直接导致组织细胞变性，引起多器官组织细胞损伤。高热可引起幼儿惊厥，甚至导致脑损伤。

3. 降低机体抗感染能力

发热可降低免疫细胞功能，高热可抑制白细胞游走与吞噬能力。

第四节　防治的病理生理学基础

1. 治疗原发病

及时治疗原发病，消除发热病因。

2. 一般性发热的处理

可不急于解热，予以补充足够的营养物质、维生素和水。

3. 必须及时解热的病例

（1）高热病例，体温达到 41 ℃者。

（2）心脏病患者。

（3）妊娠期妇女。

（4）肿瘤患者高热。

4. 解热措施

药物解热、物理降温。

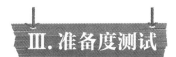

Ⅲ. 准备度测试

（一）个人测试与解析

1. 下列有关发热概念的叙述哪一项是正确的？（　　）

A. 体温超过正常值 0.6 ℃

B. 产热过程超过散热过程

C. 由体温调节中枢调定点上移引起的体温升高

D. 由体温调节中枢调节功能障碍引起的体温升高

【参考答案】C

【分析】

发热是指由于致热原的作用使体温调定点上移而引起的调节性体温升高，超过正常体温 0.5 ℃。发热不是体温调节障碍，其体温调节功能正常，只是由于调定点上移，将体温调节到较高水平。

2. 过热可见于（　　）。

A. 妊娠期　　　　　B. 剧烈运动　　　　　C. 病毒感染　　　　　D. 高温中暑

【参考答案】D

【分析】

并不是所有体温升高都属于发热。人体体温升高可分为生理性和病理性两类，如妊娠期和剧烈运动属于生理性体温升高。病毒感染引起的发热属于病理性体温升高，是调节性体温升高，高温中暑是由于体温调节障碍，体温调节机构无法将体温控制在与调定点相一致的水平上，这种情况称为过热。

3. 导致临床输液反应最常见的原因是（　　）。

A. 过敏反应　　　　　B. 内毒素污染　　　　　C. 药物反应　　　　　D. 真菌污染

【参考答案】B

【分析】

革兰阴性菌（G⁻菌）细胞壁中的内毒素，致热性很强，主要活性成分是脂多糖，一般方法很难清除，是血液制品和输液过程中的主要热原污染物。

4. 革兰阳性菌的致热物质主要是（　　　）。

A. 全菌体和其代谢产物　　　　　　　　B. 脂多糖

C. 肽聚糖　　　　　　　　　　　　　　D. 内毒素

【参考答案】A

【分析】

革兰阳性细菌是常见的发热原因，主要有葡萄球菌、链球菌、肺炎球菌，白喉杆菌和枯草杆菌等。这类细菌全菌体、菌体碎片及释放的外毒素均是重要的致热物质。

5. 发热时会导致机体的变化是（　　　）。

A. 交感神经兴奋，消化液分泌增多，胃肠蠕动增强

B. 交感神经抑制，消化液分泌减少，胃肠蠕动减弱

C. 交感神经兴奋，消化液分泌减少，胃肠蠕动减弱

D. 迷走神经兴奋，消化液分泌增多，胃肠蠕动增强

【参考答案】C

【分析】

发热时交感神经兴奋，副交感神经抑制，从而使消化液分泌减少，胃肠蠕动减弱，外周血管收缩，散热减少，体温升高。

6. 关于发热体温上升期正确的是（　　　）。

A. 皮肤温度高于调定点温度　　　　　　B. 中心温度高于调定点温度

C. 皮肤温度高于中心温度　　　　　　　D. 皮肤温度低于调定点温度

【参考答案】D

【分析】

发热的体温上升期，体温调定点上移，调定点温度高于正常体温，体温调节中枢发出指令使机体散热减少，产热增加。

7. 关于寒战的描述，下面正确的是（　　　）。

A. 全身性骨骼肌不随意的节律性收缩　　B. 全身性骨骼肌不随意的僵硬性收缩

C. 躯干部位骨骼肌不随意的节律性收缩　D. 下肢骨骼肌不随意的节律性收缩

【参考答案】A

【分析】

寒战是骨骼肌不自主的节律性收缩，由于屈肌和伸肌同时收缩，故不表现外功，肢体也没有运动，但产热量却大大增加。

8. 下列物质属于内生致热原的是（　　　）。

A. IL-1　　　　　　B. AVP　　　　　　C. cAMP　　　　　　D. PGE

【参考答案】A

【分析】产EP细胞在发热激活物的作用下，产生和释放能引起体温增高的物质，称为内生致热原，白细胞介素-1（IL-1）是在发热激活物的作用下，由单核细胞、巨噬细胞、肿瘤细胞等释放的多肽类物质。IL-1受体广泛分布于脑内，尤其是靠近体温调节中枢的下丘脑外侧，是一种已经明确的内生致热原。AVP是血管升压素，又称为精氨酸加压素、抗利尿激素；

cAMP 是环磷酸腺苷，为细胞内的第二信使；PGE 是前列腺素 E。PGE 和 cAMP 都是体温调节中枢的正调节介质，能够介导体温调定点上移。AVP 是负调节介质，有解热作用。正调节介质和负调节介质共同作用，使发热时体温升高控制在热限内。

9. 高温持续期的热代谢特点是（　　　）。

A. 产热超过散热　　　　　　　　　　　B. 产热与散热在高水平上相对平衡

C. 散热超过产热　　　　　　　　　　　D. 出汗明显减少

【参考答案】B

【分析】体温升高到调定点时，体温调节中枢调节机体的产热和散热平衡，保持高体温。

10. 发热时可有的改变是（　　　）。

A. 体温调定点上移，调节性体温升高　　B. 体温调定点下移，调节性体温升高

C. 体温调定点上移，被动性体温升高　　D. 体温调定点下移，被动性体温升高

【参考答案】A

【分析】

发热是致热原的作用，使体温调定点上移所引起的调节性体温升高。

11. 发热时机体免疫系统防御功能的表现不包括（　　　）。

A. 抗感染能力提高　　　　　　　　　　B. 急性期蛋白合成增加

C. 巨噬细胞吞噬功能降低　　　　　　　D. 中性粒细胞的趋化作用增强高

【参考答案】C

【分析】

发热可提高机体的总免疫功能。内生致热原可刺激免疫细胞增殖，提高其吞噬、杀菌、抗病毒、趋化作用能力。EP 也会引起急性期反应，血液中急性期反应蛋白（AP）增多。

12. 发热病人最常出现（　　　）。

A. 代谢性酸中毒　　　　　　　　　　　B. 呼吸性酸中毒

C. 混合性酸中毒　　　　　　　　　　　D. 代谢性碱中毒

【参考答案】A

【分析】

发热时分解代谢加强，尤其在寒战期肌肉活动量加大，对氧的需求大幅度增加，超过机体的供氧能力，以致产生"氧债"，此时肌肉活动所需的能量大部分依赖无氧代谢供给，因而产生大量乳酸。

13. 发热时糖代谢变化为（　　　）。

A. 糖原分解↑，糖异生↑，血糖↑，乳酸↑

B. 糖原分解↓，糖异生↓，血糖↓，乳酸↓

C. 糖原分解↑，糖异生↑，血糖↑，乳酸↓

D. 糖原分解↓，糖异生↓，血糖↓，乳酸↑

【参考答案】A

【分析】

发热时由于产热的需要，能量消耗大量增加，因而糖的分解代谢增强，糖异生也会增强，血糖升高，尤其是寒战期糖的消耗很大，由于摄氧不足，以致产生氧债，糖酵解产生大量乳酸。

14. 下列对 IL-1 的叙述哪项是正确的？（   ）

　　A. 可引起中枢发热介质的释放　　　　　　B. 是最主要的外致热原

　　C. 是重要的发热中枢正调节介质　　　　　D. 是重要的发热中枢负调节介质

【参考答案】A

【分析】

　　IL-1 是由单核细胞、巨噬细胞等多种细胞在发热激活物的作用下所产生的多肽类物质。IL-1 受体广泛分布于脑内，密度最大的区域位于最靠近体温调节中枢的下丘脑外侧。将提纯的 IL-1 导入脑室或静脉注射后，均可引起发热体温升高 0.5 ℃ 以上。所以 IL-1 是一种典型的内生致热原，作用于体温调节中枢，引起中枢发热介质释放。

15. 关于 TNF 的叙述，下列哪项是正确的？（   ）

　　A. 是一种重要的发热激活物　　　　　　　B. 是最常见的外致热原

　　C. 有明显的致热性　　　　　　　　　　　D. 给家兔一般剂量注射可引起双峰热

　　E. 给家兔大剂量注射可引起单峰热

【参考答案】C

【分析】

　　肿瘤坏死因子（TNF）也是重要的 EP 之一。多种外致热原，如葡萄球菌、链球菌、内毒素等都可诱导巨噬细胞、淋巴细胞等产生和释放 TNF。将提纯的 TNF 经静脉注射或脑室导入，均可引起发热体温升高，大剂量可引起双相热。这些反应可被环加氧酶抑制剂布洛芬阻断。

16. 属于发热激活物的是（   ）。

　　A. 精氨酸加压素和黑素细胞刺激素　　　　B. 钠钙比值和白细胞介素-1

　　C. 前列腺素 E 和白细胞介素-6　　　　　　D. 细菌和类固醇

【参考答案】D

【分析】

　　① 精氨酸加压素（AVP）即抗利尿激素（ADH），是下丘脑神经元合成的神经垂体肽类激素，是一种发热中枢内的负调节介质；黑素细胞刺激素（α-MSH），是由腺垂体分泌的多肽激素，也是一种发热中枢内的负调节介质。② 钠钙比值是发热中枢内的正调节介质，EP→下丘脑 Na^+/Ca^{2+} 比值上调→cAMP↑→调定点上移；IL-1 是一种内生致热原，是由单核细胞、巨噬细胞等多种细胞在发热激活物的作用下所产生的多肽类物质。③ 前列腺素 E 是发热中枢正调节介质，由下丘脑合成并释放；白细胞介素-6 是一种由单核细胞、纤维细胞和内皮细胞等分泌的细胞因子，能引起发热反应，也是一种内生致热原。④ 细菌是常见的外源性发热激活物，体内某些内源性类固醇产物有致热作用，也属于发热激活物。

17. 发热后的体温下降期可导致（   ）。

　　A. Na^+ 潴留　　　　　B. Cl^- 潴留　　　　　C. 水潴留　　　　　D. 脱水

【参考答案】D

【分析】

　　发热后的体温下降期患者尿量恢复，大量出汗，Na^+ 和 Cl^- 排出增加。严重者可引起脱水。

18. 热惊厥发生的可能机制是（   ）。

　　A. 中枢神经系统尚未发育成熟　　　　　　B. 先天性体温调节中枢疾病

　　C. 大脑皮质兴奋，皮质下中枢兴奋性降低　D. 大脑皮质兴奋，皮质下中枢亦兴奋

【参考答案】A

【分析】

发热使神经系统兴奋性增高，特别是高热（40～41 ℃）时，患者可能出现烦躁、谵妄、幻觉。在小儿，高热比较容易引起抽搐（热惊厥），这可能与小儿中枢神经系统尚未发育成熟有关。

19. 发热体温上升期的（　　　）。

A. 皮肤温度高于调定点　　　　　　　　B. 中心温度高于调定点

C. 皮肤温度高于中心温度　　　　　　　D. 皮肤温度低于中心温度

【参考答案】D

【分析】

体温上升期，调定点上移，此时调定点高于中心温度和皮肤温度，体温调节中枢对产热和散热进行调整，从而把体温升高到与调定点相适应的水平。此时原来的正常体温变成了"冷刺激"，中枢对"冷"信息起反应，发出指令经交感神经到达散热中枢，引起皮肤血管收缩和血流减少、导致皮肤温度降低，皮肤温度低于中心温度。

20. 发热时患者不出现（　　　）。

A. 呼吸加深加快　　　B. 食欲增加　　　C. 口干　　　D. 尿量减少

【参考答案】B

【分析】

①发热时血温升高可刺激呼吸中枢并提高呼吸中枢对 CO_2 的敏感性，再加上代谢加强、CO_2 生成增多，共同促使呼吸加快加强。②发热时消化液分泌减少，各种消化酶活性降低，因而食欲减退、口腔黏膜干燥、腹胀、便秘等临床征象。这些可能与交感神经兴奋、副交感神经抑制以及水分蒸发较多有关。也有实验证明 IL-1 和 TNF 能引起食欲减退。③发热时水分蒸发得比较多，体内有效循环血量减少，肾小球滤过率降低，这时可能会出现少尿。

（二）小组测试与解析

1. 患者张某，25 岁，因食不洁食物后出现剧烈的呕吐和腹泻，查体：BP 12/9 kPa，P 100 次/分，T 39.5 ℃，血培养大肠埃希菌阳性。该患者引起体温升高的发热激活物可能是（　　　）。

A. 内毒素　　　　　B. 干扰素　　　　　C. 肿瘤坏死因子　　　D. 白细胞介素-1

【参考答案】A

【分析】

该患者有消化道病史，血培养大肠埃希菌阳性，可知本次发热是由肠道细菌感染引起。

【知识拓展】

发热通常是由发热激活物作用于机体，激活产内生致热原细胞，使之产生和释放内生致热原，再经一系列后续环节引起的体温升高。发热激活物又称 EP 诱导物包括外生致热原和体内某些产物。该患者发热是由于革兰阴性杆菌大肠杆菌感染，其胞壁所含的内毒素是主要的发热激活物。

2. 某研究生拟建立家兔的发热模型，下列可经耳缘静脉注射引起发热的因子是（　　　）。

A. 脂多糖　　　　　　　　　　　　　B. 精氨酸加压素

C. 黑素细胞刺激　　　　　　　　　　D. 一氧化氮合酶抑制剂

【参考答案】A

【分析】

脂多糖是内毒素的主要成分，注射脂多糖可以刺激产致热原细胞释放内生致热原，引起实验动物发热。

【知识拓展】

精氨酸加压素、黑素细胞刺激素和一氧化氮合酶抑制剂属于发热中枢调节介质。进入脑内的EP不是引起体温调定点上升的最终物质，EP首先作用于体温调节中枢，引起发热中枢介质的释放，从而使体温调定点改变。发热中枢介质可以分为两类：正调节介质和负调节介质。上述三种物质都是负调节介质。

3. 男，47岁。发热伴有咳嗽咳痰、气喘胸闷3天，最高体温39.3 ℃。胸部CT显示：两肺胸膜下多发斑片状高密度影。咽拭子检测：新型冠状病毒核酸阳性。该患者体温升高的原因是（　　　）。

A. 体温调节功能障碍　　　　　　　　B. 体温调定点上移

C. 散热中枢兴奋　　　　　　　　　　D. 产热中枢抑制剂

【参考答案】B

【分析】

由题意可知，患者有新型冠状病毒肺炎，呼吸道病毒感染常会引起发热。病毒是以其全病毒体和所含的血细胞凝集素致热，刺激机体产生EP，EP进入脑内到达体温调节中枢，引起正调节介质的释放，从而使体温调定点上移，患者发热。

4. 男性患者，35岁，今日体温38.6 ℃，咳嗽咳痰，新型冠状病毒核酸阳性。该患者体温升高的机制下列说法不正确的是（　　　）。

A. 产EP细胞释放出内生致热原

B. 脑内钠离子与钙离子的比值降低使调定点上移

C. 新冠病毒是外致热原

D. 负调节介质也参与了发热的调节

【参考答案】B

【分析】

Na^+/Ca^{2+}比值改变在发热机制中担负着重要的中介作用，EP→下丘脑 Na^+/Ca^{2+}↑→cAMP↑→调定点上移，可能是多种致热原引起发热的重要途径。

5. 某患者患有甲亢，体温37.5 ℃，医生认为患者体温升高不属于发热，那么下列哪种情况导致的体温升高属于发热？（　　　）

A. 先天性汗腺缺陷　　　　　　　　　B. 脱水热

C. 中暑　　　　　　　　　　　　　　D. 严重创伤

【参考答案】D

【分析】

机体组织大量破坏，会产生发热激活物，引起发热。其他选项都是非调节性体温升高，体温调节障碍所引起的体温升高，不属于发热。

【知识拓展】

非调节性体温升高时，调定点并未发生移动，而是由于体温调节障碍，或散热障碍及产热器官功能异常等，体温调节中枢不能将体温控制在与调定点相适应的水平上，出现被动性体温升高，这类体温升高称为过热。

6. 女，32 岁。出现烦躁、易怒、怕热、多汗、多食和消瘦等表现近 3 个月。查体：T 37.6 ℃，P 112 次/分，R 24 次/分，BP 125/85 mmHg。皮肤潮热，甲状腺轻度肿大。双肺听诊未见异常。实验室检查：血常规正常，三碘甲状腺原氨酸（T3）和总甲状腺素（T4）升高，促甲状腺激素（TSH）降低。该患者的体温升高最可能属于（   ）。

A. 发热
B. 过热
C. 生理性体温升高
D. 稽留热

【参考答案】B

【分析】

患者有甲亢，产热器官功能异常，基础代谢率异常，体温调节中枢不能将体温控制在与调定点相适应的水平上，是被动性体温增高，属于过热。

7. 男，25 岁。发热 1 天，最高体温 39 ℃，服用对乙酰氨基酚后体温降至 37.5 ℃。此时患者不易出现的临床表现是（   ）。

A. 排汗增多   B. 皮肤潮红   C. 立毛肌收缩   D. 皮肤血管扩张

【参考答案】C

【分析】

体温上升期由于调定点上移，体温调节中枢发出指令经交感神经到达散热中枢，患者会出现皮肤血管收缩、血流减少，导致皮肤温度降低和散热减少，同时指定到达产热器官，寒战中枢兴奋，骨骼肌出现寒战，立毛肌收缩，皮肤出现鸡皮疙瘩。

该患者处于体温下降期，热代谢特点是散热增强，产热减少，体温开始下降。患者皮肤血管扩张，血流量增加，发汗中枢兴奋，汗腺分泌增加，会大量出汗。

8. 女，30 岁。寒战和发热 2 天，自测体温 40 ℃。该患者不易出现的临床表现是（   ）。

A. 烦躁和幻觉   B. 食欲旺盛   C. 心率加快   D. 呼吸频率加快

【参考答案】B

【分析】

发热会出现生理功能的改变，神经系统兴奋性增高，特别是高热时，患者可出现烦躁、谵妄、幻觉。发热时心率加快。由于血温增高对窦房结的刺激，体温每上升 1 ℃，心率则加快约 18 次/分。发热时血温升高可刺激呼吸中枢并提高呼吸中枢对 CO_2 的敏感性，再加上代谢加强、CO_2 生成增多，共同促使呼吸加深加快。发热时消化液分泌减少，各种消化酶活性降低，因而产生食欲减退、腹胀、便秘等表现，这可能与交感神经兴奋、副交感神经抑制有关。

9. 男，3 岁。在门诊输液治疗的过程中突发四肢抽搐、意识丧失，持续数分钟。体温 39.1 ℃。该现象的发生机制不包括（   ）。

A. 脑缺氧
B. 高热引起部分神经元过度兴奋
C. 感染引起的发热
D. 交感神经兴奋性降低

【参考答案】D

【分析】

发热时神经系统兴奋性增高，特别是高热时，患者可出现烦躁、谵妄、幻觉。发热时心率加快。小儿在高热时比较容易出现抽搐（热痉挛），原因可能与脑部缺氧、神经元过度兴奋有关，因为小儿中枢神经系统发育不成熟，就更有可能出现抽搐。发热时交感神经兴奋，使产热增加。

10. 小刘受凉后导致大叶性肺炎，体温 40.3 ℃。静脉输入抗生素治疗后全身出汗，皮肤潮红，体温开始下降。此时小刘最容易出现的不良反应是（　　）。

A. 抽搐　　　　　　B. 烦躁不安　　　　　　C. 脱水　　　　　　D. 心力衰竭

【参考答案】C

【分析】

体温下降期患者大量出汗，这是由于高血温及皮肤温度感受器传来的热信息对发汗中枢的刺激，使汗腺分泌增加，严重者可导致脱水。

11. 患者，女，65 岁，畏寒高热咳嗽 2 天，今日自我感觉心悸。患者心悸的原因可能不包括（　　）。

A. 体温每升高 1 ℃，心率平均每分钟约增加 18 次

B. 血温升高对窦房结的刺激所致

C. IL-1 和 TNF 升高引起交感神经的兴奋，导致心率加快

D. CRH 分泌减少诱导 MPO（内侧视前区）的交感神经兴奋性增加导致心率加快

【参考答案】D

【分析】

发热时心率加快，心率加快主要是由于热血对窦房结的刺激所致，LPS 导致的发热引起血浆中 IL-1 和 TNF 升高，它们可直接增加外周交感神经的兴奋引起心率加快。此外，下丘脑的 PGE 水平增加诱导 CRH 的分泌，CRH 可引起 MPO（内侧视前区）的交感神经兴奋性增加导致心率加快。体温每上升 1 ℃，心率约增加 18 次每分。

【知识拓展】

在一定限度内（150 次/分）心率增加可增加心输出量，但如果超过此限度，心输出量反而下降。

12～14 题共用题干：

丁某，女，13 岁。1 天前于游泳后出现发热，伴头痛、全身肌肉酸痛、食欲减退、轻咳，以"高热待查"入院。检查：体温 40.3 ℃，脉搏 125/min，呼吸 30/min，咽充血，双侧扁桃体肿大，可见少许脓点，双侧颈部淋巴结肿大。白细胞总数 15.7×10^9/L，嗜中性粒细胞 81.6%，淋巴细胞 11.7%。

12. 引起小丁发热的发热激活物可能是（　　）。

A. 细菌　　　　　　　　　　　　B. 病毒体及其所含的血细胞凝集素

C. 抗原抗体复合物　　　　　　　D. 类固醇

【参考答案】A

【分析】

根据病例所述的体温升高、扁桃体肿大并有脓点、白细胞数升高、中性粒分类增加等，依据所学的炎症知识分析，小丁着凉后由于细菌感染发生了急性扁桃体炎，发热激活物为细菌。

13. 小丁全身肌肉酸痛的原因不包括（　　）。

A. 产生"氧债"　　　　　　　　　B. 肌肉寒战

C. 血浆中 IL-1 和 TNF 水平增高　　D. 糖的分解代谢增强

【参考答案】C

【分析】

发热时由于产热的需要，能量消耗大大增加，因而对糖的需求增多，糖的分解代谢加强，糖原储备减少，尤其在寒战期糖的消耗更大，乳酸的产量也大增。在正常情况下，肌肉主要依靠糖和脂肪的有氧氧化，供给能量，寒战时肌肉活动量加大，对氧的需求大幅度增加，超过机体的供氧能力，以致产生"氧债"，此时肌肉活动所需的能量大部分依赖无氧代谢，因而产生大量乳酸，故感觉全身酸痛。寒战停止后，由于"氧债"的偿还，乳酸又被逐渐清除。

14. 发热状态下小丁的机体代谢与免疫功能的变化，正确的是（　　）。

A. 尿氮比正常人减少　　　　　　　　B. 棕色脂肪组织（BAT）与发热无关

C. 发热时机体的抗感染能力全面增强　　D. 呼吸中枢对 CO_2 的敏感性增加

【参考答案】D

【分析】

（1）发热时由于高体温和 EP 的作用，患者体内蛋白质分解加强，尿氮比正常人增加约 2～3 倍。

（2）棕色脂肪组织（BAT）含量较少，但血管丰富，受交感神经支配和去甲肾上腺素调控，后者作用于肾上腺素受体而引起 BAT 产热。

（3）发热可杀灭部分致病微生物，也可抑制部分微生物的生长繁殖。发热时某些免疫细胞功能增强。然而发热也可降低部分免疫细胞功能和降低机体抗感染能力，例如发热可抑制自然杀伤细胞的活性，提高内毒素中毒动物的死亡率等。中等程度的发热可能有利于提高宿主的防御功能，但高热就有可能产生不利的影响。

（4）发热时血温升高，可刺激呼吸中枢，并提高呼吸中枢对 CO_2 的敏感性，再加上代谢增强，CO_2 生成增多，共同促使呼吸加深加快，从而有更多的热量从呼吸道散发。

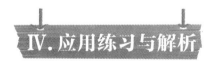

Ⅳ. 应用练习与解析

病案分析题

患者女性，17 岁，近 2 天自感浑身发热，头痛、全身肌肉酸痛，食欲减退，门诊以"发热待查"收入院治疗。

体检：体温 39.4 ℃，脉搏 100 次/min，呼吸 20 次/min，血压 100/70 mmHg，咽部充血，两肺呼吸音稍粗糙，未闻啰音。心律齐，腹软，肝脾未扪及，胸透（－）。化验：白细胞总数 $1.93 \times 10^9/L$，中性粒细胞 83%。大便黄色糊状，蛔虫卵（－），尿（－）。

入院后给予抗生素及输液治疗，输液过程中出现畏寒、浑身发抖、烦躁不安，测体温 41.9 ℃，心率 120 次/min，呼吸浅促。停止输液，肌注异丙嗪一支，并给予酒精擦浴，头部置冰袋。次日，体温渐降，患者精神软弱，诉出汗较多。继续输液及抗生素治疗，3 天后体温降至 37 ℃，患者自述除感乏力外无自觉不适，6 天后出院。

问题：

（1）输液过程中出现畏寒、发抖、体温升高等属何种反应？机制是怎样的？

（2）解释一系列临床表现如头痛、烦躁不安、食欲减退、出汗较多，呼吸、心率等改变的原因。

（3）为什么对患者采用酒精擦浴，头部置冰袋治疗？

【分析】

（1）患者在输液过程中出现畏寒、发抖、体温升高，属发热引起的身体反应，首先考虑最常见的病原微生物引起的，尤其与内毒素反应有关，内毒素的主要成分是脂多糖，高度水溶性，是常见的发热激活物。内毒素刺激产EP细胞产生内生致热原EP，EP进入血脑屏障，使体温调节中枢的正调节介质增多，从而使体温调定点上移，作用于运动神经和感觉神经，皮肤血管收缩、骨骼肌紧张寒战，患者畏寒、发抖，散热减少产热增加，体温升高。

（2）头痛、烦躁不安可能是因为发热使神经系统兴奋性异常；发热时由于交感兴奋、副交感一致，引起消化液分泌减少、消化酶活性下降、胃肠蠕动减弱，患者食欲减退；发热进入高温持续期后，散热增加，出汗较多；发热时心率加快，与血温升高对窦房结的刺激，以及交感兴奋、代谢增强有关；发热时血温升高及代谢增强产生的酸性物质增多、CO_2增多，使呼吸中枢兴奋，呼吸加深加快。

（3）该患者体温过高，采用物理方法辅助治疗，如酒精擦浴、头部置冰袋等，能快速降温。

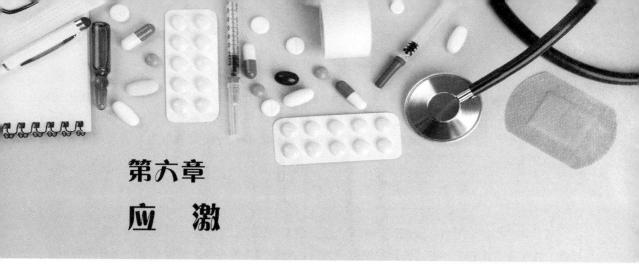

第六章

应　激

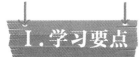

Ⅰ.学习要点

【学习目标】

● 掌　握

（1）应激、应激性疾病、全身适应综合征、热休克蛋白等概念。

（2）应激的发展阶段、应激时的神经内分泌反应、细胞反应、应激性溃疡和应激性心律失常的发生机制，掌握热休克蛋白的功能和表达调控。

● 熟　悉

（1）良性应激和劣性应激的区别。

（2）应激时机体的物质代谢变化和功能变化及心理、精神障碍。

（3）急性期反应蛋白的来源、种类、生物学功能。

● 了　解

（1）应激原及其分类。

（2）应激的生物学意义和防治原则。

【执业医师资格考试大纲与考点分析】

（1）应激、应激原的概念，全身适应反应综合征的概念。

（2）躯体反应：神经内分泌反应，急性期反应、细胞反应。

（3）应激与疾病：应激性溃疡；创伤后应激障碍（PTSD）。

本章的考点主要是应激的神经内分泌反应。

Ⅱ.预习准备

第一节　应激概述

应激（Stress）是指机体受到一定强度的应激原作用时所出现的全身非特异性反应。

应激的生物学效应具有双重性。一方面，应激有利于提高机体适应与应对环境变化的能力；另一方面，过强或持续时间过长的应激可导致急性或慢性的器官功能障碍和代谢紊乱。应激与心血管疾病、消化道疾病、精神神经疾病和肿瘤等多种疾病的发生发展密切相关，是常见的基本病理生理过程。

一、应激原

应激原是指能引起机体或细胞产生应激反应的刺激因素。根据性质的不同，应激原可分为物理性、化学性、生物性和心理性应激原等四大类。根据来源的不同，应激原可分为外环境因素、内环境因素和社会心理因素等三大类。来自外环境和内环境的各种因素都是客观存在的，统称为躯体性应激原；而心理性应激原是来自大脑主观的思维和情感，如恐惧、愤怒和焦虑等，往往是外界刺激因素作用的结果，可以是真实的，也可以是想象的，与个体的反应性有关。

二、应激反应的种类

根据应激原对机体的影响程度可将应激反应分为生理性应激和病理性应激。

根据应激原性质不同可分为躯体应激和心理应激。

根据应激原作用时间长短可分为急性应激和慢性应激。

三、全身适应综合征

应激原持续作用于机体，应激表现为动态的连续过程，并最终导致内环境紊乱和疾病，这种疾病被称为全身适应综合征（general adaptation syndrome，GAS）。

GAS 可分为三个时期：第一阶段的警觉期，机体反应出现迅速，持续时间短，以交感-肾上腺髓质系统兴奋为主；第二阶段的抵抗期，交感-肾上腺髓质反应下降，肾上腺皮质激素分泌增加，机体抗损伤作用增强，免疫功能下降；第三阶段的衰竭期，糖皮质激素分泌持续增高，但激素受体数量和亲和力下降，机体抵抗能力逐渐衰竭，内环境紊乱。

第二节　应激时机体功能代谢改变及机制

应激是一个以神经内分泌反应为基础，涉及整体、器官和细胞等多个层面的全身性反应，包括躯体反应和心理行为反应。

一、应激的神经内分泌反应及机制

主要是蓝斑-交感-肾上腺髓质系统（LSAM）和下丘脑-垂体-肾上腺皮质轴系统的反应（HPAC）。

（一）蓝斑-交感-肾上腺髓质系统（locus ceruleus-sympathetic-adrenal medulla system，LSAM）

1. 结构基础

蓝斑是 LSAM 系统的主要中枢整合部位，位于第四脑室底、脑桥前背部，富含上行和下行的去甲肾上腺素能神经元。其上行纤维主要投射至杏仁体、海马和新皮质，兴奋性神经递质 NE 水平升高，是应激时情绪、认知和行为变化的结构基础；下行纤维则主要投射至脊髓侧角，调节交感神经的活性和肾上腺髓质中儿茶酚胺的释放。此外，蓝斑去甲肾上腺素能神经元还与下丘脑室旁核有直接的纤维联系，可能在应激启动 HPAC 系统中发挥关键作用。

2. 中枢效应

应激时 LSAM 系统激活的中枢效应主要表现为兴奋、警觉、专注和紧张；过度激活则会产生焦虑、害怕或愤怒等情绪反应。

3. 外周效应

主要表现为血浆去甲肾上腺素、肾上腺素和多巴胺等儿茶酚胺水平迅速升高，通过对血液循环、呼吸和代谢等多个环节的紧急动员和综合调节，保障心、脑和骨骼肌等重要器官在应激反应时的能量需求。具体机制包括以下四个方面。

（1）增强心脏功能：交感兴奋和儿茶酚胺的释放导致心率加快、心肌的收缩力增强，从而提高心输出量。

（2）调节血液灌流：在儿茶酚胺作用下，皮肤以及胃肠道、肾脏等内脏器官的血管强烈收缩、血液灌流减少，而冠状动脉和骨骼肌血管扩张，灌流增加，脑血管口径无明显变化，从而保证了应激时心脏、脑和骨骼肌等重要器官的血液灌流。

（3）改善呼吸功能：儿茶酚胺引起支气管扩张，有利于改善肺泡通气，以满足应激时机体耗氧和排出二氧化碳增加的需求。

（4）促进能量代谢：儿茶酚胺通过兴奋 α 受体抑制胰岛素的分泌，通过兴奋 β 受体促进胰高血糖素的分泌，从而促进糖原分解和葡萄糖异生，导致血糖升高；同时，还促进脂肪的动员和分解，导致血浆游离脂肪酸增加，以满足应激时机体能量代谢增加的需求。

蓝斑-交感-肾上腺髓质系统的应激作用如图 6-1 所示。

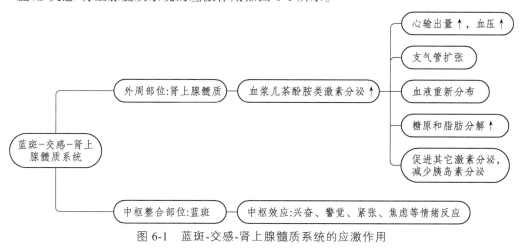

图 6-1　蓝斑-交感-肾上腺髓质系统的应激作用

（二）下丘脑-垂体-肾上腺皮质系统（hypothalamus-pituitary-adrenal cortex system，HPAC）

1. 结构基础

下丘脑室旁核是 HPAC 系统的中枢位点，其上行神经纤维主要投射至杏仁体、海马，下行纤维通过分泌的促肾上腺皮质激素释放激素（CRH），调控腺垂体释放促肾上腺皮质激素，从而调节肾上腺皮质合成与分泌糖皮质激素。此外，室旁核与蓝斑之间有着丰富的交互联络，蓝斑神经元释放的去甲肾上腺素对 CRH 的分泌具有调控作用。CRH 分泌是 HPAC 系统激活的关键环节。

2. 中枢效应

应激时 HPAC 系统激活的中枢效应主要是导致情绪行为的变化。适量的 CRH 分泌增加可使机体保持兴奋或愉快感，是有利的适应反应；而 CRH 过度分泌，特别是慢性应激时的持续分泌，导致适应机制障碍，出现焦虑、抑郁、学习与记忆能力下降、食欲和性欲减退等。

3. 外周效应

应激时 HPAC 系统激活的外周效应主要由糖皮质激素（GC）介导。GC 在机体抵抗有害刺激的应激反应中发挥至关重要的作用，其正面作用主要包括以下几点。

（1）有利于维持血压：儿茶酚胺发挥心血管调节活性需要 GC 的存在，这被称为 GC 的允许作用。

（2）有利于维持血糖：GC 促进蛋白质分解、葡糖异生，补充肝糖原储备，诱导肌肉组织对葡萄糖的利用，从而有利于升高血糖。

（3）有利于脂动员：GC 对儿茶酚胺、胰高血糖素和生长激素的脂肪动员具有允许作用，促进脂肪分解、供能。

（4）对抗细胞损伤：GC 可抑制膜磷脂的降解，增强细胞膜稳定性，减轻溶酶体酶对组织细胞的损害，对细胞具有保护作用。

（5）抑制炎症反应：GC 抑制中性粒细胞活化和促炎介质产生，促进抗炎介质的产生，从而发挥抑制炎症和免疫反应的作用。

GC 持续分泌增加也会对机体产生一系列不利影响，如抑制免疫系统；抑制甲状腺和性腺功能；导致胰岛素抵抗，血糖和血脂升高。

下丘脑-垂体-肾上腺皮质系统的应激作用如图 6-2 所示。

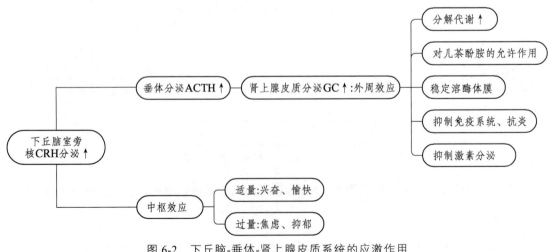

图 6-2　下丘脑-垂体-肾上腺皮质系统的应激作用

（三）其他神经内分泌反应

应激时大多数激素的分泌均增加，但胰岛素分泌降低，外周组织对胰岛素的反应性降低。

二、应激时的免疫反应

一方面，某些应激可直接导致免疫反应；另一方面，神经内分泌系统可通过神经纤维、神经递质和激素调节免疫系统的功能。免疫器官和免疫细胞都受神经内分泌系统的支配，因此应激时免疫反应的变化与神经内分泌的作用密切相关。

三、急性期反应和急性期蛋白

急性期反应是感染、烧伤、大手术、创伤等应激原诱发机体产生的一种快速的防御反应。除了表现为体温升高、血糖升高、补体升高、外周血吞噬细胞数目增多和活性增强等非特异性免疫反应外，还表现为血浆中一些蛋白质浓度的迅速变化。这些蛋白质称为急性期反应蛋白（acute phase protein，APP），属于分泌型蛋白，主要由肝细胞合成。此外，单核-吞噬细胞、血管内皮细胞和成纤维细胞也可产生少量 APP。

APP 的主要功能有：① 抑制蛋白酶的作用；② 参与凝血和纤溶；③ 抗感染、抗损伤；④ 其他如清除氧自由基等。

四、细胞对应激原的反应（cellular stress response）

细胞应激反应是指在各种有害因素导致生物大分子（如膜脂质、蛋白质和 DNA）损伤、细胞稳态破坏时，细胞通过调节自身的蛋白表达与活性，产生一系列防御性反应，以增强其抗损伤能力、重建细胞稳态。其中代表性的是热休克反应和氧化应激反应。

（一）热休克反应（heat shock response，HSR）

1. 概　念

热休克反应是指生物体在热刺激或其他应激原作用下，所表现出以热休克蛋白（heat shock protein，HSP）生成增多为特征的细胞反应。热休克蛋白（HSP）是生物体内广泛存在的一组高度保守的细胞内蛋白质，与应激关系最为密切的是 HSP70 家族。

2. 功　能

HSP 主要参与蛋白质的折叠、转位、复性和降解等生化过程，被称为分子伴侣（molecular chaperone）。HSP 可通过其 C 末端的疏水区与新合成或变性蛋白质暴露在分子表面的疏水区域结合、并依赖其 N 端的 ATP 酶活性、帮助蛋白质进行正确折叠，促进变性蛋白质复性，防止蛋白质聚集；而当蛋白质损伤严重而不能复性时，HSP 则协助蛋白酶系统对它们进行降解。因此，HSP 可增强细胞应对有害刺激的抗损伤能力，从而发挥非特异性保护作用。

3. HSP 的诱导与调控

在应激诱导 HSP 表达的过程中，热休克因子（heat shock factor，HSF）发挥重要作用。HSF 是一种转录因子，几乎所有 HSP 基因的启动子区都存在 HSF 的作用位点，即热休克元件（heat shock element，HSE）。非应激条件下，HSF 与 HSP70 结合，以单体形式存在于胞质中，没有转录活性。在应激原的作用下，细胞内发生蛋白质变性，变性蛋白质通过其表面的疏水基团与 HSF 竞争结合 HSP70，从而使 HSF 与 HSP70 发生解离并激活；活化的 HSF 形成三聚体，从胞质中转位至核内，与 HSP 基因启动子区的 HSE 结合，从而激活 HSP 的基因转录，导致 HSP 蛋白表达水平升高。

（二）氧化应激

由于内源性和（或）外源性刺激使机体自由基产生过多和（或）清除减少，导致氧化-抗氧化稳态失衡，过多自由基引起组织细胞的氧化损伤反应称为氧化应激（oxidative stress）。氧化应激具有广泛的生理与病理学意义，参与神经系统疾病、心血管疾病、糖尿病和肿瘤等多种疾病的病理过程。

第三节　应激与疾病

应激不仅是某些疾病的病因，还是多种疾病发生发展的重要参与因素。应激为主要致病因素的疾病称为应激性疾病，如应激性溃疡。此外，应激也可作为一个重要原因或诱因，参与疾病的发生、发展过程，这些疾病统称为应激相关疾病，如原发性高血压、冠心病、溃疡性结肠炎、代谢性疾病、支气管哮喘、癌症、抑郁症等。其中，将以社会心理因素为主要病因或诱因的一类躯体疾病统称为心身疾病。

一、应激性溃疡

应激性溃疡是一种典型的应激性疾病，它是指机体在遭受严重应激，如严重创伤、大手术、重病等情况下，出现胃、十二指肠黏膜的急性病变，主要表现为胃、十二指肠黏膜的糜烂、浅溃疡、渗血等。严重时可致穿孔和大出血。应激性溃疡的发生被认为与以下因素有关：

1. 胃、肠黏膜缺血

由于应激导致交感-肾上腺髓质系统强烈兴奋，胃肠血管收缩，血流量减少，胃肠黏膜缺血缺氧，可造成胃、肠黏膜损害。

2. 黏膜屏障功能降低

缺血使上皮细胞能量不足，不能产生足量的碳酸氢盐和黏液，糖皮质激素使盐酸和胃蛋白酶的分泌增加，胃黏液分泌减少，屏障功能降低。

3. 其他损伤因素

如胆汁逆流、一些损伤性应激时氧自由基对黏膜上皮的损伤也与溃疡有关。

二、创伤后应激障碍

创伤后应激障碍（PTSD），是指经受异常威胁性或灾难性心理创伤后，延迟出现并长期持续的精神障碍综合征。

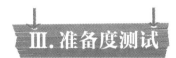

Ⅲ. 准备度测试

（一）个人测试与解析

1. 下丘脑-垂体-肾上腺皮质激素系统（HPAC）的中枢位点是（　　　）。

A. 腺垂体　　　　　　　　　　　　　B. 肾上腺皮质

C. 大脑边缘系统　　　　　　　　　　D. 室旁核

【参考答案】D

【分析】

HPAC 系统的基本组成包括下丘脑室旁核、腺垂体以及肾上腺皮质，室旁核是该系统的中枢位点，上行主要与杏仁复合体、海马结构、边缘皮层有广泛的往返联系，下行则主要通过 CRH 调控腺垂体促肾上腺皮质激素的释放，进而和肾上腺皮质进行往返联系和调控。

2. 应激时，下面不是蓝斑-交感-肾上腺髓质系统兴奋所产生的防御反应的是（　　　）。

A. 心率加快　　　　　　　　　　　　B. 促进糖原分解、升高血糖

C. 使组织的血液供应更充分、合理　　D. 稳定溶酶体膜

【参考答案】D

【分析】

蓝斑-交感-肾上腺髓质系统（LSAM）兴奋，血浆儿茶酚胺（CA）浓度迅速增高，主要调控机体对应激的主要急性反应，如对心脏的调控作用以及对外周阻力血管和容量血管的调整，可使组织供血进行更充分合理地分布；抑制胰岛素分泌，促进胰高血糖素分泌，进而升高血糖以增加组织的能源供应。而稳定溶酶体膜，减轻溶酶体酶对细胞的损伤是糖皮质激素（GC）对机体表现出的保护作用。

3. 下列关于热休克蛋白（HSP）的错误说法是（　　　）。

A. HSP 在进化的过程中保守性很小　　B. HSP 普遍存在于整个生物界

C. HSP 首先在果蝇中发现　　　　　　D. HSP 也称为应激蛋白

【参考答案】A

【分析】

HSP 是机体在应激时细胞合成增加或新合成的一组高度保守的非分泌型蛋白质，在细胞内发挥保护作用，普遍存在于整个生物界。HSP 最初从发生受热应激反应的果蝇唾液腺中分离出来，故取名热休克蛋白，后来发现许多对机体的有害应激因素都可以诱导 HSP 的产生，故又称应激蛋白。HSP 在进化上是一族在进化上十分保守的蛋白质，从原核细胞到真核细胞的各种生物体，同类型 HSP 的基因序列有高度同源性。

4. 下列哪项不会在应激中发生？（　　　）

A. 心率加快   B. 肾动脉扩张

C. 心输出量增加   D. 心肌收缩力增强

【参考答案】B

【分析】

应激时蓝斑-交感-肾上腺髓质系统兴奋，一方面，血浆儿茶酚胺（CA）浓度迅速增高，使心脏兴奋，心率加快、心输出量增加、心肌收缩力增强；另一方面，全身血管口径发生变化，皮肤、腹腔内脏、肾脏等血管收缩，脑血管无变化，冠状血管和骨骼肌血管扩张，从而保证心、脑和骨骼肌血液供应。

5. 应激时胰高血糖素的升高与下列哪种物质有关？（   ）

A. 促生长素   B. 胰岛素   C. 内啡肽   D. 儿茶酚胺

【参考答案】D

【分析】

应激时胰高血糖素分泌增加，胰高血糖素促进糖原异生和肝糖原分解，是引起应激性高血糖的重要激素，胰高血糖素增加的主要原因可能是交感神经兴奋和儿茶酚胺在血液中浓度升高。

6. 应激时 CRH 分泌增多的主要功能不包括（   ）。

A. 刺激 ACTH 的分泌进而增加 GC 的分泌   B. 调控应激时的情绪反应

C. 促进 β-内啡肽的分泌   D. 清除异物和坏死组织

【参考答案】D

【分析】

应激时室旁核分泌 CRH 增多，可能是应激时最核心的神经内分泌反应，CRH 通过垂体门脉循环进入垂体前叶，刺激 ACTH 释放，ACTH 又作用于肾上腺皮质，促进 GC 的释放。CRH 的另一个重要功能是调控应激时的情绪行为反应，适量的 CRH 增多可促进内啡肽的释放（β-内啡肽和 ACTH 都来自阿黑皮素原这一共同的前体，在 CRH 的刺激下，释放增加），使机体兴奋或有愉快感，但大量 CRH 增加，则会造成适应障碍，使机体出现焦虑、抑郁。

7. 急性期反应蛋白主要由下列哪种细胞合成？（   ）

A. 肥大细胞   B. 肝细胞

C. 单核吞噬细胞系统   D. 成纤维细胞

【参考答案】B

【分析】

灌流实验证实肝脏是急性期反应蛋白（APP）的主要来源，单核细胞、成纤维细胞、血管内皮细胞以及多形核白细胞也可少量产生。

8. 下列应激时体内分泌减少的激素是（   ）。

A. 抗利尿激素   B. 胰高血糖素   C. 胰岛素   D. 糖皮质激素

【参考答案】C

【分析】

应激时血浆胰岛素含量偏低，这是由于交感神经兴奋、血浆中儿茶酚胺浓度增高所致；多种应激原可引起抗利尿激素分泌增加；应激时由于交感神经兴奋以及儿茶酚胺分泌增加导致胰高血糖素分泌增加；应激时下丘脑-垂体-肾上腺皮质激素系统兴奋，糖皮质激素分泌增加。

9. 下列可抑制蛋白酶对组织细胞损伤的物质是（   ）。

A. 儿茶酚胺　　　　B. 急性期反应蛋白　　　C. 糖皮质激素　　　　D. β-内啡肽

【参考答案】B

【分析】

急性期反应蛋白中有多种蛋白酶抑制物，如 α_1-抗胰蛋白酶、α_2-抗纤溶酶等，能抑制蛋白酶的作用，减轻机体的损害。

10. 在应激性溃疡的发病机制中，最主要的机制是（   ）。

A. 胃黏膜缺血

B. H^+ 向黏膜内的反向弥散

C. 胃黏膜屏障遭到破坏

D. 胆汁反流

【参考答案】A

【分析】

应激性溃疡是一种急性溃疡。应激时由于交感肾上腺髓质系统的兴奋，胃和十二指肠黏膜的血管发生收缩，黏膜的血液流量显著减少，于是黏膜细胞缺血缺氧，不能产生足够的碳酸氢盐和黏液，黏膜屏障被破坏；同时，由于缺血，又不能把侵入黏膜的 H^+ 随血液运走，H^+ 在黏膜内积聚，造成黏膜损害。

11. 应激反应中对炎症反应起抑制作用的激素是（   ）。

A. 糖皮质激素　　　　B. 肾上腺素　　　　C. 胰岛素　　　　D. 去甲肾上腺素

【参考答案】A

【分析】

糖皮质激素（GC）抑制中性粒细胞活化和促炎介质产生，促进抗炎介质的产生，从而发挥抑制炎症和免疫反应的作用。

12. 应激时心血管系统的基本变化为（   ）。

A. 心率减慢，心肌收缩力减弱

B. 心输出量增加，血压升高

C. 冠状动脉血流量减少

D. 心室纤颤的阈值增高

【参考答案】B

【分析】

应激时 LSAM 系统兴奋，表现为血浆去甲肾上腺素、肾上腺素和多巴胺等儿茶酚胺水平迅速升高，产生以下作用。①增强心脏功能：交感兴奋和儿茶酚胺的释放导致心率加快、心肌的收缩力增强，从而提高心输出量。②调节血液灌流：在儿茶酚胺作用下，皮肤以及胃肠道、肾脏等内脏器官的血管强烈收缩、血液灌流减少，而冠状动脉和骨骼肌血管扩张，灌流增加，脑血管口径无明显变化，从而保证了应激时心脏、脑和骨骼肌等重要器官的血液灌流。③心输出量和外周阻力增加，导致血压升高。综上所述，只有第二个答案是正确的。

13. 下列关于应激下列说法错误的是（   ）。

A. 昏迷病人对应激原都会出现应激反应

B. 蓝斑投射区 NE 水平升高，机体出现紧张，专注程度也升高

C. HPA 轴的适度兴奋有助于维持良好的认知学习能力和良好情绪

D. HPA 轴兴奋过度可导致 CNS 的功能障碍，出现抑郁，厌食，甚至自杀倾向

【参考答案】A

【分析】

① 蓝斑是 LSAM 系统的主要中枢整合部位，其上行纤维主要投射至杏仁体、海马和新皮质，兴奋性神经递质 NE 水平升高，主要表现为兴奋、警觉、焦虑和紧张。所以选项 B 是正确的。② HPA 轴的适度兴奋，释放 CRH，可使机体保持兴奋或愉快感，而 CRH 过度分泌，导致适应机制障碍，出现焦虑、抑郁、学习与记忆能力下降、食欲和性欲减退等。选项 C 和 D 也是正确的。③ CNS 是高等动物应激反应的调节中枢，机体通过大脑的认知评估功能，感受应激原的刺激。在意识丧失的情况下，机体对大多数应激原不出现应激反应。

14. 应激时血浆中 C 反应蛋白浓度可升高（　　　）。

A.50%　　　　　　　　B.5 倍　　　　　　　　C.5～100 倍　　　　　　　　D.>1000 倍

【参考答案】D

【分析】

C 反应蛋白是急性期反应蛋白的一种。正常情况下，血液中急性期反应蛋白相对较少，并保持稳定。但急性期反应时，C 反应蛋白可增高 1000 倍以上。

15. 情绪心理应激与原发性高血压发病相关的最主要机制是（　　　）。

A. 血胆固醇升高，血液黏度增高　　　　　　B. 交感-肾上腺髓质系统兴奋

C. 肾血管收缩，水钠潴留　　　　　　　　　D. 激活肾素-血管紧张素-醛固酮系统

【参考答案】B

【分析】

原发性高血压是一种应激相关疾病。应激可激活交感-肾上腺髓质系统和肾素-血管紧张素-醛固酮系统，导致小血管收缩，外周阻力增大；同时，持续的交感兴奋还可引起血管壁增生变厚，管壁与口径的比值增大，对交感冲动的反应性增加。这些变化长期作用于机体，最终促进了原发性高血压的发生与发展。

16. 应激时机体各种机能和代谢变化的发生基础主要是（　　　）。

A. 神经内分泌反应　　　　　　　　　　　　B. 急性期反应

C. 免疫反应　　　　　　　　　　　　　　　D. 热休克反应

E. 适应性反应

【参考答案】A

【分析】

应激是一个以神经内分泌反应为基础，涉及整体、器官和细胞等多个层面的全身性反应，包括躯体反应和心理行为反应，神经内分泌反应就是代谢和多种器官功能变化的基础。

17. 慢性应激时糖皮质激素（GC）的持续增加对机体产生的不利影响是（　　　）。

A. 消化器官缺血　　　　　　　　　　　　　B. 对性腺轴的抑制

C. 心律失常　　　　　　　　　　　　　　　D. 促血小板聚集

【参考答案】B

【分析】

慢性心理应激时，下丘脑-垂体-肾上腺轴可在各个环节抑制性腺轴，如下丘脑分泌的促性腺激素释放激素降低或者分泌节律紊乱，性腺对性激素产生抵抗，从而引起性功能障碍，导致育龄妇女性欲减退、月经紊乱或停经等，哺乳期妇女乳汁减少甚至断乳。故选 B。

消化器官缺血可能是肾上腺髓质系统在应激状态下兴奋，胃肠道血管收缩造成的。交感-肾上腺髓质系统兴奋，可引起心肌电活动异常，通过 β 受体兴奋降低心肌纤颤的阈值，有可

能出现心律失常。以上这些不利影响是 LSAM 系统作用的结果。

18. 急性期反应蛋白具有哪些生物学功能？（　　　）

A. 抑制蛋白酶对组织的过度损伤　　　　B. 帮助错误蛋白折叠

C. 分子伴侣　　　　D. 促进糖原分解

【参考答案】A

【分析】

急性期反应蛋白 APP 的生物学功能广泛，主要包括：抗感染、抗损伤、调节凝血与纤溶以及结合运输功能。其中的抗损伤主要是 APP 中的多种蛋白酶抑制物，如 α_1-抗胰蛋白酶、α_1-抗糜蛋白酶和 C_1 酯酶抑制因子等，可抑制相应蛋白酶的活性，减轻组织细胞损伤。其他选项与 APP 关系不密切。

19. 应激时分泌增多，具有镇痛作用的物质是（　　　）。

A. 胰高血糖素　　　B. 胰岛素　　　C. 抗利尿激素　　　D. β-内啡肽

【参考答案】D

【分析】

β-内啡肽主要在腺垂体合成，也可在其他组织细胞（如免疫细胞）中产生。多种应激原（创伤、休克、感染等）可使其分泌增多。β-内啡肽有很强的镇痛作用，可减轻创伤患者的疼痛及由此诱发的其他不良应激反应。此外，β-内啡肽还可抑制交感-肾上腺髓质系统，抑制 ACTH 和 GC 的分泌，以避免这两个系统在应激中被过度激活，从而在应激反应的调控中发挥重要作用。

20. 可维持循环系统对儿茶酚胺敏感性的物质是（　　　）。

A. 儿茶酚胺　　　B. 醛固酮　　　C. 糖皮质激素　　　D. β-内啡肽

【参考答案】C

【分析】

糖皮质激素（GC）本身对心血管没有直接的调节作用，但是儿茶酚胺发挥心血管调节活性需要 GC 的存在，这被称为 GC 的允许作用。肾上腺皮质切除后，循环系统对儿茶酚胺的反应性减弱甚至不反应，应激时容易发生低血压和循环衰竭。

（二）小组测试与解析

1. 成语"怒发冲冠"，从病理生理学角度看，其反映机体发生的主要神经内分泌改变是（　　　）。

A. 下丘脑-垂体-肾上腺皮质激素系统反应　　　　B. 蓝斑-交感-肾上腺髓质系统反应

C. 内啡肽增多　　　　D. 加压素增多

【参考答案】B

【分析】

支配毛发的立毛肌活动不像骨骼肌那样可以随意受意志支配，它是受肾上腺素能交感神经支配，交感神经兴奋，肾上腺素水平增高，立毛肌收缩，使毛发直立。

【知识拓展】

应激时神经内分泌反应是代谢和多种器官功能变化的基础，其中最重要的神经内分泌反应是激活蓝斑-交感-肾上腺髓质系统（LSAM）和下丘脑-垂体-肾上腺皮质系统（HPAC）。应激时 LSAM 系统激活的中枢效应主要表现为兴奋、警觉、专注和紧张；过度激活则产生焦虑、害怕或愤怒等情绪反应，这与蓝斑去甲肾上腺素能神经元上行投射脑区中的去甲肾上腺素水平升高有关。此外，由于血浆中肾上腺素、去甲肾上腺素和多巴胺等儿茶酚胺水平迅速升高，产生外周效应，包括增强心脏功能、调节血液灌流、改善呼吸功能、促进能量代谢等。

2. 某哺乳期妇女，近日因丈夫突发车祸离世而悲伤不已，乳汁分泌明显减少，该情况与以下哪种激素分泌过多有关？（　　　）

A. 儿茶酚胺　　　　　　　　　　　　B. 生长激素

C. 糖皮质激素　　　　　　　　　　　D. 促性腺激素释放激素多

【参考答案】C

【分析】

应激可促使 HPAC 系统兴奋，糖皮质激素（GC）分泌量迅速增加，在应激反应中发挥重要作用，可能对机体产生一些不利影响，如抑制免疫系统，导致机体免疫力低下，容易并发感染，抑制甲状腺和性腺功能，导致内分泌紊乱和性功能减退、月经不调、哺乳期泌乳减少；导致胰岛素抵抗，血糖和血脂升高。

3. 武松在景阳冈上与凶猛的老虎对抗时，其机体迅速启动的反应不包括（　　　）。

A. 心率增快　　　　　　　　　　　　B. 糖原分解增加

C. 心肌收缩力增强　　　　　　　　　D. 骨骼肌血流量减少

【参考答案】D

【分析】

应激状态下蓝斑-交感-肾上腺髓质系统（LSAM）被激活，其外周效应主要表现在血浆去甲肾上腺素、肾上腺素和多巴胺等儿茶酚胺水平迅速升高，并通过对血液循环、呼吸和代谢等多个环节的紧急动员和综合调节，保障心、脑和骨骼肌等 重要器官在应激反应时的能量需求。应激时心率加快、心肌收缩力增强、冠状动脉和骨骼肌血管扩张，灌流增加。儿茶酚胺通过兴奋 α 受体抑制胰岛素的分泌，通过兴奋 β 受体促进胰高血糖素的分泌，从而促进糖原分解和葡萄糖异生，导致血糖升高。

4～6题共用题干：

患者，男性，25 岁，作为医疗志愿者参加 2020 年外地的新冠疫情救援，2 月后返回原住地。随后出现精神紧张、失眠噩梦、易惊醒，脾气暴躁、焦虑、烦躁等反常行为，同时体重逐渐下降。查体：空腹血糖 8.9 mmol/L，心电图：窦性心律过速，ST-T 段改变。

4. 患者血糖增高与下列哪一项无关？（　　　）

A. 糖皮质激素分泌增加，从而抑制胰岛素的分泌

B. 蓝斑-交感-肾上腺髓质系统兴奋

C. 胰高血糖素分泌增高

D. 产生胰岛素抵抗

【参考答案】A

【分析】

应激状态下血糖升高可能的原因包括：

（1）儿茶酚胺通过兴奋 α 受体抑制胰岛素的分泌，通过兴奋 β 受体促进胰高血糖素的分泌，从而促进糖原分解和葡萄糖异生，导致血糖升高。

（2）糖皮质激素（GC）促进蛋白质分解、葡萄糖异生，补充肝糖原储备，诱导肌肉组织对葡萄糖的利用，有利于升高血糖。

（3）GC持续分泌增加会导致胰岛素抵抗，血糖和血脂升高。

5. 患者精神紧张等反常行为的原因可能是由于（　　　）。

A. CRH分泌减少　　　　　　　　　　　B. 去甲肾上腺素水平升高

C. β-内啡肽增高　　　　　　　　　　　D. C-反应蛋白增高

【参考答案】B

【分析】

蓝斑-交感-肾上腺髓质系统（LSAM）和下丘脑-垂体-肾上腺皮质系统（HPAC）均可以产生中枢效应。应激时LSAM系统过度激活的中枢效应会产生焦虑、害怕或愤怒等情绪反应，这与蓝斑去甲肾上腺能神经元上行投射脑区中的去甲肾上腺素水平升高有关。应激时HPAC系统激活的中枢效应主要是导致情绪行为的变化，促肾上腺皮质激素释放激素（CRH）的过度分泌会导致适应机制障碍，出现焦虑、抑郁、学习与记忆能力下降、食欲和性欲减退等。

【知识拓展】

β-内啡肽主要在腺垂体合成，在CRH的刺激下，释放增多。多种应激原可使其分泌增多。β-内啡肽有很强的镇痛作用，可减轻创伤患者的疼痛及由此诱发的其他不良反应。此外，β-内啡肽还可抑制交感-肾上腺髓质系统，抑制ACTH和GC的分泌，以避免这两个系统在应激中被过度激活，从而在应激反应调控中发挥重要作用。

C-反应蛋白是分泌性蛋白，体内出现炎症或者应激状态，或者是进行手术之后，就会引起这种蛋白浓度明显升高。C-反应蛋白可以激活补体系统，加强吞噬细胞的作用，从而清除入侵机体的病原微生物和损伤坏死的组织细胞，达到修复机体的作用。它与精神紧张没有什么关系。

6. 患者心电图变化的原因可能是由于（　　　）。

A. 患者可能有甲亢　　　　　　　　　　B. 迷走神经兴奋性升高

C. 心肌冠状动脉狭窄　　　　　　　　　D. 交感神经兴奋和儿茶酚胺的释放

【参考答案】D

【分析】

应急状态下蓝斑-交感-肾上腺髓质系统（LSAM）被激活，其外周效应主要表现在血浆去甲肾上腺素、肾上腺素和多巴胺等儿茶酚胺水平迅速升高，交感神经兴奋和儿茶酚胺的释放导致心率加快，耗氧量增加。

7. 清华大学罗永章团队证明，肿瘤标志物热休克蛋白90α（HSP90α）可用于肝癌患者的检测。以下关于热休克蛋白（HSP）的说法，正确的是（　　　）。

A.HSP90是只有肝癌细胞分泌的蛋白质

B.HSP90与应激反应关系最为密切

C.HSP具有分子伴侣的作用

D.HSP能通过其C端的ATP酶帮助新合成蛋白质折叠

【参考答案】C

【分析】

热休克蛋白（HSP）是生物体内广泛存在的一组高度保守的细胞内蛋白质，其中与应激关系最为密切的是HSP70家族。HSP具有分子伴侣的作用，能通过其C端的疏水区与新合成的尚未折叠的肽链或变性蛋白质暴露的疏水区结合，并依赖其N端的ATP酶活性，帮助新合成的蛋白质正确折叠和运输，促进变性蛋白质复性，防止变性蛋白质凝聚，当蛋白质损伤严重无法复性时，协助蛋白酶系统对损伤蛋白质降解。

【知识拓展】

人血浆HSP90α是广谱肿瘤标志物，HSP90α检测结果超出正常值范围，受试者罹患癌症的风险较大。同时，血浆HSP90α的浓度也会受某些病理因素（如急性炎症、创伤等）或应激条件（压力过大、睡眠不足、饮酒等）的干扰，而发生测量值的异常升高。

8. 患者，男性，32岁，2日前因40%面积深Ⅱ度烧伤急诊入院，经清创、补液处理后，转入烧伤科。今日患者意识清楚，生命体征平稳，出现柏油样便3次，粪便潜血试验阳性。以下说法正确的是（ ）。

A. 患者迷走神经强烈兴奋，消化道黏膜屏障能力下降

B. 炎症造成血管壁通透性加大，血浆C-反应蛋白浓度下降

C. 应激造成血清淀粉样蛋白A浓度升高

D. 患者消化道出血说明患者有消化性溃疡病史

【参考答案】C

【分析】

应激状态下可诱发机体血浆中某些蛋白质含量改变，这种反应称为急性期反应，相关的血浆蛋白多肽系统统称为急性期反应蛋白，其中的血浆中的C-反应蛋白和血清淀粉样蛋白A浓度可升高上千倍。应激时由于交感肾上腺髓质系统兴奋，胃肠血管收缩，缺血缺氧可造成胃肠黏膜的损害，再加上黏膜屏障功能降低等损伤因素，严重时可引起应激性溃疡。

应激时蓝斑-交感-肾上腺髓质系统（LSAM）被激活，交感神经兴奋，而非迷走神经兴奋。炎症会使C-反应蛋白浓度增高，而非下降。患者消化道出血是应激性溃疡所致，并非因为有消化道病史。

9. 有一严重创伤、多发性骨折病人，急诊室化验发现其血糖高，血浆中C-反应蛋白大大高于正常值，有糖尿症状。你的判断是（ ）。

A. 患者有糖尿病病史，胰岛素不足

B. 患者因遗传因素存在胰岛素抵抗，为2型糖尿病

C. 患者体内儿茶酚胺释放过多，抑制了胰岛素的分泌

D. 患者输入葡萄糖液过多

【参考答案】C

【分析】

该患者有严重创伤病史，血糖高、血浆中C-反应蛋白大大高于正常值说明患者处于严重应激状态。因为应激时，使血糖升高的许多激素分泌增多，加上交感神经兴奋和胰岛素的分泌受抑制，故出现应激性高血糖性糖尿。C-反应蛋白是急性期反应蛋白的一种，应激时患者发生急性期反映，C-反应蛋白的浓度会急剧增加。综上考虑，正确答案为C。单纯糖尿病患者未处于应激状态时，C-反应蛋白不会明显增加。只有当确认血糖水平不受创伤的病情发展的影响时，才能诊断为糖尿病。

10. 某学生近日因期末多门考试持续紧张、焦虑、失眠，注意力很难集中，此时机体内

物质代谢变化特点是（　　　　）。

    A. 分解减少，合成减少
    B. 分解增加，合成增加

    C. 分解减少，合成增加
    D. 分解增加，合成减少

【参考答案】D

【分析】

    应激时，物质代谢总的特点是分解增加，合成减少。糖、脂肪、蛋白质的分解代谢增强，合成代谢降低，可出现应激性高血糖、血中游离脂肪酸和酮体增多以及负氮平衡。其主要机制是应激时儿茶酚胺、糖皮质激素和胰高血糖素释放增多，而胰岛素分泌相对不足以及胰岛素抵抗等。

11. 南宁某校小学生，和同学到商场去玩密室逃脱游戏，因玩游戏受到惊吓，出来后突然倒地昏迷，脸色苍白，心跳呼吸停止，抢救无效死亡。其可能原因是（　　　　）。

    A. 脑血管畸形破裂出血

    B. 心冠状动脉内血栓斑块内出血，导致冠脉血流中断

    C. 下肢血栓脱落导致肺栓塞

    D. 交感-肾上腺髓质系统强烈兴奋引起冠状动脉痉挛

【参考答案】D

【分析】

    强烈的情绪反应或心理应激，会引起交感-肾上腺髓质系统强烈兴奋，引起冠状动脉痉挛，在冠状动脉和心肌已有病理损害的基础上，加重心肌缺血，导致心肌纤维断裂、心肌细胞凋亡和坏死；也可能诱发心室纤颤，导致猝死。

12. 患者，男性，32岁，2日前因40%面积深Ⅱ度烧伤急诊入院，经清创、补液处理后，转入烧伤科。今日患者意识清楚，生命体征平稳，出现柏油样便3次，粪便潜血试验阳性。该患者消化道出血可能的机制不包括（　　　　）。

    A. 胆汁反流
    B. 氧自由基对黏膜上皮的损伤

    C. 胃肠黏膜上皮细胞再生和修复能力下降
    D. 食管静脉丛曲张破裂

【参考答案】D

【分析】

    应激性溃疡的发生机制可能与胃肠黏膜缺血、黏膜屏障功能降低、胆汁反流、氧自由基对黏膜上皮的损伤等因素有关，食管静脉丛曲张大多是门脉高压造成的，与应激无关。

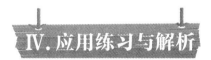

Ⅳ. 应用练习与解析

病案分析题

    患者，男性，36岁，外科医师。近年来患者工作异常繁忙，曾经到地震灾区参加救援1个月时间，回到医院后自觉精神高度紧张，失眠、做噩梦、易惊醒、心慌出汗，不愿意与周围人接触，想打人、骂人，并出现抑郁、焦虑、烦躁等反常行为。同时机体逐渐消瘦。体检：无明显异常。查空腹血糖8.8 mmol/L。心电图：窦性心动过速，ST-T段改变。心理医生和他

耐心沟通后，调整了患者的工作目标，建议患者合理调配工作、休息、娱乐时间，经过一段时间心理治疗后，症状逐渐消失。患者否认有任何心脏病病史。

问题：

（1）患者属于何种应激状态？

（2）为何会出现上述异常临床表现？

（3）空腹血糖为何升高？

（4）为何出现窦性心动过速和 ST-T 段表现？

【分析】

（1）患者前往救灾，其经历过程可作为应激原，使该患者出现紧张、失眠、消瘦、易怒等表现，属于劣性心理应激。

（2）因劣性心理应激引起的蓝斑- 交感-肾上腺髓质系统的兴奋，可导致儿茶酚胺释放明显增加，患者出现心慌、出汗、易怒等异常表现。一方面，应激时蓝斑区 NE 神经元该激活，且反应性增高，持续应激还使该脑区的酪氨酸羟化酶活性升高。蓝斑投射区的 NE 水平升高，机体出现紧张、专注程度升高，过度时则会产生焦虑、害怕或愤怒等情绪反应。另一方面，下丘脑-垂体-肾上腺皮质系统（HPAC）的适度兴奋有助于维持良好的认知学习能力和良好的情绪，但 HPAC 的过度兴奋或不足可引起 CNS 功能障碍，使患者出现抑郁、厌食甚至自杀倾向。

（3）应激时出现高血糖主要原因是神经-内分泌改变，特别是肾上腺素、糖皮质激素、生长激素、胰高血糖素等可引起血糖增高，且对胰岛素有拮抗效应，称为应激性高血糖。

（4）患者出现窦性心动过速和 ST-T 段表现的主要原因是体内交感神经兴奋，儿茶酚胺释放可引起心率加快、心脏耗能增加，从而在心电图上出现相应表现。

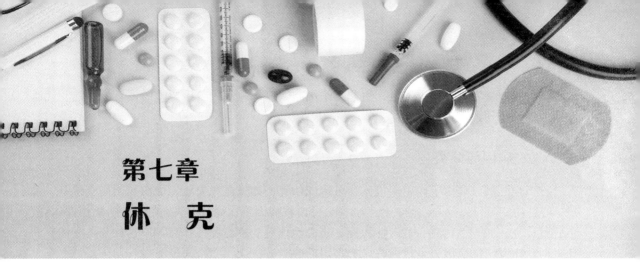

第七章
休 克

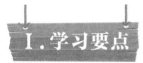
Ⅰ.学习要点

【学习目标】

● 掌 握
（1）休克的概念和分类。
（2）休克发生的始动环节。
（3）休克发生发展的微循环机制。
（4）感染性休克的概念，发病机制及血流动力学特点。
● 熟 悉
（1）休克对机体代谢及重要器官功能的影响及其基本临床表现.
（2）几种常见休克的特点。
● 了 解
（1）休克的原因和防治原则。
（2）休克发生发展的细胞分子机制。

【执业医师资格考试大纲与考点分析】

休克的概述、病因与分类；休克的功能和代谢改变；几种常见休克的特点。
本章的考点主要是休克的病因、分类和发病机制。

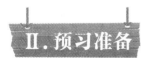
Ⅱ.预习准备

第一节　休克的概念、病因与分类

一、休克的概念

休克是指机体在严重失血失液、感染、创伤等强烈致病因素作用下，有效循环血量急剧减少，组织血液灌流量严重不足，引起组织细胞缺血、缺氧，各重要生命器官的功能、代谢障碍及结构损伤的病理过程。

二、病因与分类

许多强烈的致病因子作用于机体均可造成休克，如失血和失液、烧伤和创伤、感染、过敏、心脏功能障碍以及强烈的神经刺激等。可以按病因将休克分为失血性休克、烧伤性休克、创伤性休克、脓毒性休克、过敏性休克、心源性休克、神经源性休克等。这种分类方法有利于及时认识并清除病因，是目前临床上常用的分类方法。

尽管引起休克的病因各异，但大多数休克的发生都存在有效循环血量减少这一共同发病学环节。而机体有效循环血量的维持是由三个因素决定的：①足够的血容量；②正常的血管舒缩功能；③正常心泵功能。各种病因均可通过这三个因素中的一个或几个，影响有效循环血量，使微循环功能障碍导致组织灌流量减少而引起休克。因此，将血容量减少、血管床容量增加、心泵功能障碍这三个因素称为休克的三个始动环节。按此方法一般可将休克分为三类：低血容量性休克、血管源性休克以及心源性休克。

休克的病因与分类如图 7-1 所示。

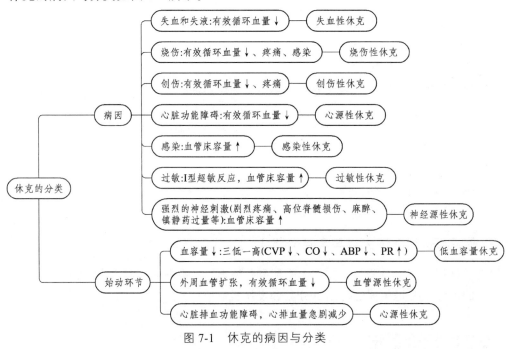

图 7-1　休克的病因与分类

第二节　休克的发生机制

一、微循环机制

微循环由微动脉、后微动脉、毛细血管前括约肌、真毛细血管、直捷通路、动-静脉吻合支和微静脉组成。微循环主要受神经体液调节，交感神经支配微动脉、后微动脉和静脉平滑肌，兴奋时毛细血管收缩，血流减少。局部血管活性物质如组胺、激肽等引起血管扩张，乳酸等酸性产物堆积，可降低血管平滑肌对缩血管物质的反应性，也能导致血管扩张。引起毛细血管收缩与舒张的因素交替对微循环发生作用，调节机制如图 7-2 所示。

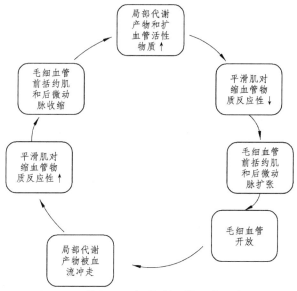

图 7-2　微循环局部代谢反馈调节示意图

　　休克的基本发病环节是微循环血液循环功能障碍，由此建立了休克的微循环学说。以失血性休克为例，将休克病程分为三期：微循环缺血期、微循环淤血期、微循环衰竭期。

（一）微循环缺血期

1. 缺血期微循环变化特点

　　微循环缺血期为休克早期，在临床上属于休克代偿期，又称缺血性缺氧期。在此阶段全身小血管都发生收缩痉挛，毛细血管前阻力增加，大量真毛细血管网关闭，微循环内血液流速减慢，轴流消失，血流主要通过直捷通路或动-静脉短路回流，组织灌流明显减少。

　　此期微循环灌流特点是：少灌少流，灌少于流，组织呈缺血缺氧状态。

2. 缺血期微循环变化机制

　　此期微循环变化的主要机制是有效循环血量减少使微循环血液灌流减少，以及交感-肾上腺髓质系统强烈兴奋和缩血管物质增多，进一步加重微循环的缺血缺氧。

3. 缺血期微循环改变的代偿意义

　　1）有助于动脉血压的维持

　　（1）回心血量增加：

　　① 肌性微静脉、小静脉和肝脾等储血器官的收缩，可减少血管床容量，迅速而短暂地增加回心血量。这种代偿变化起到了"自身输血"的作用。

　　② 由于毛细血管前阻力血管比微静脉收缩强度更大，致使毛细血管中流体静压下降，组织液进入血管。这种代偿变化起到了"自身输液"的作用。

　　（2）心排出量增加：休克早期，心脏尚有足够的血液供应，在回心血量增加的基础上，交感神经兴奋和儿茶酚胺的增多可使心率加快，心收缩力加强，心排血量增加。

（3）外周阻力增高：在回心血量和心排血量增加的基础上，全身小动脉痉挛收缩，可使外周阻力增高，血压回升。

2）有助于心脑血液供应

冠状动脉以 β 受体为主，激活时引起冠状动脉舒张；脑动脉则主要受局部扩血管物质影响，只要血压不低于 60 mmHg，脑血管可通过自身调节维持脑血流量的相对正常。

4. 缺血期临床表现

休克早期皮肤灌流量减少，患者面色苍白，四肢厥冷。由于交感神经兴奋，患者出冷汗；肾灌流减少而肾小管重吸收增强，尿量明显减少；心率加快，心肌收缩力增强，心音响亮；患者血压可骤降（如大失血），也可略降，甚至因代偿作用可正常或轻度升高，但是脉压会明显缩小。由于血流重新分配，脑血流正常，患者神志一般是清楚的。

微循环缺血期变化特点与机制如图 7-3 所示。

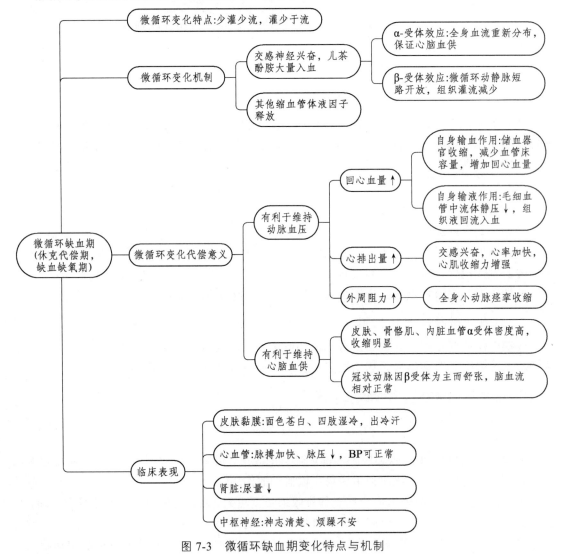

图 7-3　微循环缺血期变化特点与机制

（二）微循环淤血期

1. 淤血期微循环变化特点

微循环淤血期，又称为休克失代偿期或休克进展期。此期微循环血液流速显著减慢，红细胞和血小板聚集，白细胞滚动、贴壁、嵌塞，血黏度增大，血液"泥化"淤滞，微循环淤血，组织灌流量进一步减少，缺氧更为严重，故又称微循环淤血性缺氧期。这是因为微动脉、后微动脉和毛细血管前括约肌收缩性减弱甚至扩张，大量血液涌入真毛细血管网。微静脉虽也表现为扩张，但因血流缓慢，细胞嵌塞，使微循环流出道阻力增加，毛细血管后阻力大于前阻力而导致血液淤滞于微循环中。

此期微循环灌流特点是：灌而少流，灌大于流，组织呈淤血性缺氧状态。

2. 淤血期微循环变化机制

组织细胞长时间缺氧，导致酸中毒、扩血管物质生成增多和白细胞黏附的改变。

（1）微血管扩张。

① 酸中毒使血管平滑肌对儿茶酚胺的反应性降低：微循环缺血期长时间的缺血缺氧引起二氧化碳和乳酸堆积，血液中$[H^+]$增高，致使微血管对儿茶酚胺反应性下降，收缩性减弱。

② 扩血管物质生成增多：长期缺血缺氧、酸中毒可刺激组织细胞释放组胺、腺苷、K^+、缓激肽等扩血管物质增多。

③ 肠源性内毒素或细菌转位入血，产生大量 NO 和其他细胞因子，促使血管扩张。

（2）血液淤滞机制。

① 白细胞黏附于微静脉：在缺氧、酸中毒、感染等因素的刺激下，大量黏附因子表达，促使白细胞滚动、黏附于内皮细胞。白细胞黏附于微静脉，增加了微循环流出通路的血流阻力，导致毛细血管中血流淤滞。

② 血液浓缩：组胺等炎症介质生成增多，可导致毛细血管通透性增高，血浆外渗，血液浓缩，血细胞比容增高，血液黏度增加，红细胞和血小板聚集，进一步减慢微循环血流速度，加重血液泥化淤滞。

3. 淤血期微循环改变的后果

血液大量淤滞在微循环内，有效循环血量进行性减少，全身器官灌流进行性减少，并形成恶性循环。

（1）"自身输血"停止，回心血量急剧减少：小动脉、微动脉扩张，真毛细血管网大量开放，"自身输血"作用停止；细胞嵌塞、静脉回流受阻等，均可使回心血量急剧减少。

（2）"自身输液"作用停止：由于毛细血管后阻力大于前阻力，血管内流体静压升高，使组织液进入毛细血管的缓慢"自身输液"停止，甚至有血浆渗出到组织间隙。血浆外渗导致血液浓缩，血黏度增加，红细胞聚集，微循环淤滞加重，使有效循环血量进一步减少，形成恶性循环。

（3）心脑血液灌流量减少：由于回心血量及有效循环血量进一步减少，动脉血压进行性下降。当平均动脉血压低于 50 mmHg 时，心、脑血管对血流量的自身调节作用丧失，导致冠状动脉和脑血管血液灌流量严重减少。

4. 淤血期临床表现

患者血压常明显下降，脉搏细速，静脉萎陷；因大脑血液灌流明显减少导致中枢神经系统功能障碍，患者神志淡漠，甚至昏迷；因肾血流量严重不足，出现少尿甚至无尿；因脱氧血红蛋白增多，皮肤黏膜发绀或出现花斑。

微循环淤血期变化特点与机制如图 7-4 所示。

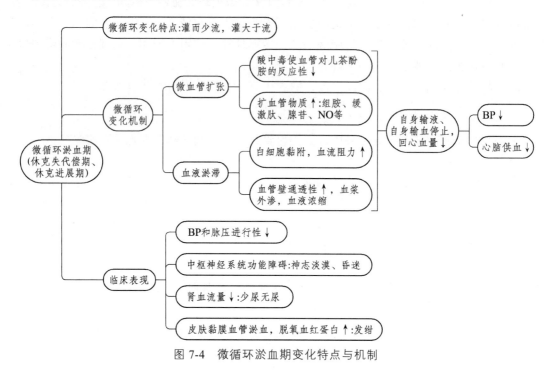

图 7-4　微循环淤血期变化特点与机制

（三）微循环衰竭期

1. 衰竭期微循环变化特点

此期微血管发生麻痹性扩张，毛细血管大量开放，微循环中可有微血栓形成，血流停止，出现不灌不流状态，组织几乎完全不能进行物质交换，得不到氧气和营养物质供应，甚至可出现毛细血管无复流现象，即在输血补液治疗后，血压虽可一度回升，但微循环灌流量仍无明显改善，毛细血管中淤滞停止的血流也不能恢复流动的现象。

2. 衰竭期微循环变化机制

（1）微血管麻痹性扩张。

其机制目前尚不完全清楚，可能既与酸中毒有关，也与一氧化氮和氧自由基等炎症介质生成增多有关。

（2）弥散性血管内凝血（DIC）形成。

① 血液流变学的改变：血液浓缩、血细胞聚集使血黏度增高，使血液处于高凝状态。

② 凝血系统激活：血管内皮细胞受损，启动外源性和内源性凝血系统；各种休克时红细胞破坏释放的 ADP 等可启动血小板的释放反应，促进凝血过程。

③ TXA_2-PGI_2 平衡失调：休克时内皮细胞的损伤，既可使前列环素（PGI_2）生成释放减

少，也可因胶原纤维暴露，使血小板激活、黏附、聚集，生成和释放血栓素 A_2（TXA_2）增多，可促进 DIC 的发生。

3. 衰竭期微循环改变的后果

全身器官的持续低灌流，机体内环境受到严重破坏，造成组织器官和细胞功能的损伤，严重时可导致多器官功能障碍或衰竭甚至死亡。

4. 衰竭期临床表现

患者会出现循环衰竭，进行性顽固性低血压，心音低弱、脉搏细弱速，中心静脉压下降；浅表静脉塌陷；也可并发 DIC，出现出血、贫血、皮下瘀斑等典型临床表现。由于持续严重低血压及 DIC 引起血液灌流停止，加重细胞损伤，使心、脑、肺、肝、肾等重要器官功能代谢障碍加重，可出现呼吸困难、少尿或无尿、意识模糊甚至昏迷等多器官功能障碍或多器官功能衰竭的临床表现。

微循环衰竭期变化特点与机制如图 7-5 所示。

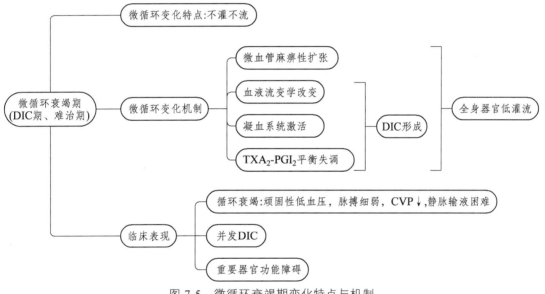

图 7-5 微循环衰竭期变化特点与机制

二、细胞分子机制

（一）细胞损伤

细胞损伤是休克时各器官功能障碍的共同基础，损伤首先发生在生物膜，继而细胞器发生功能障碍或结构破坏，直至细胞凋亡或坏死。

休克时细胞变化详见图 7-6 所示。

（二）炎症细胞活化及炎症介质表达增多

休克可刺激炎症细胞活化，使其产生大量炎症因子，引起全身炎症反应综合征而加速休克的发生发展。

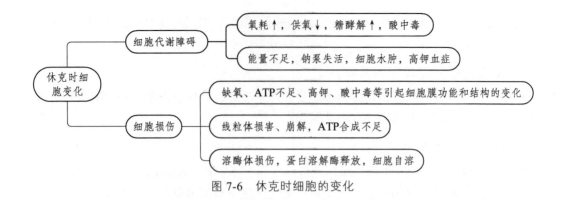

图 7-6　休克时细胞的变化

第三节　机体代谢与功能变化

一、物质代谢紊乱

休克时物质代谢变化一般表现为氧耗减少，糖酵解加强，糖原、脂肪和蛋白分解代谢增强，合成代谢减弱。休克早期由于休克病因引起的应激反应，可出现一过性高血糖和糖尿，血中游离脂肪酸、甘油三酯、极低密度脂蛋白和酮体增多，血中氨基酸水平升高，尿氮排出增多，出现负氮平衡。

休克过程中机体因高代谢状态，能量消耗增高，所需氧耗量增大而导致组织"氧债"增大。

二、电解质与酸碱平衡紊乱

1. 代谢性酸中毒

休克时的微循环障碍及组织缺氧，使线粒体氧化磷酸化受抑，葡萄糖无氧酵解增强及乳酸生成增多。同时，由于乳酸排除能力降低，导致高乳酸血症及代谢性酸中毒。

2. 呼吸性碱中毒

在休克早期，创伤、出血、感染等刺激可引起呼吸加深加快，通气量增加，$PaCO_2$下降，可导致呼吸性碱中毒。休克后期由于休克肺的发生，患者因通气、换气功能障碍，又可出现呼吸性酸中毒，使机体处于混合性酸碱失衡状态。

3. 高钾血症

休克时的缺血缺氧使 ATP 生成明显减少，进而使细胞膜上的钠泵（Na^+-K^+-ATP 酶）运转失灵，导致细胞内钠水潴留，细胞外 K^+增多，引起高 K^+血症。酸中毒还可经细胞内外 H^+-K^+离子交换而加重高 K^+血症。

三、器官功能障碍

休克过程中最易受累的器官是肾、肺、心和脑。

1. 肺功能的变化

肺的主要病理变化为急性炎症导致的呼吸膜损伤，突出表现为：①肺小血管中性粒细胞黏附聚集、内皮细胞受损，微血栓形成；②毛细血管通透性增加，出现间质性肺水肿和肺泡型肺水肿；③肺泡表面活性物质减少，出现局灶性肺不张；④肺透明膜形成。这些肺内病理变化致肺泡弥散障碍、肺泡通气/血流比例失调和部分肺泡通气减少，引起进行性低氧血症和呼吸困难，从而导致急性呼吸衰竭甚至死亡。

2. 肾功能的变化

休克早期发生的是急性肾功能衰竭，主要原因是肾灌流不足，肾小球滤过减少，即为功能性肾功能衰竭。如果休克长时间得不到纠正，病情持续发展可出现急性肾小管坏死，即为器质性肾功能衰竭。

3. 心功能的变化

除心源性休克以外，其他类型的休克早期，由于机体的代偿，心功能一般不受影响。随着休克的发展，血压进行性降低，冠脉血流量减少，心肌缺血、缺氧，导致心功能障碍，有可能发展成为急性心力衰竭。

4. 脑功能的变化

休克早期，脑血流可以得到保证，故患者神志清醒。随着休克的进展，血压进行性下降和严重的血液流变学变化，脑的血液供应逐渐减少，当平均动脉压低于 50 mmHg 时，脑组织出现严重的缺血、缺氧，导致一系列脑细胞功能障碍。休克时各器官功能障碍详见图 7-7 所示。

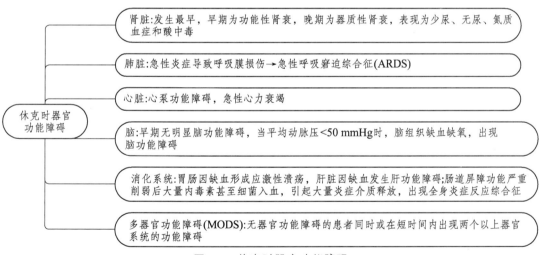

图 7-7　休克时器官功能障碍

第四节　几种常见休克的特点

一、失血性休克

15 分钟内快速大量失血超过总血量的 20%，超出了机体的代偿能力，可发生失血性休克。

如果失血量超过总血量的 45% ~ 50%，会很快导致死亡。

失血性休克分期较明显，其发展过程基本上遵循缺血性缺氧期、淤血性缺氧期、微循环衰竭期逐渐发展的特点，具有"休克综合征"的典型临床表现。失血性休克易并发急性肾衰和肠源性内毒素血症，导致肠源性内毒素血症或脓毒性休克。

二、脓毒性休克

脓毒性休克是指病原微生物（如细菌、病毒、真菌、立克次体等）感染所引起的休克，G^- 菌感染引起的脓毒性休克在临床最为常见，细菌所释放的内毒素即脂多糖（LPS）是其重要的致病因子。脓毒性休克的死亡率高，发生机制十分复杂，脓毒性休克的发生与休克的三个始动环节均有关。

脓毒性休克按其血流动力学变化可分为两种类型：

1. 高动力型休克

高动力型休克指病原体或其毒素侵入机体后，引起高代谢和高动力循环状态，即出现发热、心排出量增加、外周阻力降低、脉压增大等临床特点，又称为高排低阻型休克或暖休克。患者临床表现为皮肤呈粉红色，温热而干燥，少尿，血压下降及乳酸酸中毒等。脓毒性休克一般首先表现为高动力型休克，可继续发展为低动力型休克。

2. 低动力型休克

低动力型休克具有心排出量减少、外周阻力增高、脉压明显缩小等特点，又称低排高阻型休克或称冷休克。临床上表现为皮肤苍白、四肢湿冷、尿量减少、血压下降及乳酸酸中毒，类似于一般低血容量性休克。

三、过敏性休克

过敏性休克又称变应性休克，属 I 型变态反应即速发型变态反应，常伴有荨麻疹以及呼吸道和消化道的过敏症状，发病急骤，如不紧急使用缩血管药，可导致死亡。其发生主要与休克的两个始动环节有关：①过敏反应使血管广泛扩张，血管床容量增大；②毛细血管通透性增高使血浆外渗，血容量减少。

四、心源性休克

心源性休克的始动环节是心泵功能障碍导致的心输出量迅速减少。此型休克特点表现为血压在休克早期就显著下降。根据血流动力学的变化，心源性休克亦可分为两型。①低排高阻型：大多数患者表现为外周阻力增高，与血压下降，减压反射受抑而引起交感-肾上腺髓质系统兴奋和外周小动脉收缩有关；②低排低阻型：少数患者表现为外周阻力降低，这可能是由于心肌梗死或心室舒张末期容积增大和压力增高，刺激了心室壁的牵张感受器，反射性抑制了交感中枢，导致外周阻力降低所致。

几种常见休克的特点如图 7-8 所示。

低血容量性休克:15分钟内快速失血量达到总血量的15%以上引起,患者出现典型休克表现:面色苍白、四肢湿冷、心动过速、脉压↓、少尿,血压↓。治疗上采用采用输入比预计失血量大2~3倍的平衡盐溶液,有较好效果

感染性休克
高动力型休克:外周阻力低,心输出量↑,皮肤粉红温热,血压↓,乳酸酸中毒,又称为暖休克,是感染性休克的早期表现

低动力型休克:外周阻力高,心输出量↓,血压↓。皮肤颜色苍白,四肢湿冷,少尿,乳酸酸中毒,又称为冷休克

心源性休克:急性心泵功能障碍,严重心律紊乱而导致的休克。多数患者心脏后负荷↑,表现为低排高阻型休克;少数患者外周阻力↓,表现为低排低阻型休克

过敏性休克:属I型变态反应,过敏原引起组胺等血管活性物质生成↑→微血管扩张、血管壁通透性↑→血浆外渗→回心血量↓↓,血压↓

常见休克的特点

图 7-8　几种常见休克的特点

Ⅲ.准备度测试

（一）个人测试与解析

1. 休克的发生主要由于（　　　）。

A. 血量减少,回心血量不足,心输出量减少

B. 血管运动中枢麻痹,小动脉扩张,血压下降

C. 交感-肾上腺髓质系统衰竭与麻痹

D. 重要生命器官低灌流和细胞功能代谢严重障碍

【参考答案】D

【分析】

休克的概念是指机体有效循环血量急剧减少,组织血液灌流量严重不足,导致细胞功能代谢障碍,从而出现的严重病理过程。

2. 休克微循环缺血期引起微血管收缩的最主要体液因素是（　　　）。

A. 血管紧张素Ⅱ　　　　B. 血管加压素　　　　C. 血栓素 A_2　　　　D. 儿茶酚胺

【参考答案】D

【分析】

出现微循环血管持续痉挛的始动因素是交感-肾上腺髓质系统兴奋,已证明休克时血中儿茶酚胺含量比正常高几十倍甚至几百倍,儿茶酚胺作用于血管壁 α 受体,使皮肤、腹腔内脏和肾脏的小血管收缩,外周阻力增高,血液灌流减少。

3. 休克缺血性缺氧期微循环开放的血管可有（　　　）。

A. 微动脉　　　　　　　　　　　B. 后微动脉

C. 毛细血管前括约肌　　　　　　D. 动静脉吻合支

【参考答案】D

【分析】

休克缺血缺氧期，交感-肾上腺髓质系统兴奋，儿茶酚胺大量释放入血，引起小血管收缩和痉挛。但是儿茶酚胺对于微循环不同部分的血管作用机制有所不同，微动脉和毛细血管前括约肌由丰富的交感缩血管纤维支配，α肾上腺素受体又占优势，这些血管收缩，毛细血管前阻力明显升高，微循环灌流急剧减少。而动静脉吻合支分布的是β肾上腺素受体，在儿茶酚胺的作用下开放，血液快速通过微循环，非营养性血流增加较多，微循环内营养性血流减少，组织缺血缺氧严重。

4. 休克缺血性缺氧期的心脑灌流量（　　　）。

A. 明显增加　　　　B. 明显减少　　　　C. 无明显改变　　　　D. 先增加后减少

【参考答案】C

【分析】

休克缺血性缺氧期微循环的变化，一方面引起皮肤、腹腔内脏血管收缩，缺血缺氧；另一方面也对机体有显著的代偿意义：①有助于休克早期动脉血压的维持；②脑血管交感缩血管纤维分布较少，α受体密度低，在平均动脉压 60~140 mmHg 范围内，脑血液灌流量可维持在一定水平；心脏冠状动脉虽然也有交感神经支配以及α和β受体分布，但β受体兴奋的扩血管效应强于α受体兴奋的缩血管效应，而且由于休克早期交感神经兴奋和儿茶酚胺分泌增加，使心脏活动增强、代谢水平升高，导致大量扩血管代谢产物生成并在局部蓄积，特别是腺苷的增多使冠状动脉扩张，增加了心脏的灌流量。

因而脑动脉和冠状动脉的血流量变化在休克早期并不明显。

5. 消化道和肝脏因灌流不足出现功能障碍导致休克恶化的主要机制是（　　　）。

A. 造成营养不良　　　　　　　　　　B. 诱发 DIC 的发生

C. 扩血管物质生成增多　　　　　　　D. 肠源性内毒素血症

【参考答案】D

【分析】

休克持续发展，腹腔内脏血管持续收缩，胃肠道缺血缺氧、淤血和 DIC 形成，肠黏膜受损、消化道功能紊乱，屏障保护功能减弱，大量内毒素甚至细菌经肠道和门静脉系统入血，发生内毒素血症和肠源性败血症，导致休克恶化。

6. 休克早期"自身输液"的产生是由于（　　　）。

A. 组织液回收增多　　　　　　　　　B. 微循环淤血

C. 容量血管收缩　　　　　　　　　　D. 毛细血管静水压增加

【参考答案】A

【分析】

休克早期交感神经持续兴奋和儿茶酚胺大量分泌，微循环血管明显收缩，其中微动脉和毛细血管前括约肌比微静脉更为敏感，毛细血管前阻力大于后阻力，毛细血管中流体静压下降，使组织液返流入血增加，循环血量增加，起到"自身输液"的作用，增加了回心血量。

7. 下列哪项不是引起休克微循环淤血的机制？（　　　）

A. NO 大量产生，引起持续的血管扩张

B. ATP 合成增强，导致其代谢产物腺苷在局部堆积

C. 酸中毒致使血管平滑肌对 CA 的反应性降低

D. 细胞分解破坏后释出大量 K^+，使细胞外液渗透压增高

【参考答案】B

【分析】

在休克的微循环淤血性缺氧期，微循环的主要特征是淤血。其机制为：①酸中毒。缺氧引起组织血氧分压下降，CO_2 和乳酸蓄积，发生酸中毒。酸中毒使血管平滑肌对儿茶酚胺的反应性降低，血管扩张淤血。②局部扩张血管的代谢产物增多，如释放 NO，舒张血管平滑肌，引起血管扩张和低反应性；细胞分解代谢增强释放出 K^+，K^+ 外流增加导致电压门控性 Ca^{2+} 通道抑制，Ca^{2+} 内流减少，引起血管反应性与收缩性降低。

缺血缺氧会抑制线粒体内氧化磷酸化反应，ATP 合成减少。

8. 休克微循环淤血期微循环灌流的特点是（　　　）。

A. 少灌少流，灌少于流　　　　　　　　B. 多灌多流，灌多于流

C. 少灌多流，灌少于流　　　　　　　　D. 灌而少流，灌多于流

【参考答案】D

【分析】

休克微循环淤血期，血液不再局限于通过直捷通路，而是经过开放的毛细血管前括约肌大量涌入真毛血管网、微动脉，后微动脉痉挛减轻，而在毛细血管的静脉端和微静脉血流缓慢，红细胞聚集，白细胞滚动、黏附、嵌塞，血小板聚集，血浆和血细胞分离，血浆外渗到血管外，血液黏度增加，血流速度缓慢，组织灌而少流、灌大于流，发生淤血性缺氧。

9. 休克时钠泵运转障碍的机制是（　　　）。

A. 磷酸化酶的活性加强　　　　　　　　B. 己糖激酶活性加强

C. 无氧酵解显著增强，乳酸生成增多　　D. 有氧氧化减弱，使 ATP 生成显著减少

【参考答案】D

【分析】

休克时最先发生变化的细胞器是线粒体，表现为肿胀，致密结构和嵴消失，钙盐沉着，甚至膜破裂。由于线粒体是细胞氧化磷酸化的部位，其损伤可使 ATP 合成减少，细胞能量生成严重不足，继而引起膜离子泵功能障碍，使 K^+ 外流而 Na^+ 内流，细胞水肿。

10. 休克时最常出现的酸碱失衡是（　　　）。

A. 代谢性碱中毒　　　B. 呼吸性酸中毒　　　C. 代谢性酸中毒　　　D. 混合性酸中毒

【参考答案】C

【分析】

休克时微循环障碍以及组织缺氧，使线粒体氧化磷酸化受到抑制，葡萄糖无氧酵解增强，肝脏又不能充分摄取乳酸转化为葡萄糖，加上灌流障碍和肾功能受损，代谢产物不能及时清除，因此发生代谢性酸中毒。

11. 下列哪一项不是微循环衰竭期 DIC 形成的原因？（　　　）

A. 组织因子释放　　　B. 血小板激活　　　C. PGI_2 增多　　　D. 内皮细胞损伤

【参考答案】C

【分析】

休克的微循环淤血期不断发展，凝血系统被激活，可通过多种途径导致 DIC：①血液流变学变化；②毛细血管内皮细胞损伤，胶原暴露，活化凝血因子Ⅻ，激活内源性凝血系统；③血小板激活、释放增多，黏附聚集，促进凝血过程；④组织因子大量释放激活外源性凝血

系统；⑤促凝物质增多；⑥TXA$_2$-PGI$_2$平衡失调：休克时内皮细胞损伤一方面使 PGI$_2$ 生成、释放减少，另一方面由于胶原暴露使血小板激活、黏附聚集，生成和释放 TXA$_2$ 增多。PGI$_2$ 有抑制血小板聚集和扩张小血管的作用，而 TXA$_2$ 则有促进血小板聚集和收缩小血管的作用。因而 TXA$_2$-PGI$_2$ 平衡失调可促进 DIC 的发生。 ⑦单核吞噬细胞系统功能下降，不能及时清除激活的凝血因子和已形成的纤维蛋白，也可促进 DIC 的形成。

综上所述，选项 C 符合题意。

12. 休克难治期微循环灌流特点为（　　　　）。

A. 少灌少流、灌大于流　　　　　　　　　　B. 少灌多流、灌少于流

C. 不灌不流　　　　　　　　　　　　　　　D. 少灌少流、灌少于流

【参考答案】C

【分析】

休克难治期微循环灌流的主要特点：①微血管反应性显著下降：微血管发生麻痹性扩张，对血管活性药物反应性显著下降，出现循环衰竭。②发生 DIC：血液处于高凝状态，凝血系统激活，单核吞噬细胞系统功能下降等原因促进了 DIC 的发生。③毛细血管无复流现象：由于白细胞的黏附和嵌塞、毛细血管内皮细胞肿胀和出现 DIC、微血栓阻塞等原因导致毛细血管内淤滞停止的血流无法恢复。

所以，休克难治期微循环血管处于不灌不流的状态。

13. 大面积烧伤和严重脱水导致休克共同的始动环节是（　　　　）。

A. 外周阻力增高　　　　　　　　　　　　　B. 血管床容量增加

C. 血容量减少　　　　　　　　　　　　　　D. 心输出量降低

【参考答案】C

【分析】

大面积烧伤时，皮肤屏障被破坏，常伴有血浆的大量渗出而丢失，可造成有效循环血量减少，使组织灌流量不足引起休克。严重脱水时大量体液丢失，有效循环血量减少也会引起休克。

14. 扩血管药物不宜用于下列哪种类型的休克？（　　　　）

A. 神经源性休克　　　　　　　　　　　　　B. 低排高阻型休克

C. 失血性休克　　　　　　　　　　　　　　D. 心源性休克

【参考答案】A

【分析】

神经源性休克是指由于血管运动张力丧失，大量血管扩张所引起的休克。强烈的疼痛刺激、严重的脑损伤、深度麻醉、脊髓损伤、高位脊髓麻醉等都可引起神经源性休克，因这些原因造成交感缩血管纤维被阻断，小血管因紧张性的丧失而发生扩张，结果使外周血管阻力降低、大量血液淤积在微循环中，回心血量急剧减少，血压下降而发生休克。

神经源性休克不适用于扩血管药物。

15. 抗休克治疗中，下列提示微循环改善的指标中，临床上最有意义的是（　　　　）。

A. 脉率减慢　　　　　　　　　　　　　　　B. 尿量已达 30 mL/L

C. 肤色转红润　　　　　　　　　　　　　　D. 神志更清楚

【参考答案】B

【分析】

尿量超过 30 mL/L，说明肾脏血流量已经恢复，皮肤腹腔内脏血流量得到恢复，休克已经被纠正。

16. 糖皮质激素治疗休克的主要机制是（　　）。

A. 疏通微循环，扩张小血管　　　　　　B. 稳定细胞膜和细胞器膜

C. 阻断儿茶酚胺的有害作用　　　　　　D. 增强肝解毒功能

【参考答案】B

【分析】

治疗休克要求阻断炎症细胞信号通路的活化、拮抗炎症介质的作用，能减轻全身炎症反应综合征（SIRS）和多器官功能障碍（MODS），糖皮质激素能稳定细胞膜和细胞器膜，从而抑制炎症介质产生和溶酶体酶的释放，从而治疗休克。

17. 下列指导低血容量性休克补液治疗最可靠的检测指标是（　　）。

A. 血红蛋白　　　　　　　　　　　　　B. 颈外静脉充盈度

C. 中心静脉压　　　　　　　　　　　　D. 肢端温度

【参考答案】C

【分析】

低血容量性休克的治疗主要是补充血容量及止血，临床上可结合血压、中心静脉压等来指导补液。中心静脉压（CVP）是指上腔静脉或下腔静脉近右心房入口处的压力或右心房压力，是反映右心功能的间接指标，常用于评估心脏前负荷。可通过置入中心静脉导管直接测量，正常值为 0.49～1.18 kPa（5～12 cmH$_2$O）。若 CVP 偏低或有下降趋势，常提示补液不足；若 CVP 高于正常，常提示补液过快或心功能不全。

18. 低排低阻型休克可见于（　　）。

A. 失血性休克　　　B. 创伤性休克　　　C. 烧伤性休克　　　D. 心源性休克

【参考答案】D

【分析】

低排低阻型休克是心输出量降低，外周阻力降低，可见于心源性休克。心源性休克的始动环节是心泵功能障碍导致的心输出量迅速减少，此型休克表现为血压在休克早期就显著下降，根据血流动力学的变化，心源性休克亦可分为两型。①低排高阻型：大多数患者表现为外周阻力增高，与血压下降，减压反射受抑而引起交感-肾上腺髓质系统兴奋和外周小动脉收缩有关；②低排低阻型：少数患者表现为外周阻力降低，这可能是由于心肌梗死或心室舒张末期容积增大和压力增高，刺激了心室壁的牵张感受器，反射性抑制了交感中枢，导致外周阻力降低所致。

19. 扩血管药物不宜用于下列哪种类型的休克？（　　）

A. 失血性休克　　　　　　　　　　　　B. 低排高阻型休克

C. 神经源性休克　　　　　　　　　　　D. 心源性休克

【参考答案】C

【分析】

剧烈疼痛、脊髓损伤或高位脊髓麻醉、中枢镇静药过量可抑制交感缩血管功能，使阻力血管扩张，血管床容积增大，有效循环血量相对不足而引起休克，称为神经源性休克。既然

是因为血管床容积增大，所以不宜使用扩血管药物。

20. 关于休克的补液原则正确的是（　　　）。

A. 失多少，补多少
B. 血压正常不必补液
C. 需多少，补多少
D. 根据血压确定补液量

【参考答案】C

【分析】

微循环灌流量减少是各种休克发病的共同基础。除心源性休克之外，补充血容量是提高心排出量、增加有效循环血量和微循环灌流量的根本措施。在微循环缺血期要强调尽早和尽快补液，以降低交感-肾上腺髓质系统兴奋性，减少儿茶酚胺释放量，缓解微循环前阻力血管收缩程度，提高微循环灌流量，防止休克加重。在微循环淤血期输液的原则是"需多少，补多少"。因为微循环淤血，血浆外渗，补液量应大于失液量；脓毒性休克和过敏性休克时，虽然无明显的失液，但由于血管床容量增加，有效循环血量明显减少，也应根据实际需要来补充血容量。补充血容量应适度，过量输液会导致肺水肿。因此，正确估计需要补液的总量至关重要，必须动态观察静脉充盈程度、尿量、血压和脉搏等指标，作为监护输液量是否足够的参考依据。

（二）小组测试与解析

1. 某患者，男，53岁。胸痛1小时入院。患者1小时前无明显诱因出现前胸压榨样疼痛，大汗淋漓，并感头晕、心悸、全身无力，经120急诊入院。既往体健。查体：T 36.1 ℃，P 55次/分，R 25次/分，BP 78/52 mmHg。急性病容，烦躁不安，呼吸急促，口唇发绀，全身皮肤湿冷。双肺呼吸音清，可闻及少许湿啰音，心律不齐，心音弱。实验室检查：肌酸激酶328 IU/L（↑），肌酸激酶同工酶39 U/L（↑），乳酸脱氢酶252 IU/L（↑）。心电图示ST段抬高。引起患者微循环变化最主要的体液因子是（　　　）。

A. 血管升压素
B. 儿茶酚胺
C. 血栓素 A_2
D. 血管紧张素Ⅱ

【参考答案】B

【分析】

从题意分析患者应该患有心梗，心输出量不足导致休克。休克发展过程中微循环变化的主要机制是交感-肾上腺髓质系统强烈兴奋和血管活性因子的释放。该患者从临床表现和检查指标来看属于微循环缺血期。这个阶段收缩血管的主要体液因子是儿茶酚胺。

【知识拓展】

心源性休克的始动环节是心泵功能障碍导致的心输出量迅速减少，血压在休克早期就显著下降，微循环变化过程基本与低血容量性休克相同。

2. 某患者，男，45岁。患者5小时前被工地钢梁砸伤腹部和髂部，全腹持续胀痛，伴头晕、恶心。查体：T 36.2 ℃，P 140次/分，R 24次/分，BP 60/40 mmHg。神志不清，呼吸急促，面色苍白，全腹膨隆，下肢和胸腹部可见多处瘀斑。腹腔穿刺抽出不凝血液。患者出现多处瘀斑的机制不包括（　　　）。

A. 毛细血管前括约肌收缩
B. 微循环淤血、血流减慢
C. 血管内皮损伤，启动凝血系统
D. 血小板和红细胞黏附、聚集

【参考答案】A

【分析】

患者由于外伤出现休克，血压下降，神志不清，血液凝固型降低，全身瘀斑，从临床表现推断患者处于微循环衰竭期，并发了 DIC。此时患者由于长时间微循环淤血，血液淤滞，血浆外渗、血液浓缩，血液黏度增加，红细胞和血小板聚集，减慢血流速度。长时间缺血缺氧，血管内皮细胞损伤暴露胶原纤维，激活了内源性凝血系统，组织因子大量释放激活外源性凝血系统。此时由于酸中毒和扩张血管活性因子的影响，血管平滑肌对儿茶酚胺的反应性降低，毛细血管前括约肌不能再保持收缩状态，血管扩张。

【知识拓展】

微循环衰竭期易并发 DIC，机制涉及三个方面，除了血液流变学的改变和凝血系统激活以外，TXA_2-PGI_2 平衡失调也是重要原因。休克时内皮细胞损伤，既可使 PGI_2 生成释放减少，也可因胶原纤维暴露，使血小板激活、黏附、聚集，生成和释放 TXA_2 增多。因为 PGI_2 具有抑制血小板聚集和扩张小血管作用，而 TXA_2 则具有促进血小板聚集和收缩小血管作用，故，TXA_2-PGI_2 平衡失调可促进 DIC 的发生。

3. 某患者，女，55 岁。腹胀、腹痛 5 天，加重 1 天入院。患者 5 天前无明显诱因出现腹胀、腹痛，排气及排便停止，近 1 天加重，并出现恶心、呕吐。既往体健。查体：T 38.2 ℃，P 129 次/分，R 27 次/分，BP 75/50 mmHg。神志清楚，精神萎靡。腹部膨隆，有压痛、反跳痛、肌紧张，右下腹明显。实验室检查：WBC 22.6×10⁹/L，中性粒细胞占比 91.7%。B 超示腹腔积液，立位腹平片膈下有游离气体，提示急性肠梗阻、肠穿孔及弥漫性腹膜炎。超声心动图示射血分数 42%。患者心脏射血分数降低与下列哪一项无关？（　　　）

A. 冠脉血流量减少　　　　　　　　B. 心室前负荷过重
C. 心肌耗氧量增加　　　　　　　　D. 内毒素损伤心肌

【参考答案】B

【分析】

该患者因感染性腹膜炎，目前神志萎靡、血压下降、心率较快、射血分数降低，说明患者已经发展到感染性休克的微循环淤血期。休克出现的心脏射血分数降低，原因是心功能受到抑制，而心功能抑制主要是由于回心血量减少导致冠脉血流量减少，另外心率加快，耗氧量增加，还有感染导致肠道菌群入血，内毒素损伤等多种原因造成的。选项 B 是错误的，由于回心血量减少，心室前负荷不会加大。

【知识拓展】

心室射血分数是指每搏输出量占心室舒张末期容积量的百分比。心室收缩时并不能够将心室的血液全部射入动脉，正常成人在静息状态下心室舒张期的容积，左心室约为 145 mL，右心室约为 137 mL，搏出量为 60～80 mL，也就是说射血完毕时心室尚有一定量的淤血。把搏出量占心室舒张期容积的百分比，称为射血分数。一般 50% 以上属于正常的范围，人体安静时的射血分数约为 55% 到 65%，射血分数与心肌的收缩能力有关，心脏收缩能力越强，则每搏输出量越多，射血分数也越大。

4. 某患者，女，50 岁。左下肢被汽车撞伤后 1 小时，感局部剧烈疼痛，经 120 急诊入院。查体：T 36.2 ℃，P 116 次/分，R 21 次/分，BP 90/60 mmHg。神志清楚，痛苦病容，面色苍白，四肢冰凉。X 线示左股骨干粉碎性骨折。患者此时微循环的变化不包括（　　　　）。

A. 真毛细血管关闭　　　　　　　　　　B. 动-静脉吻合支关闭

C. 微动脉、后微动脉收缩　　　　　　　D. 毛细血管前括约肌收缩

【参考答案】B

【分析】

患者外伤入院时心率较快，血压稍低，神志清楚，面色苍白，说明患者处于休克的微循环缺血期。此时微循环血液灌流量减少，组织缺血缺氧，在儿茶酚胺的作用下，皮肤、腹腔内脏和肾脏的小血管在 α 受体效应下，处于痉挛状态，但是动-静脉吻合支在 β 受体效应下，处于开放状态，血液绕过真毛细血管直接进入微静脉，使组织灌流量减少，同时单位时间内回心血量增加。

5. 某患者，男，29 岁。2 小时前不慎从五楼坠落。查体：T 36.8°C，P 115 次/分，R 19 次/分，BP 60/40 mmHg。神志淡漠，脉搏细弱，四肢冰冷，皮肤瘀斑，耻骨联合及大腿根部血肿。X 线示双下肢及骨盆粉碎性骨折，入院后 24 小时内尿量 300 mL。患者发生尿量改变的机制不包括（　　　）。

A. 有效循环血量减少　　　　　　　　B. 肾小管重吸收钠水增加

C. 肾血管内广泛微血栓形成　　　　　D. 去甲肾上腺素收缩肾小动脉

【参考答案】C

【分析】

患者因外伤致休克，心率加快，血压下降，神志淡漠，四肢冰冷、皮肤出现瘀斑，临床表现提示处于微循环淤血期。这一阶段因外伤失血及微循环淤血，"自身输血"及"自身输液"作用停止，体内有效循环血量减少。肾脏缺血，肾小球滤过率下降，因滤过分数增高和 ADH 分泌增多，肾小管重吸收水钠增加。在这一阶段，交感-肾上腺髓质系统仍然强烈兴奋，肾小动脉在儿茶酚胺的作用下，持续收缩。从题意可知，该患者还没有出现 DIC，故不能肯定肾血管内出现广泛的微血栓。

【知识拓展】

休克晚期易伴发 DIC，判断 DIC 的发生需要有以下 8 项当中，至少符合 3 项：①血小板进行性下降。②血浆纤维蛋白原含量小于 1.5 g/L 或大于 4 g/L，或者是纤维蛋白原进行性的下降。③3P 试验阳性，或者是血浆纤维蛋白原降解产物大于 20 mg/L，或者血浆 D-二聚体检测呈阳性。④PT 凝血酶原时间延长或缩短 3s 以上，APTT 活化部分凝血酶原时间延长或缩短 10 s 以上。⑤抗凝血酶Ⅲ活性小于 60%，或者是蛋白 C 的活性降低。⑥血浆纤溶酶原抗原小于 200 mg/L。⑦血浆内皮素 ET-1 水平大于 80 pg/mL。⑧凝血因子Ⅷ活性小于 50%。

6. 某患者，女，79 岁。患者 2 小时前突发上腹部疼痛，呕吐鲜血约 800 mL。消化道溃疡病病史 30 年。查体：T 36.0 °C，P 110 次/分，R 18 次/分，BP 68/50 mmHg。嗜睡状态，面色苍白，重度贫血貌。右侧髋部及大腿处可见花斑。实验室检查：pH 7.21，PaO_2 88 mmHg，$PaCO_2$ 30 mmHg，[HCO_3^-]10 mmol/L，BE -18 mmol/L，乳酸 4.68 mmol/L。

患者此时微循环变化的特点不包括（　　　）。

A. 血液泥化淤滞、黏滞度增加　　　　B. 微血管对儿茶酚胺的反应性降低

C. 毛细血管通透性增加、血浆外渗　　D. 毛细血管内压降低，组织液回流

【参考答案】D

【分析】

患者因消化道出血导致失血性休克,实验室检查发现有 pH 降低,乳酸较高,BE 负值较大,$[HCO_3^-]$ 降低较多,$PaCO_2$ 略有下降,说明该患者发生了代谢性酸中毒。在酸中毒的影响下,结合临床表现,患者当前血压较低,精神较差,面色苍白,皮肤有花斑。因此,判断患者现在应处于休克的微循环淤血期,出现以下变化:

① 因为长时间缺血缺氧,引起乳酸堆积,造成酸中毒,使血管平滑肌对儿茶酚胺的反应性降低,收缩性减弱,在扩张血管活性因子如组胺等作用下,血管扩张。

② 组胺、缓激肽、降钙素基因相关肽等物质生成增多也导致毛细血管通透性升高,血浆外渗,血液浓缩,血液黏度增加,再加上白细胞黏附在血管壁,增加了微循环通过的血流阻力,导致微循环中血流淤滞。

③ 由于毛细血管后阻力大于前阻力,血管内流体静压增高,组织液回流毛细血管停止。

7. 患者,男性,40 岁,因大面积烧伤急诊入院,因伤情无法测量血压,你现在作为医生,可以根据下列哪一项指标间接判定患者循环状况?(   )

A. 心率
B. 呼吸频率
C. 颈静脉充盈情况
D. 尿量

【参考答案】D

【分析】

大面积烧伤很可能出现休克,由于休克发生发展过程中机体的代偿机制在起作用,尤其是在休克的微循环缺血期,交感-肾上腺髓质系统兴奋,血管收缩,心率加快,回心血量增加,这些指标不能准确反映患者真实的循环状态。肾脏在休克早期就会因肾动脉血流减少而出现尿量减少,随着休克的进展,微循环淤血,肾脏血流量会越来越少,尿量也会持续性减少,甚至无尿。因此,在上述指标中,尿量更能准确地反映患者的循环状态。

8~13 题共用题干:

某男,45 岁,车祸致左大腿撕裂伤,腹痛急诊入院。入院检查:患者面色苍白,略显烦躁,意识尚清。全身多处软组织挫伤。左腹股沟处简单包扎,并有大量渗血。血压 105/85 mmHg,心率 116 次/分,尿量 20 mL/h,B 超示脾破裂,腹腔积血约 600 mL。

8. 如果诊断患者是早期休克,其重要依据是(   )。

A. 有外伤病史,脉压减小
B. 血压能够维持
C. 心率较快
D. 烦躁不安

【参考答案】A

【分析】

休克早期,由于血液的重新分配,心脑血液灌流量还可维持正常,再加上交感-肾上腺髓质系统兴奋,此时患者神志清楚,烦躁不安,心率加快;因全身血管收缩,外周阻力升高,血压可代偿性升高或正常,但是脉压会明显减少。所以,以心率加快、烦躁不安和血压正常来区分休克和一般情况,缺乏特异性,但是如果有明显的致休克病因和脉压减小,可作为判断早期休克的指标。

9. 此时患者微循环灌流的特点是(   )。

A. 多灌少流,灌少于流
B. 多灌多流,灌少于流
C. 多灌少流,灌多于流
D. 少灌少流,灌少于流

【参考答案】D

【分析】

由题意分析，患者处于休克早期（微循环缺血期），一方面，全身小血管在交感-肾上腺髓质系统兴奋和缩血管物质作用下，持续收缩痉挛，尤其是毛细血管前阻力血管收缩更为明显，组织灌流明显减少，血流主要通过直捷通路和动-静脉短路快速回流，单位时间内回心血量增加，起到了"自身输血"的作用；另一方面，由于毛细血管前阻力血管比微静脉收缩强度更大，致使毛细血管中流体静压下降，组织液进入血管，起到了"自身输液"的作用，从而出现了"灌少于流"的状态。

10. 患者随即手术，术中探查左腹股沟处长约7cm撕裂伤口，股动、静脉部分离断，脾破裂，遂行血管修补术和脾摘除术。术中输血400 mL。术后持续输注5%葡萄糖溶液。术后2h血压80/55 mmHg，给予肾上腺素、左旋多巴，血压维持在85/60 mmHg。术后患者神志模糊，持续无尿，皮肤发凉，出现花斑。

该患者术后处于休克的哪一个阶段？（　　　）

A. 微循环缺血期　　　　　　　　　B. 微循环淤血期

C. 微循环衰竭期　　　　　　　　　D. 多器官功能障碍综合征

【参考答案】B

【分析】

术后患者血压下降，神志模糊，说明心脑供血不足，无尿说明肾血流量严重不足，皮肤发凉，出现花斑，说明微循环淤血，血流减慢，还原型血红蛋白增多。这些临床表现都说明患者微循环血管扩张，微循环严重淤血，回心血量减少，有效循环血量严重不足，在给患者注射血管活性药物后，血压略有回升，说明血管系统对药物有反应，还没有出现麻痹的表现。所以患者应处于微循环淤血期。

11. 该患者术后微循环血管出现变化的重要原因是（　　　）。

A. 酸中毒对血管平滑肌的影响　　　B. 交感-肾上腺髓质系统兴奋

C. 肾功能衰竭　　　　　　　　　　D. DIC

【参考答案】A

【分析】

微循环长时间缺血缺氧引起CO_2和乳酸堆积，血液中$[H^+]$增高，致使血管对儿茶酚胺的反应性下降，收缩性减弱。另一方面，肥大细胞释放组胺增多以及其他扩血管物质生成增多，也导致血管扩张。

12. 次日7时患者血压降至65/35 mmHg，PaO_2 55 mmHg，无尿，皮肤大面积瘀斑，静推肾上腺素后血压不能回升，患者昏迷。该患者皮肤大面积瘀斑出现的原因与机制，不可能是（　　　）。

A. 皮下血管破裂　　　　　　　　　B. 凝血与抗凝血功能失衡

C. 血小板数量不足　　　　　　　　D. 长时间缺血缺氧导致漏出性出血

【参考答案】A

【分析】

结合题意可知患者此时处于微循环衰竭期，出现了DIC，其原因可能是严重缺氧、酸中毒等损伤血管内皮细胞，使组织因子大量释放，启动外源性凝血系统；内皮细胞损伤暴露胶原纤维，激活XII因子，启动内源性凝血系统；同时由于严重创伤，组织大量破坏也可以导致组织因子大量表达，共同导致凝血与抗凝血功能失衡，出现 DIC。

13. 该患者最终死亡。你认为该患者治疗过程中应该采取的正确的治疗措施是（　　）。
（多选）

A. 纠正酸中毒　　　　　　　　　　　B. 合理使用血管活性药物
C. 根据药敏反应结果使用合适的抗生素　　D. 正确补液，补充血容量

【参考答案】A B D

【分析】

有效循环血量相对或绝对减少，微血管的收缩与扩张、酸中毒以及组织缺氧，是休克发病过程中的主要问题。因此，改善微循环、提高组织灌流量是发病学治疗的中心环节。

14. 某患者，男，36 岁。患者 3 小时前被马蜂蜇伤，出现恶心呕吐及神志不清。查体：T 36.8 ℃，P 96 次/分，R 20 次/分，BP 65/48 mmHg。意识不清，面色苍白，全身大汗淋漓，呼吸急促。患者发生上述变化的主要机制是（　　）。

A. 血容量急剧减少　　　　　　　　　B. 血管活性物质大量释放
C. 心脏泵血功能障碍　　　　　　　　D. 血管运动中枢抑制

【参考答案】B

【分析】

从题意分析，患者发生过敏性休克。当过敏原进入机体后，释放大量组胺、5-羟色胺（5-HT）、激肽、补体 C3a/C5a、慢反应物质、血小板活化因子（PAF）、前列腺素等血管活性物质。这些活性物质可导致后微动脉、毛细血管前括约肌舒张和血管通透性增加，外周阻力明显降低，真毛细血管大量开放，血容量和回心血量急剧减少，动脉血压迅速下降。

15. 某患者，男，30 岁。咳嗽咳痰加重 1 周伴呼吸困难 5 小时入院。患者 1 周前感冒后咳嗽咳痰，痰黄，咽部红肿可见脓性分泌物。入院前晚咳出大量脓性分泌物有血丝，晨起后精神差、呼吸困难、颜面青紫。查体：T 38.7 ℃，R 26 次/分，P 110 次/分，BP 70/45 mmHg。昏睡状态，颜面四肢重度发绀，皮肤湿冷，咽部充血，黏膜溃烂，可见血性及黄色脓液，双肺遍布湿啰音。实验室检查：WBC 26.2×10⁹/L，中性粒细胞百分比 95.8%。该患者血压降低的始动环节是（　　）。

A. 血容量急剧减少　　　　　　　　　B. 心脏泵血功能障碍
C. 交感缩血管神经受到抑制　　　　　D. 炎症介质引起血浆外渗和血管扩张

【参考答案】D

【分析】

从题意分析，患者发生脓毒性休克，脓毒性休克与休克发生的三个始动环节均有关，感染灶中的病原微生物及其释放的各种毒素均可刺激单核-巨噬细胞、中性粒细胞、肥大细胞、内皮细胞等表达释放大量的炎症介质，引起全身炎症反应综合征（SIRS），促进休克的发生发展。其中某些细胞因子和血管活性物质可增加，毛细血管通透性，使大量血浆外渗，导致血容量减少；或引起血管扩张，使血管床容量增加导致有效循环血量的相对不足。此外，细菌毒素及炎症介质可直接损伤心肌细胞，造成心泵功能障碍。

16. 某患者，男，22 岁。因右下肢浅表脓肿就诊。皮试阴性后，予美洛西林（青霉素类广谱抗生素）2.5 g 于 100 mL 生理盐水中静脉滴注。5 分钟后患者面部发绀，皮肤湿冷，呼吸困难，BP 60/40 mmHg。该患者血压降低的始动环节是（　　）。

A. 血容量急剧减少   B. 心脏泵血功能障碍

C. 扩血管物质大量释放   D. 交感缩血管神经受到抑制张

【参考答案】C

【分析】

患者为过敏性休克，分析详见第 14 题。

17~22 题共用题干：

患者袁某，女，55 岁，右肾多发结石并积水，伴泌尿系感染，尿培养提示为大肠埃希菌。行激光碎石术。术后立即出现高热、寒战。查体：T39.6 ℃，R 26 次/分，P 145 次/分，BP 84/55 mmHg，CVP 4 cmH$_2$O（正常值为 5~12 cmH$_2$O）。血气分析：BE -9.90 mmol/L，PaCO$_2$ 30 mmHg、pH 7.18，[HCO$_3^-$]11.90 mmol/L、SaO$_2$ 92.90%，PaO$_2$ 65.00 mmHg。

17. 作为医生，你预判该患者接下来可能会发生（   ）。

A. 过敏性休克   B. 心源性休克   C. 脓毒性休克   D. 创伤性休克

【参考答案】C

【分析】

患者已有泌尿系大肠埃希菌感染，手术会导致细菌入血，出现脓毒症，接下来可能会出现严重的循环、细胞功能代谢异常，发生脓毒性休克。

18. 院方大量输液，病情不见好转，立即转 ICU，继续液体复苏，加用大剂量去甲肾上腺素，亚胺培兰西司他丁抗感染，并使用糖皮质激素类药物。你认为还可以使用哪种治疗方案？（   ）

A. 强心   B. 纠正酸中毒   C. 机械通气   D. 补充白蛋白

【参考答案】B

【分析】

使用去甲肾上腺素升压是必要的，但是酸中毒能加重微循环障碍、抑制心肌收缩、降低血管对儿茶酚胺的反应性，促进 DIC 形成，导致高钾血症，对机体危害很大。所以，必须根据酸中毒的程度，使用碱性药物纠正酸中毒。

19. 使用糖皮质激素的主要目的是 （   ）。

A. 抑制炎症   B. 协同儿茶酚胺的作用

C. 维持血糖   D. 对抗细胞损伤

【参考答案】A

【分析】

糖皮质激素有快速、强大而非特异性的抗炎作用。糖皮质激素能抑制中性粒细胞活化和促炎介质产生，促进抗炎介质的产生，稳定溶酶体膜使其不易破坏。从而减少蛋白因子和水解酶类的释放。

20. 患者进入 ICU，持续给氧、输液、纠酸、抗炎、抗感染，6 小时时患者诉气促。气短，查呼吸 40 次/分，SaO$_2$88%。立即予经口气管插管，并接有创呼吸机辅助通气治疗。输液量达到 6 700 mL，CVP 达到 31cmH$_2$O，但是血压不升，无尿。此时患者可能继发的并发症，可能性最小的是（   ）。

A. DIC   B. 多器官功能障碍综合征

C. 肺水肿   D. 呼吸性碱中毒

【参考答案】D

【分析】

此阶段患者已经进展到休克晚期，易出现 DIC 和多器官功能障碍综合征，CVP 过高说明输液量过大，可能导致肺水肿。

21. 床旁超声排除术后出血，大剂量使用去甲肾上腺素后，血压仍然不升，病人全身水肿，持续无尿，最终死亡。你认为血压不升的主要原因是（　　　　）。

A. 血管麻痹性扩张 　　　　　　　　　B. 心力衰竭

C. 血容量不足 　　　　　　　　　　　D. 血【Ca^{2+}】不足

【参考答案】A

【分析】

此阶段患者已经进展到休克晚期，血管麻痹性扩张，对血管活性药物没有反应。

22. 你分析患者抢救失败的原因，主要是什么？（问答）

【参考答案】大量输液进入血管，由于脓毒性休克的特点，血管壁通透性过高，液体透过血管壁进入组织间隙，导致患者出现全身广泛水肿，但有效循环血量得不到提升，致使病情持续恶化。

Ⅳ. 应用练习与解析

病案分析题

患者，男性，24 岁，在一次拖拉机翻车事故中，整个右腿遭受严重创伤，出血量不清，在车下压了大约 5h 才得到救护，立即送往某医院。

体检：血压 65/40 mmHg，脉搏 105 次/min，呼吸 25 次/min。伤腿发冷、发绀，从腹股沟以下开始往远端肿胀。膀胱导尿，导出尿液 300 mL。在其后的 30～60 min 内经输液治疗，病人循环状态得到显著改善，右腿循环也有好转。虽经补液和甘露醇使血压恢复至 110/70 mmHg，但仍无尿。

入院时血清[K^+]为 5.5 mmol/L，输液及外周循环改善后升至 8.6 mmol/L，决定立即行截肢术。右大腿中段截肢，静注胰岛素、葡萄糖和用离子交换树脂灌肠后，血[K^+]暂时降低，高钾血症的心脏效应经使用葡萄糖酸钙后得到缓解。伤后 72h 内病人排尿总量为 200 mL，呈酱油色，内含肌红蛋白。在以后的 22 天内，病人完全无尿，持续使用腹膜透析。病程中因透析而继发腹膜炎，右下肢残余部分发生坏死，伴大量胃肠道出血。

伤后第 23 天，平均尿量为 50～100 mL/24h，尿中有蛋白和颗粒、细胞管型。血小板 56×10⁹/L[正常值（100～300）×10⁹/L 或 10 万～30 万/mm³]，血浆纤维蛋白原 1.3g/L（正常值 2～4g/L），凝血时间显著延长，3P 试验阳性。血尿素氮（BUN）17.8 mmol/L（正常值 3.2～7.1 mmol/L），血清肌酐 388.9μmol/L（正常值 88.4～176.8μmol/L），血[K^+]6.5 mmol/L，pH 7.18，$PaCO_2$ 23.9 kPa。虽采取多种治疗措施，但病人一直少尿或无尿，于入院第 41 天死亡。

问题：

（1）入院时患者最主要的疾病是什么？只列出最严重的一种即可，用你学过的病理生理知识阐述你的依据。

（2）患者高血钾的原因和机制。

（3）静注葡萄糖和胰岛素有什么作用？

（4）胃肠道为什么出血？

（5）血小板的值发生了什么变化？请你用病理生理学知识写出血小板变化的机制。

【分析】

（1）创伤性休克，Ⅱ期。判断依据：①严重创伤的病史；②临床表现：血压下降、脉搏细数、四肢发冷皮肤发绀、尿量减少，符合休克Ⅱ期的临床特点：血压进行性下降，脉压缩小、脉搏细速，肾缺血而无尿。

（2）右下肢严重挤压伤→细胞破裂→钾大量释放；低血容量→肾血流量和肾小球滤过率（GFR）降低→急性肾衰，排钾减少；低血容量，BP↓→细胞供氧↓→ATP↓→钠钾泵功能↓→钾进入细胞内↓。

（3）降低血钾。

（4）严重创伤→应激：交感—肾上腺髓质系统兴奋→血液发生重分布→胃和十二指肠黏膜小血管强烈收缩→黏膜缺血，黏膜损伤→应激性溃疡；溃疡侵犯大血管：胃肠道出血。

（5）创伤→组织损伤，释放组织因子（TF）→微血栓形成→血小板大量消耗，凝血时间延长，3P（+）→凝血功能障碍。DIC：可能广泛出血→休克↑→多器官功能障碍：心、肾等。

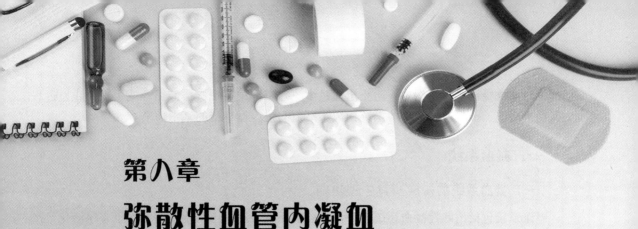

第八章
弥散性血管内凝血

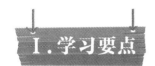

【学习目标】

● 掌 握

（1）弥散性血管内凝血（DIC）的概念。

（2）DIC 的发生机制，血管内皮损伤、酸中毒、组织因子、凝血因子Ⅻ、血小板激活在 DIC 发生发展过程中的作用及机制。

● 熟 悉

（1）DIC 的分期与各期特点。

（2）DIC 的基本变化和主要表现、凝血功能障碍导致出血的机制。

（3）休克与 DIC 的相互关系。

● 了 解

（1）DIC 的常见原因。

（2）影响凝血与抗凝机制平衡的因素的作用。

【执业医师资格考试大纲与考点分析】

（1）DIC 的病因和发病机制；

（2）影响 DIC 发生发展的因素；

（3）DIC 的功能与代谢改变。

本章的主要考点是弥散性血管内凝血的功能与代谢改变。

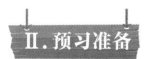

第一节　凝血系统、抗凝系统与纤溶系统

正常机体的凝血与抗凝血之间处于动态平衡状态，以保证血液在心脏和血管内畅通流动，而当血管受损出血时，局部出现血管收缩、血小板血栓形成和血液凝固三个过程，及时在受

损部位形成血凝块，封闭伤口，防止出血过多。在机体维持正常血液循环或生理性止血过程中，凝血系统、抗凝系统、纤溶系统构成了凝血与抗凝血平衡的基本环节。

一、凝血系统

（一）凝血系统的构成及其生理功能

凝血系统包括内源性凝血系统和外源性凝血系统，这两个系统使凝血因子有序活化，产生凝血酶，使纤维蛋白原转化为纤维蛋白，同时也会造成抗凝系统和纤溶系统被激活。血液凝固机制如图 8-1 所示。

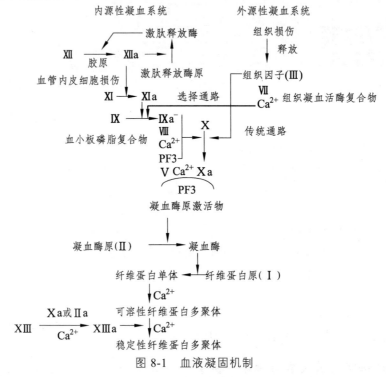

图 8-1　血液凝固机制

（二）凝血因子的异常

凝血因子的异常如图 8-2 所示。

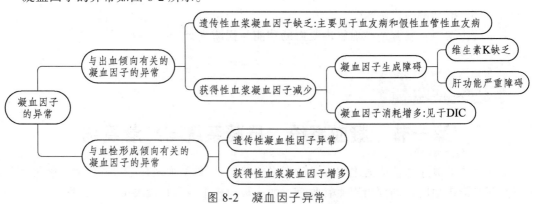

图 8-2　凝血因子异常

二、机体的抗凝作用

机体的抗凝作用包括细胞抗凝和体液抗凝两个方面。

（一）细胞抗凝

单核吞噬细胞系统和肝细胞具有非特异性抗凝作用。单核吞噬细胞对凝血因子、组织因子、凝血酶原激活物以及可溶性纤维蛋白单体有吞噬、清除作用；肝细胞能摄取并灭活已活化的凝血因子。

（二）体液抗凝系统

体液抗凝系统如图 8-3 所示。

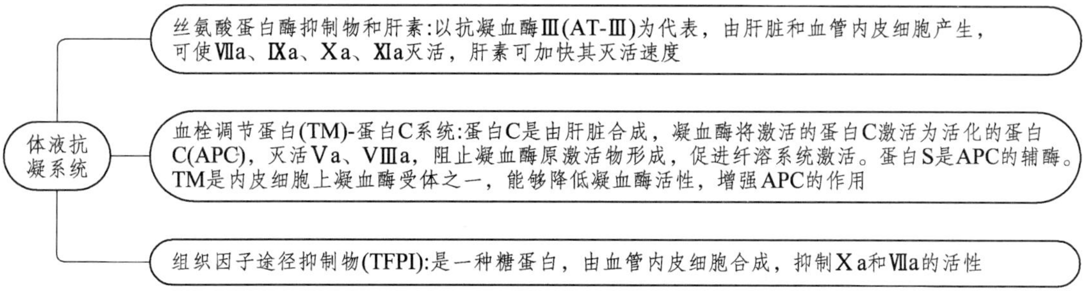

体液抗凝系统
丝氨酸蛋白酶抑制物和肝素:以抗凝血酶Ⅲ(AT-Ⅲ)为代表，由肝脏和血管内皮细胞产生，可使Ⅶa、Ⅸa、Ⅹa、Ⅺa灭活，肝素可加快其灭活速度
血栓调节蛋白(TM)-蛋白C系统:蛋白C是由肝脏合成，凝血酶将激活的蛋白C激活为活化的蛋白C(APC)，灭活Ⅴa、Ⅷa，阻止凝血酶原激活物形成，促进纤溶系统激活。蛋白S是APC的辅酶。TM是内皮细胞上凝血酶受体之一，能够降低凝血酶活性，增强APC的作用
组织因子途径抑制物(TFPI):是一种糖蛋白，由血管内皮细胞合成，抑制Ⅹa和Ⅶa的活性

图 8-3　体液抗凝系统

（三）抗凝系统异常

抗凝系统异常如图 8-4 所示。

抗凝系统异常
抗凝血酶Ⅲ减少或缺乏
遗传性缺乏
获得性缺乏
AT-Ⅲ合成减少
AT-Ⅲ丢失或消耗增多
蛋白C和蛋白S缺乏
遗传性缺乏或异常
APC抵抗
抗磷脂综合征引起的APC抵抗
FV基因突变引起的APC抵抗
获得性缺乏

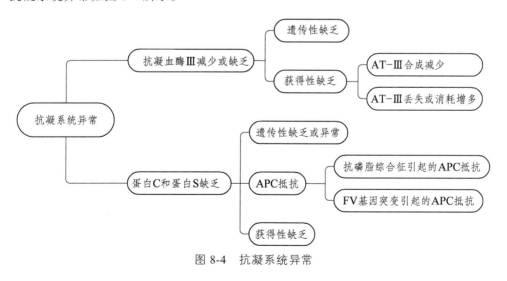

图 8-4　抗凝系统异常

三、纤溶系统

纤溶系统包括纤溶酶原激活物、纤溶酶原、纤溶酶、纤溶抑制物等。主要功能是使纤维

蛋白凝块溶解，保证血流畅通以及参与组织的修复和血管的再生。

纤溶酶原主要在肝脏、骨髓、嗜酸性粒细胞和肾脏合成，可被纤溶酶原激活物水解为纤溶酶。纤溶酶可使纤维蛋白（原）降解为纤维蛋白（原）降解产物，还能水解凝血酶、FV、FWI、FXI 等，参与抗凝作用。纤溶抑制物主要有：纤溶酶原激活物抑制物-1（PAI-1）、补体 C1 抑制物、α_2-抗纤溶酶、α_2-巨球蛋白和凝血酶激活的纤溶抑制物（TAFI）等。纤溶系统的激活与抑制见图 8-5 所示。

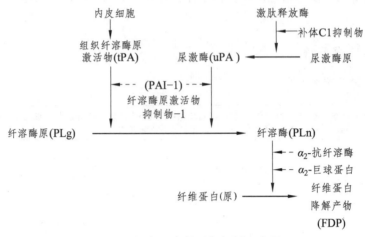

图 8-5　纤溶系统激活与抑制示意图

第二节　DIC 的概念、病因与发病机制

弥散性血管内凝血是指在某些致病因子作用下，大量促凝物质入血，凝血因子和血小板被激活，使凝血酶增多，微循环中形成广泛微血栓，继而因凝血因子和血小板大量被消耗，引起继发性纤维蛋白溶解增强，机体出现以止血、凝血功能障碍为特征的病理生理过程。主要临床表现为出血、休克、器官功能障碍和微血管病性溶血性贫血等。

一、DIC 的病因和发病机制

DIC 的病因包括感染性疾病、肿瘤性疾病、妇产科疾病、创伤及手术等。
DIC 的发病机制包括：

（一）组织因子（TF）释放

组织因子（TF）释放，外源性凝血系统激活，启动凝血过程。大面积组织损伤、产科或外科大手术、恶性肿瘤或器官坏死、严重感染等情况下，组织严重损伤，大量 TF 入血，启动外源性凝血途径，引起血液凝固。

（二）血管内皮细胞损伤，凝血、抗凝功能失调

严重感染、内毒素血症、炎症介质等导致内皮细胞受损：①释放 TF，启动外源性凝血系

统；②暴露胶原纤维，启动内源性凝血系统；③促进血小板在内皮下黏附聚集；④抑制抗凝系统和纤溶系统活性。

（三）血细胞大量破坏，血小板被激活

红细胞大量破坏释放出磷脂，促进血小板黏膜聚集；白细胞大量破坏促进外源性凝血系统激活。

（四）其他促凝物质入血

如急性胰腺炎、羊水栓塞、外源性毒素入血时都可促进外源性凝血系统或内源性凝血系统被激活，或直接促使凝血酶原转化为凝血酶。

多数情况下，DIC 的病因通过多种机制引起 DIC 的发生、发展。例如，严重感染是临床上引起 DIC 最常见的原因，相关机制如下：①内毒素及严重感染时产生的肿瘤坏死因子 α、白细胞介素-1 等细胞因子作用于血管内皮细胞，使组织因子表达增加，血栓调节蛋白和肝素表达减少，血管内皮细胞表面由抗凝状态变为促凝状态。②内毒素可损伤血管内皮细胞，暴露胶原，使血小板黏附、活化、聚集，同时释放 ADP、血栓素 A_2 等，进一步促进血小板的活化、聚集，从而促进微血栓的形成。此外，内毒素也可通过激活血小板活化因子，促进血小板的活化、聚集。③严重感染时释放的细胞因子可激活白细胞释放蛋白酶和活性氧等炎症介质，损伤血管内皮细胞，使其抗凝功能降低。④细胞因子可使血管内皮细胞产生组织型纤溶酶原激活物减少，纤溶酶原激活物抑制剂-1（PAI-1）增多，使生成的血栓溶解障碍，这也与微血栓的形成有关。

二、影响 DIC 发生发展的因素

（一）单核-吞噬细胞功能受损

单核-吞噬细胞系统具有吞噬功能，可吞噬、清除血液中的凝血酶、纤维蛋白原及其他促凝物质；也可清除纤溶酶、纤维蛋白降解产物及内毒素等。当其吞噬功能严重障碍或由于吞噬了大量坏死组织、细菌等，使其功能"封闭"时，可促进 DIC 发生。如：全身性 Shwartzman 反应时，由于第一次注入小剂量内毒素，使单核-吞噬细胞系统功能"封闭"，第二次注入内毒素时易引起 DIC。

（二）肝功能严重障碍

当肝功能严重障碍时，可使凝血、抗凝、纤溶过程失调。病毒、某些药物等，既可损害肝细胞，引起肝功能障碍，也可激活凝血因子。此外，肝细胞大量坏死时可释放组织因子等，启动凝血系统，促进 DIC 的发生。

（三）血液高凝状态

妊娠第三周开始，孕妇血液中血小板及凝血因子逐渐增多；而 AT-Ⅲ、组织型纤溶酶原激活物、尿激酶型纤溶酶原激活物降低；胎盘产生的 PAI 增多。随着妊娠时间的增加，

血液渐趋高凝状态，妊娠末期最明显。故当产科意外（胎盘早期剥离、宫内死胎、羊水栓塞等）时，易发生 DIC。酸中毒所致的血液高凝状态，是促进 DIC 发生发展的重要原因之一。

（四）微循环障碍

休克等原因导致微循环严重障碍时，血液淤滞，甚至"泥化"。此时，红细胞聚集，血小板黏附、聚集。微循环障碍所致的缺血、缺氧可引起酸中毒及血管内皮细胞损伤等，这也可促进 DIC 的发生发展。

第三节　DIC 的分期和分型

一、DIC 的分期

DIC 的分期见表 8-1。

表 8-1　DIC 的分期

分期	凝血状态	表现
高凝期	凝血酶增多，微血栓形成	血液高凝状态
消耗型低凝期	凝血因子、血小板因消耗而减少；纤溶系统激活	血液低凝、出血
继发性纤溶亢进期	纤溶系统活跃，纤溶酶大量产生，纤维蛋白/纤维蛋白原降解产物（FDP）形成	出血明显

二、DIC 的分型

在 DIC 的发生、发展过程中，一方面凝血因子和血小板被消耗；另一方面，肝脏合成凝血因子及骨髓生成血小板的能力相应增强。根据凝血物质的消耗与代偿情况可将 DIC 分为失代偿型、代偿型和过度代偿型。

（一）失代偿型

凝血因子和血小板的消耗超过生成。实验室检查可见血小板和纤维蛋白原明显减少。患者常有明显的出血和休克等。常见于急性型 DIC。

（二）代偿型

凝血因子和血小板的消耗与代偿基本保持平衡。实验室检查常无明显异常。临床表现不明显或仅有轻度出血或血栓形成症状，可转为失代偿型。常见于轻度 DIC。

（三）过度代偿型

机体代偿功能较好，凝血因子和血小板代偿性生成迅速，甚至超过消耗，可出现纤维蛋白原等暂时性升高，出血或血栓形成症状不明显。常见于慢性 DIC 或恢复期 DIC，也可转为失代偿型 DIC。

也可以按照 DIC 的发生速度分为急性型、亚急性型、慢性型。有时 DIC 主要发生于病变局部，称为局部 DIC。

第四节　DIC 的功能代谢变化

DIC 的临床表现复杂多样，但以出血及微血管内微血栓形成最为突出。DIC 的功能代谢变化详见图 8-6 所示。

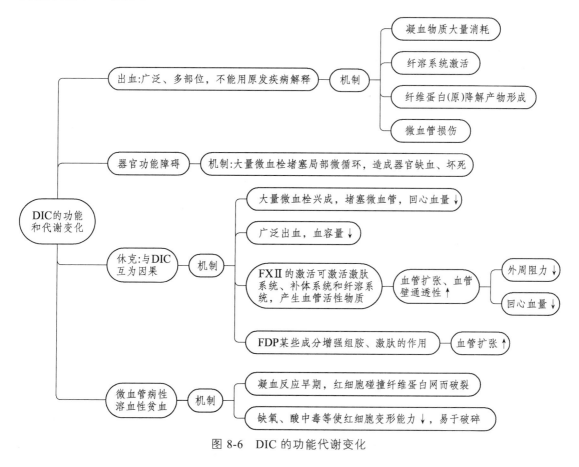

图 8-6　DIC 的功能代谢变化

第五节　防治的病理生理学基础

防治原发病、改善微循环，建立凝血、抗凝和纤溶间的动态平衡，是 DIC 防治的基本原则。

Ⅲ. 准备度测试

（一）个人测试与解析

1. 血小板在凝血中具有下列哪种作用？（　　　）

A. 释放凝血酶

B. 释放组织因子

C. 释放凝血因子Ⅻ

D. 为内源性凝血系统提供反应表面

【参考答案】D

【分析】

血小板在凝血中起着非常重要的作用：血小板激活后释放的 5-HT、TXA_2，可促进血管收缩；活化的血小板可为血液凝固过程中凝血因子的激活提供磷脂表面，血小板表面结合有多种凝血因子；血小板还可释放纤维蛋白原等凝血因子，从而大大加速凝血过程。但血小板不能释放凝血酶、组织因子和凝血因子Ⅻ。故选 D。

2. 使凝血酶由促凝转向抗凝的重要血管内凝血抑制成分是（　　　）。

A. 抗凝血酶-Ⅲ（AT-Ⅲ）

B. 血栓调节蛋白（TM）

C. 组织因子途径抑制物（TFPI）

D. 蛋白 S（PS）

【参考答案】B

【分析】

血栓调节蛋白（thrombomodulin，TM）是内皮细胞膜上的凝血酶受体之一，与凝血酶结合后降低其凝血活性，却显著增强了凝血酶激活蛋白 C（APC）的作用。APC 能水解多种激活的凝血因子，促进纤溶系统功能，是抗凝血系统的重要成分。因此，血栓调节蛋白是使凝血酶由促凝转向抗凝的重要的血管内凝血抑制因子。

3. DIC 最常见的病因是（　　　）。

A. 感染性疾病　　　　B. 肿瘤　　　　C. 妇产科疾病　　　　D. 创伤

【参考答案】A

【分析】

感染性疾病是 DIC 最常见的病因，占所有 DIC 比例的 31%～43%。包括革兰氏阴性或阳性菌感染、败血症等，也包括病毒感染如病毒性肝炎、流行性出血热和病毒性心肌炎等。

4. DIC 时血液凝固功能异常表现为（　　　）。

A. 血液凝固性增高

B. 血液凝固性降低

C. 血液凝固性先增高后降低

D. 血液凝固性先降低后增高

【参考答案】C

【分析】

DIC 的起始环节是大量促凝物质入血，激活凝血系统，启动凝血反应，血液凝固性增高，而后广泛微血栓形成消耗了大量的凝血物质，继发性纤溶功能亢进等又使得血液凝固性下降，故选 C。

5. 肝素抗凝的主要机制为（　　　）。

A. 抑制血小板黏附、聚集

B. 提高抗凝物质的浓度

C. 提高纤溶酶活性，促进微血栓溶解

D. 与 AT-Ⅲ结合，阻断凝血酶，防止微血栓的形成

【参考答案】D

【分析】

抗凝血酶-Ⅲ（AT-Ⅲ）主要由肝脏和血管内皮细胞产生，可使 FVIa、FIXa、FXa、FXIa 等灭活，其单独灭活速度慢，与肝素或血管内皮细胞上表达的硫酸乙酰肝素结合后，灭活速度增加约 1000 倍。AT-Ⅲ数量不足和（或）功能异常可影响抗凝作用导致血栓形成倾向。

6. 下列哪种因素能诱发 DIC？（　　　）

A. 羊水栓塞　　　　　　　　　　　　　B. 细菌感染

C. 大量长期应用肾上腺皮质激素　　　　D. 肿瘤组织大量破坏

【参考答案】C

【分析】

DIC 的发生机制包括：组织因子释放、血管内皮细胞损伤，凝血、抗凝功能失调，血细胞大量破坏、血小板被激活以及其他促凝物质入血。羊水栓塞、肿瘤组织大量破坏时时，大量促凝物质入血，激活内源性凝血系统引起 DIC。细菌感染会使血管内皮细胞严重损伤，激活凝血系统引起 DIC；以上几点都可以直接引起 DIC。

单核吞噬细胞具有清除各类促凝物质、活化凝血因子、FDP、补体成分以及血细胞碎片等的作用。大量长期应用肾上腺皮质激素会抑制单核吞噬细胞系统功能，导致机体非特异性细胞抗凝功能下降，可能诱发 DIC。

7. 妊娠末期的产科意外易诱发 DIC，主要是由于（　　　）。

A. 单核吞噬细胞系统功能低下　　　　　B. 血液处于高凝状态

C. 微循环血流淤滞　　　　　　　　　　D. 纤溶系统活性增强

【参考答案】B

【分析】

妊娠后孕妇血液中血小板及凝血因子逐渐增多；而 AT-Ⅲ、组织型纤溶酶原激活物、尿激酶型纤溶酶原激活物降低；胎盘产生的 PAI 增多。随着妊娠时间的增加，血液渐趋高凝状态，妊娠末期最明显。羊水中也含有组织因子样物质，故产科意外容易诱发 DIC。

8. 下列导致 DIC 发病的共同关键环节是（　　　）。

A. 凝血酶生成增加　　　　　　　　　　B. 组织因子大量入血

C. 凝血因子Ⅻ的激活　　　　　　　　　D. 纤溶酶原激活物的生成

【参考答案】A

【分析】

不论 DIC 的起始环节是哪一种，都要激活凝血系统，导致凝血酶大量产生，才会催化纤维蛋白原向纤维蛋白单体、纤维蛋白多聚体转变，最终形成血栓，同时凝血酶的形成也激活了抗凝系统与纤溶系统，这是 DIC 发病的关键环节，是 DIC 一切机能代谢变化的共同原因。

9. 关于 DIC 时凝血功能的改变准确描述是（　　　）。

A. 纤溶活性降低　　　　　　　　　　　B. 先高凝后转为低凝

C. 先低凝后转为高凝　　　　　　　　　D. 血液凝固性增高

【参考答案】B

【分析】

DIC 在高凝期时，大量凝血酶产生和微血栓形成、使凝血因子和血小板被大量消耗，同时可能继发性激活纤溶系统，使血液处于消耗性低凝状态。故患者的凝血功能是由高凝转为低凝。

10. DIC 患者最初的临床症状常为（ 　　 ）。

　　A. 少尿　　　　　　　B. 出血　　　　　　　C. 呼吸困难　　　　　D. 贫血

【参考答案】B

【分析】

DIC 的临床表现因原发疾病的存在而呈现出多样性和复杂性，但出血往往是 DIC 最常见也是最早被发现的临床表现。DIC 出血有以下特点：①多部位同时出现出血现象，无法用原发疾病来解释；②出血比较突然，可同时伴有 DIC 其他表现；③用一般止血药物无效。

11. 下列不是 DIC 时休克发生机制的是（ 　　 ）。

　　A. 回心血量减少　　　　　　　　　　　B. 血管床容量增加

　　C. 儿茶酚胺增多　　　　　　　　　　　D. 出血

【参考答案】C

【分析】

某些 DIC 的病因能够导致休克的发生，如内毒素血症、创伤或烧伤，除此以外，DIC 还可以因以下原因导致微循环障碍与休克的发生：微血栓形成，回心血量减少、心脏泵血功能下降、右心负荷加大；出血引起血容量减少；FDP 碎片增强激肽和组胺的作用，而激肽和补体系统被激活产生大量血管活性物质，从而使血管扩张、血管壁通透性加大、外周助力下降；DIC 时组织缺血缺氧引起代谢性酸中毒，抑制心脏功能。综上所述。答案只能选 C，儿茶酚胺增多不是 DIC 时休克的发生机制。

12. DIC 导致脏器功能衰竭的原因是（ 　　 ）。

　　A. 微血栓形成　　　　　　　　　　　　B. 继发性纤溶亢进，脏器出血

　　C. 凝血因子减少，脏器出血　　　　　　D. 溶血性贫血

【参考答案】A

【分析】

DIC 的基本病理变化是微血管内弥漫性血栓形成，堵塞相应部位的微循环血流，严重时导致实质器官的局灶性坏死，从而导致缺血性器官功能障碍。

13. DIC 引起的贫血属于（ 　　 ）。

　　A. 再生障碍性贫血　　　　　　　　　　B. 失血性贫血

　　C. 中毒性贫血　　　　　　　　　　　　D. 溶血性贫血

【参考答案】D

【分析】

DIC 患者会出现一种特殊类型的贫血，称为微血管病性溶血性贫血，属于溶血性贫血，特征是外周血涂片中会出现一种形态特殊的变形红细胞，称为裂体细胞，实为红细胞碎片。DIC 产生红细胞碎片的主要原因是 DIC 时由于微血栓形成，纤维蛋白丝会在血液中形成细网，当循环中的红细胞通过细网时，由于机械性撞击发生碎裂。

14. 急性重型 DIC 患者不可能出现的检查结果是（ 　　 ）。

A. 纤维蛋白原浓度增加 B. 纤维蛋白降解产物浓度增高

C. 凝血酶时间延长 D. 凝血酶原时间延长

【参考答案】A

【分析】

急性重型 DIC 患者其凝血相关化验结果会出现明显异常，由于微血栓形成消耗大量凝血物质，纤溶系统被激活使纤维蛋白（原）被溶解，实验室检查结果：血小板减少，凝血酶时间和凝血酶原时间延长，纤维蛋白降解产物浓度增高。纤维蛋白原浓度不会增加，故选 A。

15. 血浆鱼精蛋白副凝试验（3P 试验）检测（   ）。

A. 纤维蛋白原 B. 纤维蛋白单体

C. 纤维蛋白降解产物 D. 凝血酶原

【参考答案】C

【分析】

血浆鱼精蛋白副凝试验（3P 试验）的原理是：DIC 时纤溶酶水解纤维蛋白（原）生成各种分子量大小的蛋白质组分和多肽物质，统称为纤维蛋白降解产物（FDP/FgDP），FDP/FgDP 包括较大的 X 和 Y 片段，较小的 D 和 E 片段以及小肽 A、B 等。X、Y 片段可与纤维蛋白单体（FM）组成可溶性复合物（SFMC）。所以，如果血浆中存在 X-FM 复合物，则反映体内有继发性纤溶过程。当 DIC 患者血浆中加入硫酸鱼精蛋白后，X-FM 被解离，游离 FM 重新发声聚集，血浆中会出现丝状和絮状沉淀，此为 3P 试验阳性。

16. DIC 继发性纤溶亢进期（   ）。

A. 继发性纤溶系统激活，血中凝血因子和血小板开始减少

B. 继发性纤溶系统异常活跃，FDP 增多

C. 纤溶系统异常活跃，血中凝血因子和血小板增多

D. 凝血系统被激活，血中凝血酶增多

【参考答案】B

【分析】

DIC 继发性纤溶亢进期，主要特征是继发性纤溶系统异常活跃，FDP/FgDP 大量生成。A 答案不正确之处在于血中凝血因子和血小板开始减少是发生在消耗性低凝期。C 和 D 答案也是错误的。

17. 子宫、肺等脏器手术或损伤出血导致原发性纤溶亢进时，以下哪项实验室检查是不正确的？（   ）。

A. 凝血酶原时间延长 B. 纤维蛋白原含量降低

C. 凝血酶时间延长 D. D-二聚体增高

【参考答案】D

【分析】

凝血酶水解纤维蛋白原产生交联纤维蛋白，而后纤溶酶水解交联纤维蛋白，最后生成 D-二聚体，所以 D-二聚体是反映继发性纤溶亢进的指标。而子宫、肺、卵巢、肾上腺、前列腺等脏器富含纤溶酶激活物，手术或损伤时导致的属于原发性纤溶亢进，血中 FDP 增高，D-二聚体却不增高。

18. 大量使用肾上腺皮质激素容易诱发 DIC 与下列哪一项因素有关？（   ）

A. 组织凝血活酶大量入血   B. 血管内皮细胞广泛受损

C. 增加溶酶体膜稳定性   D. 单核吞噬细胞系统功能抑制

【参考答案】D

【分析】

皮质激素能抑制单核吞噬细胞系统功能，当大量使用肾上腺皮质激素时，使单核吞噬细胞系统的功能显著降低，故容易诱发DIC。单核-吞噬细胞系统可吞噬、清除血液中的凝血酶、纤维蛋白原及其他促凝物质；也可清除纤溶酶、纤维蛋白降解产物及内毒素等。当其吞噬功能严重障碍时，可促进DIC发生。

19. 关于DIC的治疗，下列哪一项治疗原则是正确的？（   ）

A. 首先治疗DIC，然后处理原发病

B. 对早期疑似DIC者可先用肝素作试验性治疗

C. 一经确诊为DIC，应立即进行抗凝治疗

D. 在DIC早期应使用抗纤溶药物预防纤溶发生

【参考答案】C

【分析】

防治原发病、改善微循环，建立凝血、抗凝和纤溶间的动态平衡，是DIC防治的基本原则。具体来说，DIC发病过程分为三个时期：高凝期、消耗性低凝期、继发性纤溶亢进期。一般在急性DIC的高凝期即可应用抗凝血药物肝素合并潘生丁；在消耗性低凝期则在使用肝素的同时补充凝血因子；在继发性纤溶亢进期，则应在肝素治疗的基础上加用抗纤溶药物，然后输血或补充凝血因子，同时要尽快去除引起DIC的病因。单用抗凝药往往会导致凝血-纤溶间失衡，尤其在DIC后期要慎用或不用。综上所述，故选C。

20. 华-佛综合征的机制是（   ）。

A. 肾上腺急性缺血坏死   B. 肾上腺皮质出血性坏死

C. 肾上腺髓质出血性坏死   D. 肾上腺血管栓塞

【参考答案】B

【分析】

发生DIC时，可因肾上腺皮质微血管内微血栓形成，阻塞微循环，引起肾上腺皮质出血性坏死，造成肾上腺皮质功能衰竭，即华-佛综合征。常继发于暴发型流脑。

（二）小组测试与解析

1~3题共用题干：

患者，57岁，诊断为"急性重型胰腺炎、急性胆囊炎"，入院后局部皮肤出现散在瘀点，胃管和尿管内均提示有出血现象，凝血检查示血浆凝血酶原时间（PT）、活化部分凝血活酶时间（APTT）、凝血酶时间（TT）明显延长，纤维蛋白原（Fbg）明显下降，FDP明显增高，血气分析示持续性代谢性酸中毒。于次日下午出现口腔、鼻腔、上消化道、尿道广泛出血，当晚死亡。

1. 患者出血原因是（   ）。

A. 脓毒性休克导致DIC   B. 胰蛋白酶激活凝血酶原

C. 血小板消耗过多   D. 血管内皮细胞受损导致 DIC

【参考答案】B

【分析】

患者有严重的全身性出血，与凝血有关的各项指标均明显下降。病因上考虑患者有急性重症胰腺炎，会有大量胰蛋白酶入血，活化凝血因子Ⅻ，启动内源性凝血系统，可激活凝血酶原，促进凝血酶形成，促进 DIC 发生，从而出现全身性出血和凝血功能的下降。

2. 关于 FDP，以下说法错误的是（   ）。

  A. 抗凝血酶   B. 激活纤溶酶原

  C. 抑制纤维蛋白多聚体生成   D. 抑制血小板黏附和聚集

【参考答案】B

【分析】

FDP（纤维蛋白/纤维蛋白原降解产物：Fibrin/Fibrinogen Degradation Products）是在纤溶亢进时产生的纤溶酶的作用下，纤维蛋白或纤维蛋白原被分解后产生的降解产物的总称，FDP 是由分子量大小不一的物质组成：X-片段、Y-片段、D-片段、D-二聚体等，这些片段有明显的抗凝作用，如：X、Y、D 片段可妨碍纤维蛋白单体聚合，Y、E 片段有抗凝血酶作用。此外，多数碎片可与血小板膜结合，降低血小板的黏附、聚集、释放等功能。

纤溶酶原可以被激肽释放酶激活，或者被纤溶酶原激活物激活，但 FDP 并不会激活纤溶酶原。

3. Fbg 明显下降，FDP 明显增高，是由于（   ）。

  A. 纤溶系统激活   B. 酸中毒

  C. 肝功能严重障碍   D. 单核吞噬细胞功能受损

【参考答案】A

【分析】

Fbg（纤维蛋白原）主要由肝细胞合成的、具有凝血功能的蛋白质，是血浆中含量最高的凝血因子，DIC 发生发展过程中，凝血系统被激活，纤维蛋白原转化为纤维蛋白单体，大量消耗，肝脏代偿不足，则 Fbg 明显减少。

DIC 进展到继发性纤溶亢进期，产生大量的凝血酶及 FⅫa 等激活了纤溶系统，导致纤溶亢进和 FDP 形成，FDP 明显增高。

4. 全身性 Shwarzman 反应实验：给家兔注射较大剂量内毒素，间隔 24 小时后第二次注射，不久实验动物出现全身广泛的出血，那么第一次注入小剂量内毒素的作用是（   ）。

  A. 使血管内皮细胞受损   B. 消耗体内凝血抑制物

  C. 激活动物体内凝血系统   D. 封闭单核吞噬细胞系统

【参考答案】D

【分析】

单核吞噬细胞系统具有吞噬功能，可吞噬、清除血液中的凝血酶、纤维蛋白原及其他促凝物质；也可以清除纤溶酶、纤维蛋白降解产物及内毒素等。第一次注射内毒素，使其功能"封闭"。第二次注射，可促进 DIC 发生。

5. 患者，女，34 岁，因产科意外被诊断为弥散性血管内凝血，与该诊断不吻合的检查结果是（   ）。

  A. 血清 FDP 含量增高   B. APTT 时间缩短

C. 血小板明显减少   D. PT 延长

【参考答案】B

【分析】

活化部分凝血活酶时间（APTT）测定是临床上最常用的反映内源性凝血系统凝血活性的敏感筛选试验，在抗凝血浆中，加入足量的活化接触因子激活剂和部分凝血活酶（代替血小板的磷脂），再加入适量的钙离子，从加入钙离子到血浆凝固所需的时间即称为 APTT。APTT 的长短反映了血浆中内源凝血系统凝血因子共同途径中凝血酶原、纤维蛋白原和因子 V、X 的水平。DIC 发生时，APTT 时间延长。凝血酶原时间（PT）是指在缺乏血小板的血浆中加入过量的组织凝血活酶和钙离子，凝血酶原转化为凝血酶，导致血浆凝固所需的时间。凝血酶原时间是反映血浆中凝血因子 I、II、V、VII、X 活性的指标。DIC 时，PT 时间也会延长。

6. 某产妇，自然分娩时突发子宫破裂，随后出现 DIC，这主要是由于（   ）。

     A. 微循环血流淤滞   B. 单核-巨噬细胞系统功能低下

     C. 血液处于高凝状态   D. 纤溶系统活性增高

【参考答案】C

【分析】

妊娠从第 3 周开始，孕妇血液中血小板及凝血因子逐渐增多，而 AT-III、组织型纤溶酶原激活物、尿激酶型纤溶酶原激活物降低；胎盘产生的 PAI（纤溶酶原激活抑制剂）增多。随着妊娠时间的增加，血液渐趋高凝状态，妊娠末期最明显。故当产科意外时易发生 DIC。

7. 某患者患有急性早幼粒细胞白血病，化疗期间突发不明原因多部位出血，PT 延长，其主要机制可能是（   ）。

     A. 单核吞噬细胞系统封闭   B. 血小板黏附聚集为微血栓

     C. 产生大量组织因子样物质   D. 组织器官的微循环障碍

【参考答案】C

【分析】急性早幼粒细胞白血病患者放化疗期间，导致白细胞大量破坏，释放组织因子样物质，激活外源性凝血系统，启动凝血，促进 DIC 的发生。

8. 男性，36 岁，患有急性早幼粒细胞白血病，皮肤散在出血点和瘀斑，痰中带血，纤维蛋白原减少，下列哪项检查结果最能够支持诊断 DIC？（   ）

     A. 早幼粒细胞增高   B. 大便隐血（-）

     C. 3P 试验阳性   D. D-二聚体升高

【参考答案】D

【分析】

由题意可知，早幼粒细胞增高是白血病的表现，大便隐血（-）与 DIC 引起的广泛性出血不符合。在 DIC 形成早期即有 D-二聚体升高，可作为 DIC 早期诊断和病程监测的主要指标。3P 试验阳性常见于弥漫性血管内凝血（DIC）伴继发性纤溶的早期。而在 DIC 后期，因纤溶物质极为活跃，纤维蛋白单体及纤维蛋白碎片 X（大分子纤维蛋白降解产物）均被消耗，结果 3P 试验反呈阴性，其敏感性不如 D-二聚体试验。

9～11 题共用题干：

患者，男，7 岁。头痛、高热 2 天伴全身皮肤出现淤点和瘀斑 1 天，面部、胸腹部及上下肢见大小不一的瘀点和瘀斑，被诊断为暴发性脑脊髓膜炎，不久死亡。

9. 患者尸检可发现（　　　）。

A. 脑脊膜血管高度扩张充血　　　　　　B. 蛛网膜下腔充满灰黄色脓性渗出物

C. 肾上腺皮质出血坏死　　　　　　　　D. 脑实质化脓

【参考答案】C

【分析】

暴发性脑脊髓灰，儿童发病，以败血症为主要表现，细菌在血液中大量繁殖，释放毒素，损伤血管内皮细胞，凝血、抗凝功能失调，引起 DIC。在肾上腺形成的微血栓阻塞微循环，造成局部器官缺血、局灶性坏死，导致沃-弗综合征。这种情况下，脑膜病变比较轻微，仅有轻度的化脓性炎症。

10. 患者血液检查发现裂体细胞（如图 8-7），这可能是由于（　　　）。

A. 红细胞脆性较大

B. 红细胞受到纤维蛋白丝的机械性损伤作用

C. 红细胞聚集、黏附在血管壁后破碎

D. 单核吞噬细胞吞噬红细胞能力增强

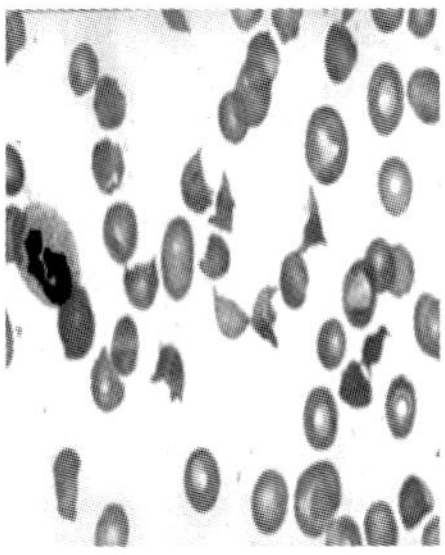

【参考答案】B

【分析】

图 8-7　裂体细胞

DIC 发展过程中，凝血反应早期，纤维蛋白丝在微血管腔内形成细网，当血流中的红细胞通过网孔时被黏着、滞留或挂在纤维蛋白丝上，然后这些红细胞在血流不断地冲击下发生碎裂，其外形呈盔形、星形、新月形等。

11. 患者皮肤出现瘀斑的原因是（多选）（　　　）。

A. 凝血物质被消耗　　　　　　　　　　B. 纤溶系统激活

C. 纤维蛋白（原）降解产物形成　　　　D. 微血管损伤

【参考答案】ＡＢＣＤ

【分析】

瘀斑是皮下出血的表现。出血是 DIC 患者明显症状，可有多部位出血，导致出血的机制可能与下列因素有关：

① 凝血物质被消耗而减少。在 DIC 发生发展过程中，大量血小板和凝血因子被消耗，肝脏代偿性产生不足，凝血功能障碍，导致出血。

② 纤溶系统激活。血液中 F XII 激活的同时，激肽系统也被激活，产生激肽释放酶，使纤溶酶原变成纤溶酶，激活纤溶系统，导致大量纤溶酶形成。纤溶酶除了可以使纤维蛋白降解外，还可水解凝血因子，使凝血功能障碍，引起出血。

③ 纤维蛋白（原）降解产物形成。纤溶酶水解纤维蛋白（原）产生的各种片段，统称为纤维蛋白（原）降解产物（FgDP 或 FDP），这些片段有明显的抗凝作用，还可以与血小板膜结合，降低血小板的黏附、聚集、释放作用。

④ DIC 发生发展过程中，各种原发病因和继发性的缺氧、酸中毒、细胞因子和自由基产生增多等可引起微血管损伤，导致微血管壁通透性增高，也是 DIC 出血的机制之一。

12. 患者，男，28 岁，大面积烧伤后出现创面广泛渗血，血压 80/65 mmHg，皮肤发绀，无尿。血红蛋白 95g/L，白细胞 8.6×10^9/L，血小板 17×10^9/L[正常值（100～300）$\times 10^9$/L]，凝血酶原时间 25 秒（正常值 14 秒），FDP 60 mg/L（正常值 0～6 mg/L）。该患者诊断最可能

是（　　　）。

  A. DIC 高凝期   B. DIC 消耗性低凝期

  C. DIC 继发性纤溶亢进期   D. 原发性纤溶亢进

【参考答案】C

【分析】

  ①患者有可能引发 DIC 的病因：大面积烧伤；②有符合 DIC 引起休克的临床表现：血压下降，无尿；③实验室检查：贫血、血小板严重不足，凝血酶原时间延长、FDP 增高，这些符合 DIC 继发纤溶亢进期的实验室检查特点。

【知识拓展】

DIC 各期特点及实验室指标变化见表 8-2。

表 8-2 DIC 各期特点及实验室指标变化

分期	凝血	纤溶	血栓	出血	实验室检查
高凝期	↑	N	＋＋	－	PT↓，TT↓，PLT↑，Fg↑
消耗性低凝期	↓	↑	＋	＋	PT↑，TT↑，PLT↓，Fg↓
继发性纤溶亢进期	↓↓	↑↑	±	＋＋	FDP↑，3P 试验（＋），D-二聚体（＋）

（PT：凝血酶原时间；TT：凝血酶时间；PLT：血小板计数；Fg：纤维蛋白原含量）

  高凝期纤维蛋白原含量增高，可能是由于 DIC 的原发疾病如感染、妊娠、创伤时纤维蛋白原代偿性增高。

  13. 患者，男，37 岁。因流行性脑脊髓膜炎入院。住院过程中出现休克，无尿，皮肤黏膜及胃肠道出血。实验室检查：血红蛋白 80g/L，白细胞计数 23.5×10⁹/L，血小板 10×10⁹/L，凝血酶原时间延长，纤维蛋白原定量 0.5g/L。根据上述表现，可怀疑患者有下列哪种情况？（　　　）

  A.特发性血小板减少性紫癜   B.过敏性紫癜

  C.弥散性血管内凝血   D.失血性贫血

【参考答案】C

【分析】

  患者有可能引发 DIC 的病因：①流行性脑脊髓膜炎；②有符合 DIC 的临床表现：休克，无尿，皮肤黏膜及胃肠道出血。实验室检查中血小板↓，凝血酶原时间延长，纤维蛋白原定量↓，这些都符合 DIC 的实验室表现，故选 C。

  14. 患者，男，33 岁。发热 1 周伴鼻出血、牙龈出血、球结膜出血及注射部位大片瘀斑，大便呈紫红色入院。实验室检查：Hb 85g/L，WBC 1.5×10⁹/L，血小板 53×10⁹/L，骨髓检查有核细胞增生明显活跃，诊断为急性髓细胞白血病。下列哪项是该患者出血最主要的原因？（　　　）

  A. 血小板减少   B. 血小板功能异常   C. 纤维蛋白溶解亢进

  D. 白血病细胞释放促凝物质引起弥散性血管内凝血

【参考答案】D

【分析】

  由题意可知，患者血小板↓，全身多部位出血。由于该患者已经确诊急性髓细胞白血病，而白血病细胞大量破坏时，可释放大量组织因子样物质，启动外源性凝血过程，促进 DIC 的发生。这可能是患者出血的主要原因。

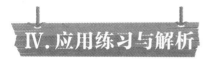

Ⅳ. 应用练习与解析

病案分析题

患者，女性，30 岁。因妊娠 39 周＋，伴下腹痛待产 4h 入院。患者于妊娠 7 月＋做产前检查，诊断为"轻度妊娠高血压综合征"。

体格检查：体温 37 ℃，呼吸 20 次/分，脉搏 85 次/分，血压 160/100 mmHg，皮肤无出血点，心肺无异常。

分娩经过：进入第二产程不久，孕妇在用力分娩时觉气促，随后不久分娩出一正常男婴，并觉气促加重。产后 3h 产道大出血，出血量约为 1 200 mL，且流出血不凝固，伴多处皮肤瘀斑。产妇面色苍白，四肢湿冷，血压下降至 60/40 mmHg，呼吸 30 次/分，心悸明显，心率 135 次/分。

实验室检查：红细胞 1.5×10^{12}/L，血红蛋白 50g/L，白细胞计数 11×10^9/L，血小板 45×10^9/L。尿蛋白（＋＋＋），红细胞（＋），白细胞（＋），颗粒管型（＋），凝血酶原时间（PT）25s，凝血酶时间（TT）21s，纤维蛋白原 0.98g/L，血浆鱼精蛋白副凝试验（3P 试验）阳性，D-二聚体 18.5 mg/L，外周血红细胞碎片>6%。抽血化验：病理活体报告血中有羊水成分及胎盘组织细胞。

问题：

（1）患者发生 DIC 的因素有哪些？

（2）患者为何出血不止？

（3）患者是否发生了休克？分析休克与 DIC 的关系。

（4）哪些是 DIC 的临床表现？

【分析】

（1）病理报告证实患者为羊水栓塞。羊水及胎盘组织入血：①羊水中含有胎粪、胎儿脱落的表皮细胞颗粒等物质，具有较强的促凝活性，可激活内源性凝血系统；②胎盘组织释放到母体血液中的组织因子较多，又可以启动外源性凝血系统；③产妇血液中凝血因子和血小板较多，抗凝系统活性较低，血液处于高凝状态。

（2）随着 DIC 的发生发展，凝血物质逐渐被消耗而减少，凝血能力下降；纤溶系统被激活，降解纤维蛋白（原），凝血功能也被抑制；FDP 蓄积，有显著抗凝作用，羊水本身又抑制组织收缩，使子宫张力下降，子宫出血不凝固而出血不止。

（3）患者产后出血，量约 1 200 mL。查体：面色苍白、四肢湿冷，血压降低，脉压减小，呼吸频率加快，心率快，由此得知病人发生了失血性休克，休克与 DIC 互为因果，可形成恶性循环。休克导致患者体内血液流变学改变，凝血系统激活及凝血与抗凝血功能失调，促进 DIC 发生；DIC 可导致患者血容量和回心血量减少，心输出量减少，微循环功能障碍，引起休克。

（4）①出血：产道大出血，出血量 1 200 mL；多处皮肤瘀斑；凝血酶原时间延长（正常值约 11～13 秒），凝血酶时间延长（正常值约 16～18 秒），纤维蛋白原减少（正常值 2～4 g/L）。②脏器功能障碍。肺脏：呼吸急促；心脏：心悸，心率加快；肾脏：尿蛋白阳性，可见红细胞、白细胞、颗粒管型。③休克：面色苍白、四肢湿冷，血压下降，脉压减少。④溶血性贫血：外周血红细胞碎片>6%，血红蛋白 50g/L。

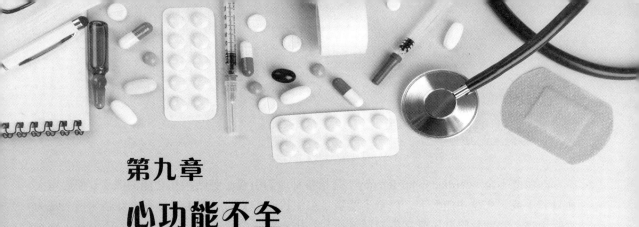

第九章
心功能不全

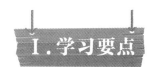

Ⅰ.学习要点

【学习目标】

● 掌 握

（1）心力衰竭、充血性心力衰竭、心室重塑、向心性肥大、离心性肥大、高输出量性心力衰竭等概念。

（2）心功能不全时心脏本身的代偿反应和机制，心力衰竭的发生机制。

（3）心功能不全时临床表现的病理生理学基础。

● 熟 悉

（1）心功能不全的常见病因和诱因。

（2）神经-体液调节机制激活对心功能的主要代偿作用和不利影响，心室重塑对心功能的代偿作用及不利影响

● 了 解

（1）心力衰竭的分类。

（2）心力衰竭不同时期的防治原则。

【执业医师资格考试大纲与考点分析】

（1）心功能不全的病因与诱因；

（2）心功能不全时心脏的代偿反应：神经-体液调节机制，心脏本身的代偿、心脏以外的代偿；

（3）心力衰竭的发生机制：心肌细胞数量减少与心肌结构改变，心肌能量代谢障碍，心肌兴奋-收缩耦联障碍，心肌顺应性降低，心室壁舒缩活动不协调；

（4）心力衰竭时功能与代谢改变：心排血量减少，静脉淤血。

本章的主要考点是心功能不全的神经-体液调节机制。

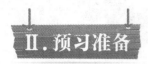

心功能不全（cardiac insufficiency）是指各种原因引起心脏结构和功能的改变、使心室泵血量和（或）充盈功能低下，以至不能满足组织代谢需要的病理生理过程，在临床上表现为呼吸困难、水肿及静脉压升高等静脉淤血和心排血量减少的综合征，又称为心力衰竭（heart failure）。部分患者由于钠、水潴留和血容量增加，出现心腔扩大、静脉淤血及组织水肿的表现，称为充血性心力衰竭（congestive heart failure）。

第一节　病因与诱因、分类

心功能不全主要病因可以归纳为心肌收缩性降低、心室负荷过重、心室舒张及充盈受限。心力衰竭的发作大多数有诱因，凡是能加重心脏负荷，增加心肌耗氧量，妨碍心室充盈、心脏供血供氧、能量代谢和离子转运的各种因素都可能诱发和加重心功能不全。心功能不全的病因与诱因如图 9-1 所示。

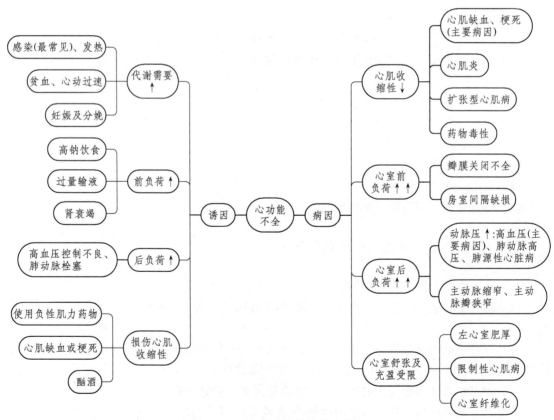

图 9-1　心功能不全的病因与诱因

按照心肌受损部位、发生速度、病变程度，心功能不全有多种分类方法。如图 9-2 所示。

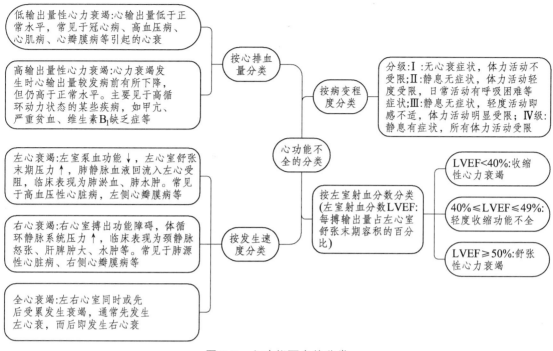

图 9-2 心功能不全的分类

第二节 机体的代偿反应

生理条件下，心排血量可以随着机体代谢需要的升高而增加，这主要是通过对心率、心室前后负荷和心肌收缩性的调控实现的。心脏泵血功能受损时，心排血量减少可以通过多种途径，引起内源性神经-体液调节机制激活，这是心功能减退时介导心内与心外代偿与适应反应的基本机制，也是导致心功能不全发生与发展的关键途径。

一、神经-体液调节机制激活

在初始的心肌损伤发生后，患者循环血或组织中多种神经-体液因子增加，在早期有一定的代偿意义，可引起心脏本身以及心外组织器官的一系列代偿适应性变化，其中既有迅速启动的功能性代偿，又有缓慢持久的结构性代偿。在心功能不全的最初阶段，这些适应性变化对于维持心脏泵血功能、血流动力学稳态及重要器官的血流灌注起着十分重要的作用。但是，随着时间的推移，神经-体液调节机制失衡的不利作用也逐渐显现出来，成为加重心肌损伤、促使心脏泵血功能降低及心功能不全进展的关键环节。

在神经-体液调节机制中，最为重要的是交感-肾上腺髓质系统和肾素-血管紧张素-醛固酮系统的激活。

（一）交感-肾上腺髓质系统激活

心功能不全发生时交感-肾上腺髓质系统激活的影响如图 9-3 所示。

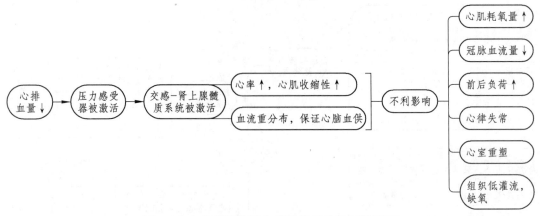

图 9-3　心功能不全时交感神经系统激活的影响

（二）肾素-血管紧张素-醛固酮系统激活

心功能不全发生时肾素-血管紧张素-醛固酮系统激活的影响如图 9-4 所示。

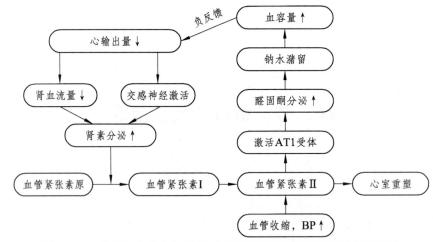

图 9-4　心功能不全发生时肾素-血管紧张素-醛固酮系统激活的影响

（三）钠尿肽系统激活

心房肌主要合成和分泌心房钠尿肽（ANP），心室肌主要合成和分泌 B 型钠尿肽（BNP）。BNP 基因转录最终形成具有生物学活性的 BNP 和无生物学活性的 N 末端 B 型钠尿肽原（NT-proBNP）。钠尿肽类激素具有利钠排尿、扩张血管和抑制肾素及醛固酮的作用。心功能不全时，心脏负荷增加或心室扩大，心肌细胞受牵拉而合成并释放 BNP/NT-proBNP 入血，血浆 BNP/NT-proBNP 含量升高，并与心功能分级呈显著正相关。目前，动态监测血中 BNP/NT-proBNP 浓度已成为心功能不全诊断和鉴别诊断，风险分层，以及预后评估的重要生化指标。

二、心脏本身的代偿反应

心脏本身的代偿形式包括心率增快、心脏紧张源性扩张、心肌收缩性增强和心室重塑。

（一）心率加快

在一定的范围内，心率加快可提高心排血量，并可提高舒张压，有利于冠脉的血液灌流，对维持动脉血压、保证重要器官的血流供应有积极意义。心功能损伤时，心率加快主要是接受压力感受器、容量感受器和化学感受器的调控。但是，心率加快的代偿作用也有一定的局限性：①心率加快会增加心肌耗氧量；②心率过快（成人>180 次/min）明显缩短心脏舒张期，不但减少冠脉灌流量，使心肌缺血、缺氧加重，而且缩短心室充盈时间，减少充盈量，因此心排血量反而降低。

（二）心脏紧张源性扩张

根据 Frank-Starling 定律，肌节长度在 1.7 ~ 2.2 μm 的范围内，心肌收缩能力随心脏前负荷（心肌纤维初长度）的增加而增加。当肌节长度达到 2.2 μm 时，粗、细肌丝处于最佳重叠状态，形成有效横桥的数目最多，产生的收缩力最大。当心脏收缩功能受损时，心肌纤维初长度增大，此时心肌收缩力增强，代偿性增加每搏输出量，这种伴有心肌收缩力增强的心腔扩大称为心脏紧张源性扩张。

当前负荷过大、舒张末期容积或压力过高时，心室扩张使肌节长度超过 2.2 μm，有效横桥的数目反而减少，心肌收缩力降低，每搏输出量减少。此时心腔明显扩大，这种心肌过度拉长并伴有心肌收缩力减弱的心腔扩大称为肌源性扩张，其已失去增加心肌收缩力的代偿意义。

（三）心肌收缩性增强

心肌收缩性主要取决于心肌的收缩蛋白、可供利用的 ATP 含量和胞质游离钙浓度。心功能受损时，由于交感-肾上腺髓质系统兴奋，儿茶酚胺增加，激活 β 肾上腺素受体，心肌兴奋后胞质 Ca^{2+} 浓度升高而发挥正性变力作用，对于维持心排血量和血流动力学稳态是十分必要的代偿和适应机制。在慢性心功能不全时，心肌 β 肾上腺素受体减敏，血浆中虽存在大量儿茶酚胺，但正性变力作用的效果显著减弱。

（四）心室重塑

心室重塑是心肌损伤或负荷增加时，通过改变心室的结构、代谢和功能而发生的慢性综合性代偿适应性反应。心肌细胞的结构性包括心肌肥大和细胞表型改变。除心肌细胞外，非心肌细胞及细胞外基质也会发生明显的变化。

1. 心肌细胞重塑，包括心肌细胞肥大和心肌细胞表型的改变

（1）心肌肥大。①向心性肥大：心脏在长期过度的后负荷作用下，收缩期室壁张力持续增加，心肌肌节呈并联性增生，心肌细胞增粗。其特征是心室壁显著增厚而心腔容积正常甚或减小，使室壁厚度与心腔半径之比增大，常见于高血压性心脏病及主动脉瓣狭窄。②离心性肥大：心脏在长期过度的前负荷作用下，舒张期室壁张力持续增加，心肌肌节呈串联性增生，心肌细胞增长，心腔容积增大。离心性肥大的特征是心腔容积显著增大与室壁轻度增厚并存，室壁厚度与心腔半径之比基本保持正常，常见于二尖瓣或主动脉瓣关闭不全。

无论是向心性肥大还是离心性肥大都是对室壁应力增加产生的适应性变化，是慢性心功能不全时极为重要的代偿方式。但是，心肌肥大的代偿作用也是有一定限度的。过度肥大心肌可发生

不同程度的缺血、缺氧、能量代谢障碍和心肌舒缩能力减弱等，使心功能由代偿转变为失代偿。

（2）心肌细胞表型改变。心肌细胞表型的改变是指由于心肌所合成的蛋白质的种类变化所引起的心肌细胞"质"的改变。在引起心肌肥大的机械信号和化学信号刺激下，可使在成年心肌细胞中处于静止状态的胎儿期基因被激活，合成胎儿型蛋白质增加；或是某些功能基因的表达受到抑制，发生同工型蛋白之间的转换，引起细胞表型改变。表型转变的心肌细胞在细胞膜、线粒体、肌质网、肌原纤维及细胞骨架等方面均与正常心肌有差异，从而导致其代谢与功能发生变化。

2. 非心肌细胞及细胞外基质的变化

许多促使心肌肥大的因素如血管紧张素Ⅱ（AngⅡ）、去甲肾上腺素和醛固酮等都可促进非心肌细胞活化或增殖，从而对细胞外的基质如胶原进行合成与降解，使胶原网络结构的生物化学组成（如Ⅰ型与Ⅲ型胶原的比值）和空间结构都发生改变，引起心肌间质的增生与重塑。这样做一方面可提高心肌的抗张强度，防止在室壁应力过高的情况下心肌细胞侧向滑动造成室壁变薄和心腔扩大。另一方面会降低室壁的顺应性而使僵硬度相应增加，影响心脏舒张功能；冠状动脉周围的纤维增生和管壁增厚，使冠状循环的储备能力和供血量降低；心肌间质的增生与重塑还会影响心肌细胞之间的信息传递和舒缩的协调性，影响心肌细胞的血氧供应，促进心肌的凋亡和纤维化。

心脏本身的代偿反应如图9-5所示。

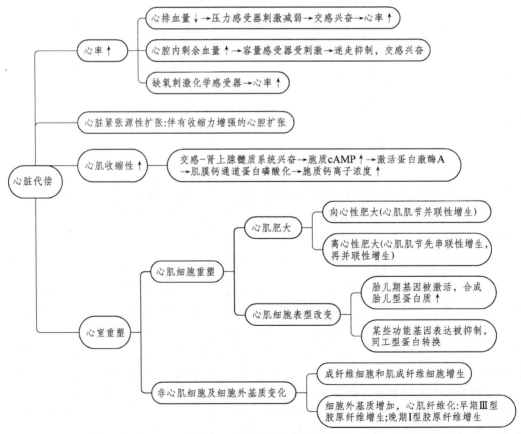

图9-5　心脏本身的代偿反应

三、心脏以外的代偿

（一）增加血容量

回心血量增加，心排血量增加。机制主要有：①交感神经兴奋；②肾素-血管紧张素-醛固酮系统激活；③抗利尿激素释放增多；④抑制钠水重吸收的激素减少。

（二）血流重分布

交感-肾上腺髓质系统兴奋，外周血管选择性收缩，引起全身血流重新分布，主要表现为皮肤、骨骼肌与内脏器官的血流量减少，其中以肾血流量减少最明显。

（三）红细胞增多

心功能不全导致慢性缺氧，可促进骨髓造血功能，使红细胞和血红蛋白生成增多，以提高血液携氧的能力。

（四）组织利用氧的能力增强

心衰时由于缺氧，细胞的线粒体增生，细胞色素氧化酶活性增强，磷酸果糖激酶活性增强可以使细胞从糖酵解中获得一定的能量补充。

第三节　心力衰竭的发生机制

不同原因所致的心力衰竭以及心力衰竭发展的不同阶段的机制都不相同，但神经-体液调节失衡是其关键途径，心室重塑是其分子基础，最终的结果导致心肌舒缩功能障碍。

一、心肌收缩功能降低

心肌收缩能力降低是造成心脏泵血功能减退的主要原因，可以由心肌收缩相关的蛋白改变、心肌能量代谢障碍和心肌兴奋-收缩耦联障碍分别或共同引起。

（一）心肌收缩相关的蛋白改变

1. 心肌细胞数量减少

多种心肌损害（如心肌梗死、心肌炎及心肌病等）可导致心肌细胞变性、萎缩、严重者因心肌细胞死亡而使有效收缩的心肌细胞数量减少，造成原发性心肌收缩力降低。心肌细胞数量减少的原因主要是坏死和凋亡。

2. 心肌结构改变

①在分子水平上，肥大心肌的表型改变，胎儿期基因过表达；而一些参与细胞代谢和离子转运的蛋白质，如肌质网钙泵蛋白和细胞膜 L 型钙通道蛋白等合成减少。②在细胞水平上，肌丝与线粒体呈不成比例的增加，肌节不规则叠加，加上显著增大的细胞核对邻近肌节的挤

压，导致肌原纤维排列紊乱，心肌收缩力降低。③在器官水平上，衰竭时的心室表现为心腔扩大而室壁变薄，扩张的心室几何结构发生改变，导致心室泵血功能降低。

（二）心肌能量代谢障碍

心肌的能量代谢包括能量产生、储存和利用三个环节。其中任何一个环节发生障碍，都可导致心肌收缩性减弱。

1. 能量生成障碍

冠心病引起的心肌缺血是造成心肌能量生成不足的最常见原因，休克、严重贫血等也可以减少心肌的供血供氧，引起心肌能量生成障碍。过度肥大的心肌内线粒体含量相对不足，而且肥大心肌的线粒体氧化磷酸化水平降低。心肌肥大时，毛细血管的数量增加不足，这些均导致肥大心肌产能减少。此外，维生素 B_1 缺乏引起的丙酮酸氧化脱羧障碍，也使心肌细胞有氧氧化障碍，导致 ATP 生成不足。

2. 能量储备减少

心肌细胞中，在磷酸肌酸激酶的催化下，ATP 与肌酸之间发生高能磷酸键转移而生成磷酸肌酸，迅速将线粒体中产生的高能磷酸键以能量贮存的形式转移至胞质。随着心肌肥大的发展，磷酸肌酸激酶同工型发生转换，磷酸肌酸激酶活性降低，使储能形式的磷酸肌酸含量减少。当心肌细胞坏死时，细胞膜完整性破坏，磷酸肌酸激酶释放入血，使血清磷酸肌酸激酶活性升高，可用于评价心肌细胞的损伤程度。

3. 能量利用障碍

在衰竭的心肌中，Ca^{2+}-Mg^{2+}-ATP 酶活性降低，利用 ATP 产生机械功能障碍，心肌收缩性降低。

（三）心肌兴奋-收缩耦联障碍

Ca^{2+} 在心肌兴奋的电信号转化为收缩的机械活动中发挥了极为重要的中介作用。Ca^{2+} 可通过多个机制影响心肌的兴奋-收缩耦联，进而调控心肌的收缩与舒张。任何影响心肌对 Ca^{2+} 转运和分布的因素都会影响钙稳态，导致心肌兴奋-收缩耦联障碍。

1. 肌质网钙转运功能障碍

心功能不全时，肌质网 Ca^{2+} 摄取和释放能力明显降低，导致心肌兴奋-收缩耦联障碍。其机制是：①过度肥大或衰竭的心肌细胞中，肌质网钙释放蛋白的含量或活性降低，Ca^{2+} 释放量减少。②肌质网 Ca^{2+}-ATP 酶含量或活性降低，使肌质网摄取 Ca^{2+} 减少。

2. 胞外 Ca^{2+} 内流障碍

心肌收缩时胞质中的 Ca^{2+} 除大部分来自肌质网外，尚有少量从细胞外经 L 型钙通道内流。长期心脏负荷过重或心肌缺血缺氧时，细胞膜 L 型钙通道磷酸化降低，细胞膜 L 型钙通道开放减少，导致 Ca^{2+} 内流受阻。

3. 肌钙蛋白与 Ca^{2+} 结合障碍

各种原因引起心肌细胞酸中毒时，由于 H^+ 与肌钙蛋白的亲和力比 Ca^{2+} 大，H^+ 占据了肌

钙蛋白上的 Ca^{2+} 结合位点；酸中毒还可引起高钾血症，减少钙离子内流；H^+ 浓度升高使肌质网中钙结合蛋白与 Ca^{2+} 亲和力增大，使肌质网在心肌收缩时不能释放足量的 Ca^{2+}。

心肌收缩功能降低如图 9-6 所示。

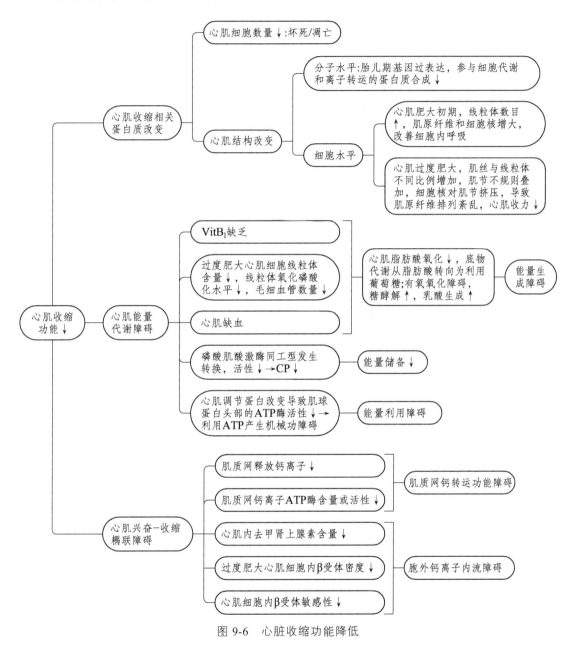

图 9-6　心脏收缩功能降低

二、心肌舒张功能障碍

1. 主动性舒张功能减弱

该障碍发生在舒张早期。主要原因是心衰后 Ca^{2+}-ATP 酶活性降低，不能迅速将胞质内

Ca^{2+}摄取入肌浆网内或向细胞外排出，使心肌收缩后胞质内Ca^{2+}浓度不能迅速降低并与肌钙蛋白解离，导致心肌舒张迟缓和不完全，从而使心肌舒张功能降低。

2. 被动性舒张功能减弱

被动性舒张功能减弱见于舒张晚期，指心室顺应性降低及充盈障碍。高血压及肥厚型心肌病时心室壁增厚，心肌炎症、纤维化及间质增生等均可引起心室壁成分改变，导致心室顺应性下降。

三、心脏各部分舒缩功能不协调

各种心脏病变呈区域性分布，可能使心脏舒缩活动的协调性被破坏，会引起心脏泵血功能紊乱而导致心排血量下降。

综上所述，在多种原因的共同作用下，心肌收缩功能降低和（或）舒张功能障碍和（或）舒缩活动不协调，最终导致了心脏泵血功能下降，出现心力衰竭。

第四节　心功能不全时临床表现的病理生理学基础

心功能不全的临床表现主要以器官组织灌流量减少和肺循环或体循环静脉淤血为特征。

一、心排血量减少

由心肌收缩性降低和心室负荷过重引起的收缩性心功能不全，在临床上表现为心排血量减少的综合征，又称为前向衰竭。

（一）心脏泵血功能降低

1. 心排血量减少及心脏指数降低

心脏指数是心排血量经单位体表面积标准化后的心脏泵血功能指标。严重心功能不全时，多数患者心排血量<3.5 L/min，心脏指数<2.2 L/（min·m²）

2. 左室射血分数降低

心功能不全时，每搏输出量降低而左心室舒张末容积增大，射血分数降低。

3. 心室充盈受损

由于射血分数降低，心室射血后剩余血量增多，心室充盈受限，可出现心室舒张末压升高，肺毛细血管楔压（PCWP）或中心静脉压（CVP）增高。

4. 心率增快

由于交感神经系统兴奋，患者在心功能不全早期即有明显的心率增快。因此心悸常是心功能不全患者最早的和最明显的症状。

（二）器官血流重新分配

1. 动脉血压的变化

急性心力衰竭时（如急性心肌梗死），由于心排血量锐减，导致动脉血压下降，甚至发生心源性休克。慢性心力衰竭时，由于交感-肾上腺髓质系统兴奋，外周阻力增大、心率加快以及血容量增多等，动脉血压可维持在正常范围。

2. 器官血流重新分配

心功能不全时，各组织器官的灌注压降低和阻力血管收缩的程度不一，导致器官血流量重新分配。一般而言，心功能不全较轻时，心、脑血流量可维持在正常水平，而皮肤、骨骼肌、肾脏及内脏的血管床因含 α 肾上腺素受体较多，在交感神经兴奋时收缩较为明显，故血流量显著减少。当心功能不全发展到严重阶段，心、脑血流量亦可减少。

二、静脉淤血

血容量增加和容量血管收缩导致的前负荷增加，但由于心功能下降，心排血量不能有效增加，导致充盈压显著升高而造成静脉淤血，表现为静脉淤血综合征，亦称后向衰竭。根据静脉淤血的主要部位可将静脉淤血分为体循环淤血和肺循环淤血。

（一）体循环淤血

体循环淤血见于右心衰竭及全心衰竭，主要表现为体循环静脉系统的过度充盈、静脉压升高、内脏充血和水肿等。

1. 静脉淤血和静脉压升高

右心衰竭时因钠水潴留及右室舒张末期压力升高，使上下腔静脉回流受阻，静脉异常充盈，表现为下肢和内脏的淤血。右心淤血明显时出现颈静脉充盈或怒张、肝颈静脉反流征（abdominal-jugular reflux）阳性。

2. 肝肿大及肝功能损害

由于下腔静脉回流受阻，肝静脉压升高，肝小叶中央区淤血，肝窦扩张、出血及周围水肿、导致肝脏肿大，长期右心衰竭还可造成心源性肝硬化。

3. 胃肠功能改变

慢性心功能不全时，由于胃肠道淤血及动脉血液灌流不足，可出现消化系统功能障碍，表现为消化不良、食欲缺乏、恶心、呕吐、腹泻等。

4. 水　肿

水肿是右心衰竭以及全心衰竭的主要临床表现之一，称为心性水肿。受重力的影响，心性水肿在体位低的下肢表现最为明显，严重者还可伴发腹水及胸水等。毛细血管血压增高是心性水肿的始发因素，而肾血流量减少可引起肾小球滤过率降低和醛固酮增加，造成钠水潴留，促进水肿的发展。

（二）肺循环淤血

肺循环淤血主要见于左心衰竭患者。当肺毛细血管楔压升高，首先出现肺循环淤血，严重时可出现肺水肿。肺淤血、肺水肿的共同表现是呼吸困难。

1. 呼吸困难发生的基本机制

其基本机制：①肺顺应性降低，呼吸费力；②支气管黏膜充血、肿胀及气道内分泌物导致气道阻力增加；③肺毛细血管压增高和间质水肿使肺间质压力增高，刺激肺毛细血管旁 J 受体，引起反射性浅快呼吸。

2. 呼吸困难的表现形式

根据肺淤血和肺水肿的严重程度，呼吸困难可有不同的表现形式。

（1）劳力性呼吸困难：轻度左心衰竭患者仅在体力活动时出现呼吸困难，休息后消失，称为劳力性呼吸困难，为左心衰竭最早的表现。其机制是：

① 体力活动时四肢血流量增加，回心血量增多，肺淤血加重；

② 体力活动时心率加快，舒张期缩短，左心室充盈减少，肺循环淤血加重；

③ 体力活动时机体需氧量增加，但衰竭的左心室不能相应地提高心排血量，因此机体缺氧进一步加重，刺激呼吸中枢，使呼吸加快加深，出现呼吸困难。

（2）夜间阵发性呼吸困难：患者夜间入睡后因突感气闷、气急而惊醒，被迫坐起，可伴有咳嗽或泡沫样痰，发作较轻者在坐起后有所缓解，经一段时间后自行消失。严重者可持续发作，咳粉红色泡沫样痰，甚至发展为急性肺水肿。夜间阵发性呼吸困难的发生机制是：

① 患者入睡后由端坐位改为平卧位，下半身静脉回流增多，水肿液吸收入血液循环也增多，加重肺淤血；

② 入睡后迷走神经紧张性增高，使小支气管收缩，气道阻力增大；

③ 熟睡后中枢对传入刺激的敏感性降低，只有当肺淤血程度较为严重，动脉血氧分压降低到一定程度时，方能刺激呼吸中枢，使患者感到呼吸困难而惊醒。若患者在气促咳嗽的同时伴有哮鸣音，则称为心性哮喘。

（3）端坐呼吸：患者在静息时已出现呼吸困难，平卧时加重，故需被迫采取端坐位或半卧位以减轻呼吸困难的程度，称为端坐呼吸。其机制为：

① 端坐位时下肢血液回流减少，肺淤血减轻；

② 膈肌下移，胸腔容积增大，肺活量增加，通气改善；

③ 端坐位可减少下肢水肿液的吸收，使血容量降低，减轻肺淤血。

（4）急性肺水肿：为急性左心衰竭的主要临床表现。由于左心室排血减少，引起肺静脉和肺毛细血管压力急剧升高，毛细血管壁通透性增大，血浆渗出到肺间质与肺泡而引起急性肺水肿。此时，患者可出现发绀、气促、端坐呼吸、咳嗽、咳粉红色（或无色）泡沫样痰等症状和体征。

心功能不全临床表现的病理生理学基础见图 9-7 所示。

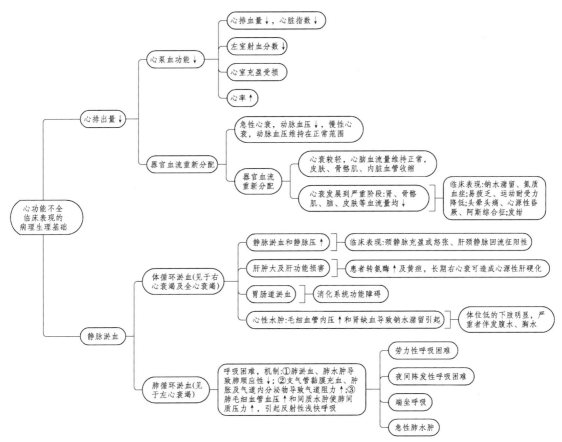

图 9-7　心功能不全临床表现的病理生理学基础

Ⅲ. 准备度测试

（一）个人测试与解析

1. 心力衰竭的本质是（　　　）。

A. 心肌衰竭　　　　　　　　　　　　B. 心室衰竭

C. 心输出量减少　　　　　　　　　　D. 心脏泵功能衰竭

【参考答案】D

【分析】

心力衰竭是指在各种致病因素的作用下，心脏的舒缩功能障碍，使心输出量绝对或相对下降，以致不能满足机体代谢需要的病理生理过程。心脏舒缩功能即是心脏的泵血功能，心力衰竭就是心功能障碍（心功能不全）的是失代偿阶段。故选 D。

2. 下列对心衰原因的叙述哪一项是不正确的？（　　　）

A. 心肌严重缺血缺氧

B. 压力负荷过重，导致心脏过度紧张源性扩张

C. 心肌结构破坏

D. 严重慢性贫血可因长期前负荷过重而心衰

【参考答案】B

【分析】

心力衰竭的原因包括心脏原发性舒缩功能障碍以及能引起心脏负荷过重的各种病因。心肌严重缺血缺氧、心肌结构破坏都会导致心脏原发性舒缩功能障碍；慢性贫血，血液携带的氧气量明显减少，机体为了代偿就会增加血容量，回心血量增加，心脏容量负荷（前负荷）增加。

心脏紧张源性扩张是急性心功能不全时重要的代偿方式。当左心室舒张末期充盈量增加，肌节初长度增加，心肌收缩力增强，心输出量增加，肌节长度在 2.2μm 时，粗、细肌丝处于最佳重叠状态，形成有效横桥数目最多，心输出量达到峰值。这种伴有心肌收缩力增强的心腔扩大称为心脏紧张源性扩张。压力负荷过度并不会增加前负荷，故一般不会出现紧张源性扩张。

3. 主动脉关闭不全时（　　　）。

A. 左心室前负荷过重

B. 左心室后负荷过重

C. 右心室前负荷过重

D. 右心室后负荷过重

【参考答案】A

【分析】

主动脉瓣关闭不全主要由风湿性主动脉炎引起，亦可由感染性心内膜炎、主动脉粥样硬化、梅毒性主动脉炎引起。血流动力学及心脏变化：在舒张期，因主动脉瓣关闭不全，主动脉部分血液反流至左心室，使左心室血容量增加，前负荷增加，左心室发生代偿性肥大。久而久之，相继发生左心衰竭、肺淤血、肺动脉高压，进而引起右心肥大，大循环淤血。故选 A。

4. 引起心肌损害导致心肌收缩性降低的直接因素是（　　　）。

A. 动脉瓣膜关闭不全

B. 室间隔缺损

C. 高血压

D. 心肌炎

【参考答案】D

【分析】

动脉瓣膜关闭不全会引起容量负荷过重；室间隔缺损会出现左向右分流，也会引起容量负荷过重；高血压会引起左心室后负荷过重，这些都会造成心室的负荷过重，可引起心肌发生适应性改变，以承受增高的工作负荷，维持相对正常的心排血量。但长期负荷过重，超过心肌的代偿能力时，会导致心肌的舒缩功能降低。心肌炎时心肌细胞发生变性、坏死，导致心肌收缩性降低。故选 D。

5. 关于高排出量性心力衰竭患者的描述，正确的是（　　　）。

A. 心排出量无变化，但高于正常水平

B. 心排出量增加，但高于正常水平

C. 心排出量增加，但低于正常水平

D. 心排出量下降，但可高于正常水平

【参考答案】D

【分析】

高排出量性心力衰竭常见于严重贫血、妊娠、甲亢、动-静脉瘘及维生素 B₁ 缺乏症等疾病时，因血容量增加或循环速度加快，静脉回流增加，心脏过度充盈，使机体处于高动力循环状态，发展到心力衰竭，心输出量较代偿阶段有所下降，已不能满足异常增高的代谢水平需要，但患者的心输出量仍然高于或者不低于正常群体的平均水平。

6. 下列关于射血分数的描述正确的是（　　）。

A. 每搏输出量与心输出量之比

B. 每搏输出量与心室收缩末期容积之比

C. 每搏输出量与心室舒张末期容积之比

D. 每分输出量与心室收缩末期容积之比

【参考答案】C

【分析】

左室射血分数（LVEF）是每搏输出量占左心室舒张末容积的百分比，在静息状态下为 55%～70%，是评价左心室射血效率的常用指标，能较好地反映心肌收缩功能的变化。冠心病和心肌病等引起的心肌收缩力降低常引起射血分数降低。故选 C。

7. 下列哪项不是引起低输出量心衰的原因？（　　）

A. 冠心病　　　　　　B. 心肌炎　　　　　　C. 严重贫血　　　　　　D. 高血压

【参考答案】C

【分析】

严重贫血会出现：① 供氧量不足，心脏代偿，心率加快，心收缩力增强，导致高输出量；② 血液黏滞度减少，血流速度加快，回心血量增加，心脏过度充盈，前负荷增加。故心脏始终处于高动力循环状态，引起的心衰应为高输出量性心力衰竭。故选 C。

8. 右心衰竭病人发生水肿的主要原因是（　　）。

A. 毛细血管血压升高　　　　　　　　　B. 组织液静水压减少

C. 血浆胶体渗透压降低　　　　　　　　D. 毛细血管管壁通透性增加

【参考答案】A

【分析】

水肿是右心衰竭以及全心衰竭的主要临床表现之一，称为心性水肿。受重力的影响，心性水肿在体位低的下肢表现最为明显，严重者还可伴发腹水及胸水等。毛细血管血压增高是心性水肿的始发因素，而肾血流量减少可引起肾小球滤过率降低和醛固酮增加，造成钠水潴留，促进水肿的发展。此外，由于胃肠道淤血引起的食物消化吸收障碍、肝淤血造成的肝功能损伤可导致低蛋白血症，又进一步加重心性水肿。

9. 左心衰竭特有的临床表现是（　　）。

A. 肝脏肿大　　　　　　　　　　　　　B. 下肢水肿

C. 颈静脉充盈　　　　　　　　　　　　D. 夜间阵发性呼吸困难

【参考答案】D

【分析】

左心衰竭时，肺静脉血液回流受阻，出现肺循环淤血，严重时可出现肺水肿。肺淤血、肺水肿的共同表现是呼吸困难。夜间阵发性呼吸困难是左心衰竭早期的典型表现。患者夜间入睡后（多在入睡 1～2 小时后）因突感气闷、气急而惊醒、被迫坐起、可伴有咳嗽或泡沫样痰、发作较轻者在坐起后有所缓解，经一段时间后自行消失。严重者可持续发作，咳粉红色泡沫样痰，甚至发展为急性肺水肿。夜间阵发性呼吸困难的发生机制：①患者入睡后由端坐位改为平卧位，下半身静脉回流增多，水肿液吸收入血液循环也增多，加重肺淤血；②入睡后迷走神经紧张性增高，使小支气管收缩，气道阻力增大；③熟睡后中枢对传入刺激的敏感性降低，只有当肺淤血程度较为严重，动脉血氧分压降低到一定程度时，方能刺激呼吸中枢，使患者感到呼吸困难而惊醒。

10. 右心衰竭患者不可能出现的变化是（   ）。

A. 少尿　　　　　　　B. 肺淤血　　　　　　C. 胃肠道淤血　　　　D. 全身性水肿

【参考答案】B

【分析】

右心衰竭可引起体循环淤血，静脉压增高，出现颈静脉充盈、肝颈静脉回流征阳性、肝肿大及肝功能损害，肾血流量减少引起肾小球滤过率降低和醛固酮分泌增加，引起少尿。肺淤血水肿是左心衰竭的临床表现，单独的右心衰竭不会出现。

11. 低输出量性心力衰竭时不可能发生的变化是（   ）。

A. 外周血管阻力降低　　　　　　　　B. 静脉回流减少

C. 心肌收缩力减弱　　　　　　　　　D. 心室残余血量增多

【参考答案】A

【分析】

低输出量性心力衰竭，心输出量减少会激活交感-肾上腺髓质系统，肾衰-血管紧张素-醛固酮系统活性增加，可能会有以下后果：①外周血管收缩，外周阻力增加；②血管收缩及低输出量会造成静脉回心血量减少；③冠状动脉灌流量减少，细胞膜离子转运异常等有可能引起心肌收缩力减弱；④心脏衰竭，心输出量减少，心室残余血量增多。

12. 肌球蛋白 ATP 酶活性降低可引起（   ）。

A. 心肌收缩蛋白破坏　　　　　　　　B. 心肌能量生成障碍

C. 心肌能量利用障碍　　　　　　　　D. 心肌舒张功能障碍

【参考答案】C

【分析】

心肌对能量的利用主要通过肌球蛋白头部（横桥）ATP 酶分解 ATP 而实现，心衰时 ATP 酶活性降低，由高活性的 V1 型 ATP 酶转化为低活性的 V3 型 ATP 酶，心肌收缩性下降。

13. 酸中毒可引起（   ）。

A. 心肌收缩蛋白破坏　　　　　　　　B. 心肌兴奋-收缩耦联障碍

C. 心肌能量利用障碍　　　　　　　　D. 心肌能量生成障碍

【参考答案】B

【分析】

心肌兴奋-收缩耦联的关键点是 Ca^{2+} 与肌钙蛋白结合。心肌细胞酸中毒时，由于 H^+ 与 Ca^{2+} 竞争结合肌钙蛋白上的 Ca^{2+} 结合位点，此时即使胞质 Ca^{2+} 浓度已经上升到收缩阈值，也无法与肌钙蛋白结合，心脏的兴奋-收缩耦联因而受阻。酸中毒还可使肌浆网中钙结合蛋白与 Ca^{2+} 亲和力增大，使肌浆网在心肌收缩时不能释放足量的 Ca^{2+}。

14. 右心衰竭患者不可能出现的变化是（   ）。

A. 少尿　　　　　B. 肺淤血　　　　C. 胃肠道淤血　　　D. 全身性水肿

【参考答案】B

【分析】

肺淤血主要见于左心衰竭。当左心排血量减少，肺毛细血管楔压升高，出现肺循环淤血。由本题题意可知，A 选项的少尿是肾脏淤血造成的，肾脏淤血、胃肠道淤血和全身性水肿这三种情况都是体循环淤血的临床表现，体循环淤血见于右心衰竭及全心衰竭。

15. 向心性心肌肥大最基本的特征是（　　　）。

A. 心肌细胞坏死　　　　　　　　　B. 肌节呈串联性增生

C. 肌节呈并联性增生　　　　　　　D. 心脏肌源性扩张

【参考答案】C

【分析】

心肌肥大是指心肌细胞体积增大、质量增加。心肌肥大是心脏的结构性适应改变，分为两种类型，一种是离心性肥大，一种是向心性肥大。所谓向心性肥大，是心脏在长期过度的压力负荷作用下，收缩期室壁张力持续增加，心肌肌节呈并联性增生，心肌细胞增粗。其特征是心室壁显著增厚而心腔容积正常甚至减小，使室壁厚度与心腔半径之比增大，常见于高血压性心脏病及主动脉狭窄等疾病。

【知识拓展】

离心性肥大是心脏在长期过度的容量负荷作用下，舒张期室壁张力持续增加，心肌肌节呈串联性增生，心肌细胞变长。离心性肥大的特征是心腔容积显著增大与室壁轻度增厚并存，室壁厚度与心腔半径之比基本保持正常，常见于二尖瓣或主动脉瓣关闭不全。

16. 最能反映心力衰竭时心肌收缩性降低的指标是（　　　）。

A. 心脏指数降低　　　　　　　　　B. 射血分数减少

C. 中心静脉压升高　　　　　　　　D. 肺动脉楔压升高

【参考答案】B

【分析】

射血分数是每搏输出量占左心室舒张末期容积（LVEDV）的百分比，能够较好地评价左心室的射血效率。心衰时，每搏输出量正常或降低而 LVEDV 增大，则射血分数降低，因此射血分数能较好地反映心脏收缩力的变化。心脏指数是指心输出量经单位体表面积标准化后的心脏泵血功能指标，中心静脉压反映的是右心房压和右心室舒张末压，肺动脉楔压反映的是左心房压和左心室舒张末压。综合比较，射血分数在反映心力衰竭时心肌收缩性降低时最为合适。

17. 急性左心衰竭时发生肺水肿的主要机制是（　　　）。

A. 肺静脉回流受阻　　　　　　　　B. 肺毛细血管流体静压升高

C. 血浆胶体渗透压降低　　　　　　D. 肺毛细血管通透性升高

【参考答案】B

【分析】

急性肺水肿是急性左心衰主要的临床表现。由于左心室突发排血减少，引起肺静脉和肺毛细血管压力急剧升高，毛细血管壁通透性增大，血浆渗出到肺间质与肺泡而引起急性肺水肿。故选 B。

18. 心衰患者出现端坐呼吸的机制是（　　　）。

A. 端坐体位迷走神经兴奋性增高　　　　B. 端坐时回心血量增多

C. 端坐时机体缺氧加剧　　　　D. 端坐时减轻肺淤血

【参考答案】D

【分析】

端坐呼吸是指患者在静息时已出现呼吸困难，平卧时加重，故需被迫采取端坐位或半卧位以减轻呼吸困难的程度。其机制是：①端坐位时下肢血液回流减少，肺淤血减轻；②膈肌下移，胸腔容积增大，肺活量增加，通气改善；③端坐位可减少下肢水肿液的吸收，使血容量降低，减轻肺淤血。故选D。

19. 心力衰竭后，机体发生的变化中下列哪项不正确？（　　　）

A. 心输出量下降　　　　B. 心室指数下降

C. 心室顺应性下降　　　　D. 心室舒张末期容积减少，压力下降

【参考答案】D

【分析】

心力衰竭后，心脏收缩性降低，心输出量下降；心脏指数是心输出量经单位体表面积标准化后的心脏泵血功能指标，也会下降；心室顺应性是指心室在单位压力变化下所引起的容积改变。高血压及肥厚型心肌病时心室壁增厚，心肌炎症、纤维化及间质增生等均可引起心室壁成分改变，导致心室顺应性下降。

心室顺应性下降时，心室在舒张末期容量减少，每搏输出量减少，此时，心室充盈压会升高，以维持心室的充盈量，肺静脉压随之上升，导致肺淤血。故选D。

20. 在临床上反映右心室功能减弱、容量负荷过重的常用指标是（　　　）。

A. 心率　　　　B. 动脉血压　　　　C. 心脏指数　　　　D. 中心静脉压

【参考答案】D

【分析】

中心静脉压（CVP）是上、下腔静脉进入右心房处的压力，通过上、下腔静脉或右心房内置管测得，它反映右房压和右心室舒张末压，是临床观察血流动力学的主要指标之一，它受心功能、循环血容量及血管张力三个因素影响。测定CVP对了解有效循环血容量和心功能有重要意义，通过连续监测中心静脉压，可以准确了解右心前负荷。当右心功能减弱，容量负荷过重时，CVP会增高。

（二）小组测试与解析

1~3题共用题干：

某患者有慢性心脏病变，近日检查左室射血分数为38%（正常值50%~70%）。

1. 其原因可能与下列哪项无关？（　　　）

A. ATP生成减少　　　　B. 左室肥厚　　　　C. 代谢性酸中毒　　　　D. 心肌细胞凋亡

【参考答案】B

【分析】

左室射血分数（LVEF）是每搏输出量占左心室舒张末容积的百分比，静息状态下是55%~70%，是评价左心室射血效率的常用指标，能较好地反映心肌收缩功能的变化。LVEF降低常见于冠心病和心肌病等引起的心肌收缩力降低。心肌的结构或代谢性损伤可引起心肌的收缩

性降低。各选项中，只有左室肥厚不会降低收缩性，但会造成心肌舒张功能异常而引起心室充盈量减少，引起体循环淤血，造成舒张性心力衰竭，LVEF 一般不会低于 50%。

2. 该患者可能患有下列哪一种疾病？（　　　）

A. 动脉瓣膜关闭不全　　　　　　　　B. 室间隔缺损

C. 高血压　　　　　　　　　　　　　D. 心肌炎

【参考答案】D

【分析】

同上，引起 LVEF 下降的主要原因是冠心病和心肌病等，可引起心肌收缩力降低。

3. 如果想了解该患者左心室后负荷的变化，检测下列哪一个指标最合适？（　　　）

A. 中心静脉压　　　　　　　　　　　B. 平均主动脉压

C. 肺动脉楔压　　　　　　　　　　　D. 左心室舒张末期压力

【参考答案】B

【分析】

左心室后负荷指左心室射血所要克服的阻力，即压力负荷。测量左心收缩期室壁张力可以准确反映左心室后负荷的大小，但通常用动脉血压来代替。以上各选项中，中心静脉压、肺动脉楔压、左心室舒张末期压力均不能代表动脉血压。

4. 某患者有风湿病多年，近日心脏超声心动图检查发现二尖瓣关闭不全。该患者下列哪一个指标可能会升高？（　　　）

A. 主动脉压　　　　　　　　　　　　B. 肺动脉压

C. 中心静脉压　　　　　　　　　　　D. 左心室舒张末期压力

【参考答案】D

【分析】

二尖瓣关闭不全会引起左心室充盈量增加，左心室舒张末期压力增高。

5. 某患者有慢性支气管炎多年，近日出现下肢水肿，肝脾肿大，其发生原因可能是（　　　）。

A. 左心室容量负荷过大　　　　　　　B. 右心室容量负荷过大

C. 左心室压力负荷过大　　　　　　　D. 右心室压力负荷过大

【参考答案】D

【分析】

慢性支气管炎持续发展，会导致肺源性心脏病，肺动脉压力增高，右心室压力负荷过大，右心功能障碍，从而出现下肢水肿、肝脾肿大等体循环淤血的表现。

6. 某患者超声检查，左室射血分数为 50%，有劳力性呼吸困难等心衰表现。该患者心衰分类应该是（　　　）。

A. 收缩性心力衰竭　　　　　　　　　B. 高输出量性心力衰竭

C. 舒张性心力衰竭　　　　　　　　　D. 充血性心力衰竭

【参考答案】C

【分析】

左室射血分数为 50%，降低不明显，患者有劳力性呼吸困难，是左心衰竭的表现，属于射血分数保留的心力衰竭。这种类型的心衰是因为心肌舒张功能障碍或室壁僵硬度增加而导致心室充盈度减少，需增高心室充盈压才能维持心排血量，增高的充盈压传到肺静脉，出现肺循环淤血，从而出现呼吸困难的症状。故这类心衰又称为舒张性心力衰竭。

7. 某患者有高血压病多年，安静时也会气喘吁吁，经检查发现左心肥大。以下说法正确的是（ ）。

    A. 肥大心肌的肌质网钙泵蛋白合成减少   B. 肥大心肌的胎儿期基因表达减少

    C. 肥大心肌的 CP/ATP 比值增高   D. 肌质网摄取 Ca^{2+} 增多

【参考答案】A

【分析】

心室重塑时，心肌细胞表型改变，可使在成年心肌细胞中处于静止状态的胎儿期基因被激活，合成胎儿型蛋白质增加；心肌肥大会使心肌细胞内磷酸肌酸激酶同工型发生转换，导致磷酸肌酸激酶活性降低，磷酸肌酸含量减少，CP/ATP 比值降低；心衰会导致心肌兴奋-收缩耦联障碍，肌质网 Ca^{2+}ATP 酶含量或活性下降，使肌质网摄取 Ca^{2+} 减少，供给心肌收缩的 Ca^{2+} 不足，心肌收缩性受到抑制。

8. 刘姓患者，甲亢多年，现在一走路心就跳得厉害，眼前发黑。其可能的原因是（ ）。

    A. 过高的甲状腺素破坏心肌细胞的结构，导致心衰

    B. 心脏血管收缩，缺血缺氧，导致心衰

    C. 脑血管狭窄，供血不足

    D. 外周血管扩张，容量负荷增加

【参考答案】D

【分析】

甲亢时由于过多甲状腺激素对心脏的兴奋和刺激，使心肌耗氧量增加，心脏负担加重。另外，心搏出量增加可致收缩压增高，外周血管扩张，回心血量增加，容量负荷增加。

9. 老刘有高血压、糖尿病等多种慢性疾病，去年超声检查发现心脏肥大。近日感觉呼吸困难。入院检查：血 pH 7.21，血酮偏高。检查结果与呼吸困难的关系，下列说法正确的是（ ）。

    A. 酸中毒导致肌钙蛋白与 Ca^{2+} 结合减少，导致心衰

    B. 心肌收缩纤维结构受损，收缩力下降，导致心衰

    C. 心脏冠状动脉收缩，心脏供血减少，导致心衰

    D. 心脏容量负荷加大，导致心衰

【参考答案】A

【分析】

心肌兴奋收缩耦联的关键是 Ca^{2+} 与肌钙蛋白 C 结合。各种原因引起心肌细胞酸中毒时，由于 H^+ 与肌钙蛋白的亲和力比 Ca^{2+} 大，H^+ 占据了肌钙蛋白上的钙离子结合位点，此时即使胞质 Ca^{2+} 浓度已上升到收缩阈值，也无法与肌钙蛋白结合，心肌的兴奋-收缩耦联因而受阻。酸中毒还可引起高钾血症，减少 Ca^{2+} 内流；H^+ 浓度升高使肌质网中钙结合蛋白与 Ca^{2+} 亲和力增大，使肌质网在心肌收缩时不能释放足量的 Ca^{2+}。

出现左心衰竭后，肺循环淤血导致呼吸困难。

10～12 题共用题干：

患者，男，60 岁，因胸闷、心前区疼痛 3 小时急诊入院。患者 10 年前因冠心病住院治疗。随后在劳累后常感心悸、头晕、胸闷。1 年前常在轻度体力活动后出现胸闷、心慌、气

急。查体：呼吸 28 次/分，脉搏 130 次/分，血压 170/100 mmHg，端坐体位，口唇轻度发绀，双肺布满湿啰音，心界向左扩大，频发早搏。

10. 与该患者体力活动后气急无关的机制是（　　　　）。

A. 迷走神经紧张性增高　　　　　　　B. 肌肉收缩增加回心血量

C. 体力活动增快心率　　　　　　　　D. 体力活动减少心室充盈

【参考答案】A

【分析】

体力活动后气急是劳力性呼吸困难的表现。其机制是：①体力活动时，四肢血流量增加，回心血量增多，肺淤血加重。②体力活动时心率加快，舒张期缩短，左心室充盈减少，肺循环淤血加重。③体力活动时机体需氧量增加，但衰竭的左心室不能相应的提高心排血量，因此机体缺氧进一步加重刺激呼吸中枢，使呼吸加快加深，出现呼吸困难。心衰时心排血量减少，可以激活颈动脉窦和主动脉弓的压力感受器，进而激活交感-肾上腺髓质系统，表现为交感神经活性升高，血浆儿茶酚胺浓度升高。

11. 该患者心力衰竭的临床表现不包括（　　　　）。

A. 血压升高　　　　　B. 气急　　　　　C. 脉搏快　　　　　D. 端坐体位

【参考答案】A

【分析】

该患者因冠心病，心脏长期供血不足，导致心衰。心衰后排血量减少引起神经-体液调节系统激活，由于交感-肾上腺髓质系统兴奋，外周阻力增大，心率加快以及血容量增多，动脉血压可维持在正常水平，但不会转变为高血压。由于静脉系统淤血，肺毛细血管楔压增高，出现肺淤血、水肿，表现为呼吸困难、端坐体位。

12. 该患者体内哪一种变化不具有代偿意义？（　　　　）

A. 交感-肾上腺髓质系统激活　　　　B. 肾素-血管紧张素-醛固酮系统激活

C. 心室重塑　　　　　　　　　　　　D. 肌源性扩张

【参考答案】D

【分析】

根据 Frank-Starling 定律，肌节长度在 $1.7 \sim 2.2 \ \mu m$ 的范围内，随着肌节长度增加，心肌收缩能力随心脏前负荷（心肌纤维初长度）的增加而增加，代偿性增加每搏输出量，这种伴有心肌收缩力增强的心腔扩张称为心脏紧张源性扩张，有利于将心室内过多的血液及时泵出。当肌节长度达到 $2.2 \ \mu m$ 时，粗、细肌丝处于最佳重叠状态，形成有效横桥数量最多，产生的收缩力最大。但是，慢性心力衰竭，长期前负荷过重引起的心力衰竭以及扩张型心肌病主要是引起肌节过度拉长，超过 $2.2 \ \mu m$，使心腔明显扩张，这种心肌过度拉长而伴有心肌收缩力减弱的心腔扩大称为肌源性扩张，失去增加心肌收缩力的代偿意义。

13. 患者，男，70 岁，因胸闷、心前区疼痛 3 小时急诊入院。血清生化检查发现肌酸磷酸激酶同工酶（CK-MB）、心肌肌钙蛋白 T（cTnT）、肌红蛋白（Myo）水平以及 B 型钠尿肽（BNP）水平升高。超声心动图显示左室射血分数为 39%。反映该患者心功能下降的指标是（　　　　）。

A. 心肌肌钙蛋白 T 水平升高　　　　　B. 肌红蛋白水平升高

C. 肌酸磷酸激酶同工酶水平升高　　　D. 左室射血分数为 39%

【参考答案】D

【分析】

胸痛、心前区疼痛 3 小时为心梗的典型表现，血清生化检查发现肌酸磷酸激酶同工酶（CK-MB）、心肌肌钙蛋白 T（cTnT）、肌红蛋白（Myo）水平以及 B 型钠尿肽（BNP）水平升高都符合心梗的表现。由于心肌梗死，患者出现急性左心衰竭，左室射血分数降低，射血分数为 39%表示患者心脏收缩功能中度损伤。

14. 很多心衰病人，夜晚睡觉平卧时会出现严重的呼吸困难，只能端坐位入睡。端坐位能缓解患者呼吸困难的机制是（   ）。

A. 回心血量增加

B. 气道阻力增加

C. 胸腔容积增加

D. 水肿液吸收增加

【参考答案】C

【分析】

患者在静息时已出现呼吸困难，平卧时加重。故需被迫采取端坐位或半卧位，以减轻呼吸困难的程度，称为端坐呼吸。其发生机制：①端坐位时下肢血液回流减少，肺淤血减轻。②膈肌下移，胸腔容积增大，肺活量增加，通气改善。③端坐位可减少下肢水肿液的吸收，使血容量降低，减轻肺淤血。端坐呼吸是左心衰竭造成严重肺淤血的表现。

15~21 题共用题干：

老张患有高血压十余年，近一段时间感觉心悸乏力，发现下肢肿胀，睡觉不能平卧，超声心动图检查发现左室肥大，血液检查：RBC 5.85×10^{12}/L。医生诊断为心功能不全。

15. 此时老张身体发生的变化，下列哪一项不正确？（   ）

A. 心输出量下降

B. 心脏指数下降

C. 射血分数下降

D. 左心舒张末压下降

【参考答案】D

【分析】

心衰时由于心肌收缩性降低，心排血量减少。表现为：①心输出量和心脏指数下降，心脏指数是心排血量经单位体表面积标准化后的心脏泵血功能指标，横向比较性较好。②心肌顺应性下降：心功能不全时，每搏输出量降低，而左心室舒张末期容积增大，射血分数降低。③左心舒张末压（LVEDP）升高：由于射血分数降低，心室射血后剩余血量增多，使心室收缩末期容积增多，心室容量负荷加大，心室充盈受限。在心功能不全早期阶段即可出现心室舒张末压升高。

16. 医生说病人老张有心室重塑，心室重塑的意思是指（   ）。

A. 心肌细胞在结构、功能、数量及细胞表型方面所出现的适应性变化

B. 心肌及心肌间质在细胞结构、功能、数量及细胞表型方面所出现的适应性变化

C. 心肌及心肌间质在细胞表型方面所出现的适应性变化

D. 心肌肥大

【参考答案】B

【分析】

心室重塑是指在心肌损伤和负荷增加时，在基因表达改变的基础上心室结构、代谢和功能的适应性变化，心肌细胞、非心肌细胞及细胞外基质都会出现，包括心肌肥大、心肌细胞

表型改变以及非心肌细胞和细胞外基质的变化。

17. 老张发生的心脏肥大，其基本特征是 （　　　　）。

A. 心肌纤维呈并联性增生　　　　　B. 心肌纤维呈串联性增生

C. 心肌细胞数量增加　　　　　　　D. 心腔容积显著增大

【参考答案】A

【分析】

高血压患者，心脏长期后负荷过度，收缩期室壁张力持续增加，心肌肌节呈并联性增生，心肌细胞增粗，其特征是心室壁显著增厚而心腔容积正常甚或减小，使室壁厚度与心腔半径之比增大。

18. 医生给老张使用利尿药治疗，解释说老张血容量增加，要使用利尿药降低血容量。老张血容量增加的机制不包括（　　　　）。

A. 儿茶酚胺增多　　　　　　　　　B. 肾素分泌增多

C. 血管紧张素Ⅱ增多　　　　　　　D. PGE$_2$ 产生增多

【参考答案】D

【分析】

慢性心功能不全的重要代偿方式之一是增加血容量，进而使静脉回流及心排血量增加。血容量增加的机制有：①交感神经兴奋。心功能不全时，心排血量和有效循环血量减少，引起交感神经兴奋，儿茶酚胺分泌增加，肾血管收缩，肾血流量下降，近曲小管重吸收水钠增多，血容量增加。②肾素-血管紧张素-醛固酮系统激活，促进远曲小管和集合管对水钠的重吸收。③抗利尿激素（ADH）释放增多，促进远曲小管和集合管对水的重吸收。④抑制钠水重吸收的激素减少：心功能不全时 PGE$_2$ 和 ANP 合成和分泌减少，促进钠水潴留。

19. 老张下肢肿胀的主要原因是（　　　　）。

A. 淋巴回流受阻　　　　　　　　　B. 功能性肾功能不全

C. 血浆胶渗压下降　　　　　　　　D. 水钠潴留和毛细血管压升高

【参考答案】D

【分析】

下肢肿胀是心性水肿的表现。水肿的原因是右心衰竭以及全心衰竭。心力衰竭后，心室充盈压显著增高，静脉系统淤血，毛细血管血压增高是心性水肿的始发因素，而肾血流量减少可引起肾小球滤过率降低和醛固酮增加，尿量减少，造成钠、水潴留，促进水肿的发展。此外，由于胃肠淤血引起的食物消化吸收障碍、肝淤血造成的肝功能损伤可导致低蛋白血症，血浆胶渗压下降，又进一步加重心性水肿。

20. 老张体内最具有特征性的血流动力学变化是

A. 外周血液灌注不足　　　　　　　B. 静脉系统淤血

C. 心输出量降低　　　　　　　　　D. 心脏储备功能降低

【参考答案】C

【分析】

心力衰竭患者主要的血流动力学变化是心排血量降低，从而引起器官组织灌流量减少和肺循环或体循环静脉淤血。心排血量随组织细胞代谢需要而增加的能力称为心力储备，当然也会因心排血量的降低而降低。

21. 医生还给老张使用了贝那普利（一种血管紧张素转换酶抑制剂类药物），主要是因为这种药物具有哪一种作用？（   ）

A. 抑制血管紧张素的作用 　　　　　B. 抑制血小板聚集

C. 保护肾脏 　　　　　　　　　　　D. 延缓动脉粥样硬化的进展

【参考答案】A

【分析】

神经-体液系统的功能紊乱在心室重塑和心功能不全的发生和发展中起重要作用。血管紧张素转换酶抑制剂（ACEI）通过抑制循环和心脏局部的肾素-血管紧张素系统，延缓心室重塑；并可作用于激肽酶Ⅱ，抑制缓激肽的降解，减少胶原沉积，促进一氧化氮和前列环素产生，改善急性心肌梗死后冠状动脉血流。

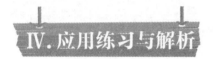
Ⅳ. 应用练习与解析

病案分析题

患者，男性，57 岁，因心慌、气短 4 年，加重 2 天入院。

患者 9 年前常感头晕、头痛、夜间入睡困难，当地医院测血压升高，诊断为"原发性高血压"，给予降压药治疗。自觉症状消失后，患者未重视，血压时高时低，偶尔服用降压药。4 年前，患者一般体力劳动后易疲劳，常感心悸、气喘，休息后可缓解。医院经胸片、超声心动图等详细检查后，诊断为"高血压性心脏病"，经治疗后患者症状好转，但每于劳动后发作。2 天前因受凉感冒后出现发热、咳嗽、心悸、呼吸困难逐渐加重，不能平卧入院。

体检：体温 39.8 ℃，呼吸 28 次/min，脉搏 106 次/min，血压 140/70 mmHg，半卧位。口唇发绀，颈静脉怒张。两下肺可闻细小湿啰音，右肺略明显。心率 110 次/min，心律不齐，第一心音强弱不等；心前区可闻及收缩期及舒张期杂音。腹软，无压痛，肝肋下 1 指，脾未触及，双下肢轻度凹陷性水肿。

辅助检查：白细胞 $12×10^9$/L，红细胞 $3.2×10^{12}$/L，血红蛋白 115 g/L，血小板 $11×10^9$/L，中性粒细胞 90%，淋巴细胞 6%，其余化验正常。心电图：心室率快，心房颤动。超声心动图：室间隔和左心室后壁增厚，左房、左室、右房和右室增大，二尖瓣返流（重度），主动脉瓣返流（轻度），三尖瓣返流（中度），左心房压和肺动脉压增高，左室射血分数39%。胸片：双肺纹理粗，右下肺有散在片絮状阴影，心影向左右明显增大。

入院后积极给予抗感染、吸氧、强心、利尿、扩张血管及纠正水、电解质代谢紊乱等治疗，患者病情逐渐得到控制。

临床诊断：原发性高血压病、慢性心功能不全（NYHA Ⅳ级）、肺部感染、心房颤动。

问题：

（1）该患者发生心力衰竭的原因是什么？诱发因素有哪些？

（2）该患者是何种类型的心力衰竭？

（3）心力衰竭的代偿反应有哪些？

（4）该患者发生心力衰竭的主要机制有哪些？

（5）如何解释患者易疲劳，劳动后心悸、气短、不能平卧，发绀、双下肢水肿、颈静脉怒张，以及超声心动图和胸片的表现？

【分析】

（1）患者因为高血压，左心室压力负荷过度，引起左心功能不全。患者有高血压病史9年，超声心动图显示室间隔和左心室后壁增厚，左房、左室增大，二尖瓣返流，说明左心已经发生代偿性肥大扩张，并逐渐由心功能不全发展为心力衰竭。患者于4年前劳累后出现心悸、气喘，2天前因受凉感冒出现发热、心悸、呼吸困难加重。劳累、感染均可加重心脏负荷、增加心肌耗氧量，故该患者劳累、感冒发热为本次心衰的诱发因素。

（2）该患者病史已有4年，反复发作，为慢性心力衰竭，在诱发因素下急性发作；超声心动图显示全心增大，临床表现为全心衰，患者是由左心衰竭发展为全心衰竭；患者心衰也是低输出量性心衰。

（3）代偿反应包括：①心率加快，脉搏106次/min，心率110次/min。②心肌收缩力增强，心悸。③心肌肥厚，超声心动图显示室间隔和左心室后壁增厚。

（4）长期高血压、心肌过度肥大，心室重塑是心衰的主要发生机制，心肌细胞凋亡、心肌结构改变、能量代谢障碍、钙离子转运障碍、心室顺应性下降等各种机制共同作用，逐渐引起心脏收缩性下降、心室舒张功能异常以及心脏各部分舒缩功能的不协调。

（5）①心衰时心脏泵血功能障碍，骨骼肌血流量减少，患者易疲劳。②心衰时交感神经兴奋，心率加快以维持心输出量，在劳动后心率进一步加快，心悸更加明显。③左心衰竭，左心排血量减少，肺毛细血管楔压增高，出现肺淤血、肺水肿，从而导致患者出现呼吸困难，劳动后气短是劳力性呼吸困难的表现，主要原因是体力活动时回心血量增多，肺淤血加重；体力活动时心率加快，舒张期缩短，左心室充盈减少，肺淤血加重；体力活动时机体需氧量增加，缺氧进一步加重，刺激呼吸中枢，使呼吸加深加快，呼吸困难更加明显。④患者不能平卧，要采用坐位或者半坐位以减轻呼吸困难的症状，称为端坐呼吸，机制为：端坐位回心血量减少，肺淤血减轻；端坐位膈肌下移，胸腔容积增大，肺活量增多，通气改善；端坐位下肢水肿液吸收减少，血容量降低，减轻肺淤血。⑤由于肺淤血、水肿，患者缺氧，氧合血红蛋白减少，还原型血红蛋白增多，如超过5g/dl，皮肤和黏膜呈青紫色，即为发绀。⑥患者出现右心衰竭，体循环静脉血液回流受阻，静脉淤血，出现颈静脉怒张；加上钠水潴留、低蛋白血症等影响，导致患者出现心源性水肿，开始表现为双下肢水肿。⑦超声心动图：室间隔和左心室后壁增厚，左房、左室增大，二尖瓣返流（重度），主动脉瓣返流（轻度），左心房压增高，这是肺循环淤血、左心肥大扩张的表现。超声心动图示右房和右室增大，三尖瓣返流（中度），是体循环淤血、静脉压增高以及右心肥大扩张的表现。超声心动图示左室射血分数39%，表明左心室射血效率降低，反映心肌收缩力下降和左心室扩张。⑧胸片：双肺纹理粗，右下肺有散在片絮状阴影，心影向左右明显增大。这是肺循环淤血和心脏肥大、扩张的表现。

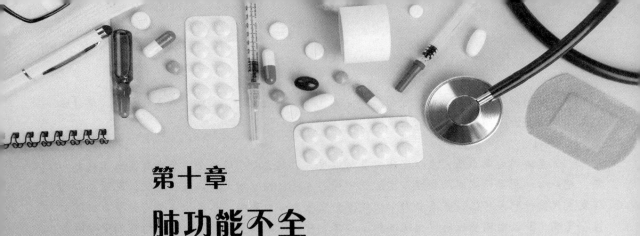

第十章
肺功能不全

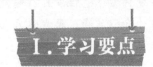

【学习目标】

- **掌握**

（1）呼吸衰竭、功能性分流、死腔样通气、肺性脑病、急性呼吸窘迫综合征（ARDS）等概念。

（2）呼吸衰竭的发生机制。

（3）呼吸衰竭对心血管系统、中枢神经系统及酸碱平衡的影响。

- **熟悉**

（1）呼吸功能不全的病因及分类。

（2）ARDS的病因、发生机制及ARDS引起呼吸衰竭和呼吸窘迫的机制。

- **了解**

（1）心力衰竭的分类。

（2）呼吸衰竭的防治原则及给氧治疗的病理生理学基础。

【执业医师资格考试大纲与考点分析】

（1）呼吸衰竭的发病机制：肺通气功能障碍、弥散功能障碍、肺泡通气-血流比例失调、解剖分流增加；

（2）呼吸衰竭时机体主要的功能与代谢改变：酸碱平衡及电解质紊乱、肺源性心脏病、肺性脑病。

本章的主要考点是呼吸功能不全的发病机制。

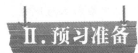

第一节　概　述

呼吸衰竭（respiratory failure）指由各种原因引起肺通气和（或）换气功能严重障碍，以致在静息呼吸状态，吸入空气时，出现低氧血症（PaO_2 降低）伴有或不伴有二氧化碳潴留（$PaCO_2$ 增高），从而引起机体一系列病理生理改变和临床表现的综合征。

呼吸衰竭的诊断标准主要依赖于动脉血气分析，表现为在海平面正常大气压、静息状态、吸入空气条件下，PaO_2 低于 60 mmHg，伴或不伴有 $PaCO_2$ 高于 50 mmHg，同时需排除其他原因引起的动脉血氧浓度和二氧化碳浓度的变化。当吸入气氧浓度（FiO_2）不足 20%时，可采用呼吸衰竭指数(respiratory failure index, RFI)作为呼吸衰竭的诊断指标。RFI= PaO_2 / FiO_2，如果 RFI≤300，可诊断为呼吸衰竭。

呼吸衰竭在临床上有多种分类方法：① 根据发生速度的不同，分为急性和慢性呼吸衰竭。急性呼吸衰竭时，机体的适应代偿机制往往不能充分发挥作用，因而出现严重的病理变化，如急性气道阻塞、急性呼吸窘迫综合征（ARDS）、呼吸肌麻痹等。慢性呼吸衰竭，其发病进程缓慢，持续时间较长，在早期和轻症时，机体一般可以代偿，只有代偿失调才会发生严重的病理变化，如慢性阻塞性肺病（COPD）。② 根据引起呼吸衰竭的原发病变部位不同，分为中枢性及外周性呼吸衰竭。③ 根据动脉血气特点可以分为：Ⅰ型呼吸衰竭（低氧血症型呼吸衰竭）和Ⅱ型呼吸衰竭（高碳酸血症型呼吸衰竭），前者只有 PaO_2 降低，$PaCO_2$ 不升高；后者除了 PaO_2 降低外，同时还伴有 $PaCO_2$ 升高。④ 根据发病机制不同，分为通气性和换气性呼吸衰竭。

第二节　病因和发生机制

外呼吸包括肺通气和肺换气，呼吸衰竭是肺通气或（和）肺换气功能障碍的结果。

一、肺通气功能障碍

正常成人在静息时有效通气量约为 4 L/min。当肺通气功能障碍使肺泡通气不足时可发生呼吸衰竭。肺通气障碍包括限制性通气不足和阻塞性通气不足。

（一）肺泡通气不足

1. 限制性通气不足

限制性通气不足是指由于吸气时肺泡的扩张受限所引起的肺泡通气不足。其主要原因包括：①呼吸肌活动障碍；②胸廓的顺应性降低；③肺的顺应性降低；④胸腔积液和气胸，使肺扩张受限。

2. 阻塞性通气不足

阻塞性通气不足是指气道狭窄或阻塞所致的通气障碍。气道阻塞可分为中央性与外周性阻塞。①中央性气道阻塞：指气管分叉处以上的气道阻塞。阻塞若位于胸外，吸气时气体流经病灶引起的压力降低，可使气道内压明显低于大气压，导致气道狭窄加重；呼气时则因气道内压大于大气压而使阻塞减轻，故患者表现为吸气性呼吸困难。如阻塞位于中央气道的胸内部位，吸气时由于胸内压降低使气道内压大于胸内压，故使阻塞减轻；呼气时由于胸内压升高而压迫气道，使气道狭窄加重，患者表现为呼气性呼吸困难。②外周性气道阻塞：慢性阻塞性肺疾患主要侵犯小气道，患者主要表现为呼气性呼吸困难。

肺通气功能障碍发生机制如图 10-1 所示。

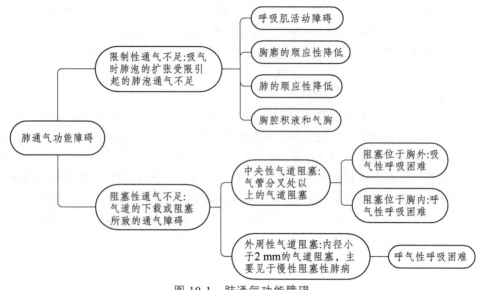

图 10-1 肺通气功能障碍

（二）肺泡通气不足时的血气变化

肺泡通气不足时，肺通气功能障碍会造成氧的吸入和二氧化碳的排出都受到阻碍，总肺泡通气量不足可使肺泡氧分压（P_AO_2）降低，肺泡二氧化碳分压（P_ACO_2）增高，使流经肺泡的血液不能充分动脉化，CO_2 排出也受限，导致动脉血氧分压降低，二氧化碳分压增高，因此肺通气不足所引起的呼吸衰竭一般属于 II 型呼吸衰竭（高碳酸血症型呼吸衰竭）。

二、肺换气功能障碍

肺换气功能障碍包括弥散障碍、肺泡通气/血流比例失调和解剖分流增加。

（一）弥散障碍

弥散障碍是指由肺泡膜面积减少或肺泡膜异常增厚和弥散时间缩短引起的气体交换障碍。

1. 弥散障碍的常见原因

①肺泡膜面积减少：由于肺泡膜储备量大，只有当肺泡膜面积减少一半以上时，才会发生换气功能障碍。肺泡膜面积减少见于肺实变、肺不张、肺叶切除等。②肺泡膜厚度增加：当肺水肿、肺泡透明膜形成、肺纤维化及肺泡毛细血管扩张等导致血浆层变厚时，可因弥散距离增宽使弥散速度减慢。③弥散时间缩短：肺泡膜病变和肺泡膜面积减少时，虽然弥散速度减慢，但在静息时气体交换在 0.75 秒内仍可达到血气与肺泡气的平衡，因而不发生血气的异常。但是在体力负荷增加等使心输出量增加和肺血流加快时，血液和肺泡接触时间过于缩短，而导致低氧血症。

2. 弥散障碍时的血气变化

肺泡膜病变加上肺血流增快只会引起 PaO_2 降低，但不会使 $PaCO_2$ 增高。因为 CO_2 弥散

速度比 O_2 快，能较快地弥散入肺泡。只要病人肺泡通气量正常，就可保持 $PaCO_2$ 与 P_ACO_2 正常。如果存在代偿性通气过度，则可使 P_ACO_2 与 $PaCO_2$ 低于正常。

（二）肺泡通气与血流比例失调

如肺的总通气量和总血流量正常，但肺通气或（和）血流不均匀，造成部分肺泡通气与血流比例失调，也可引起气体交换障碍，导致呼吸衰竭。

1. 部分肺泡通气不足

支气管哮喘、慢性支气管炎、阻塞性肺气肿等引起的气道阻塞，以及肺纤维化、肺水肿等引起的限制性通气障碍的分布往往是不均匀的，可导致肺泡通气的严重不均。病变重的部分肺泡通气明显减少，但流经病变肺泡的血液未相应减少，使 V_A/Q 显著降低，以致流经这部分肺泡的静脉血未经充分氧合便掺入动脉血内。这种情况类似动-静脉短路，故称功能性分流，又称静脉血掺杂。

动脉血的血气改变：部分肺泡通气不足时，病变肺区的 V_A/Q 降低，流经此处的静脉血不能充分动脉化，其氧分压与氧含量降低而二氧化碳分压与含量则增高。这种血气变化可引起代偿性呼吸运动增强和总通气量恢复正常或增加，主要是使无通气障碍或通气障碍较轻的肺泡通气量增加，以致该部分肺泡的 V_A/Q 显著升高。流经这部分肺泡的血液 PO_2 显著升高，但氧含量则增加很少，而二氧化碳分压与含量均明显降低。来自 V_A/Q 降低区与 V_A/Q 增高区的血液混合而成的动脉血的氧含量和氧分压均降低，二氧化碳分压和含量则可正常。

2. 部分肺泡血流不足

肺动脉栓塞、弥散性血管内凝血、肺动脉炎、肺血管收缩等，都可使部分肺泡血流减少，患部肺泡血流量减少但通气未相应减少甚至增多，导致 V_A/Q 显著大于正常，使患部肺泡通气不能充分被利用，称为死腔样通气。

动脉血气改变：部分肺泡血流不足时，病变肺区肺泡 V_A/Q 可升高，流经的血液 PaO_2 显著升高，氧含量增加很少；在健康的肺区，因血流量增加而使其 V_A/Q 低于正常，这部分血液不能充分动脉化，其氧分压与氧含量均显著降低，二氧化碳分压与含量均明显增高。最终混合而成的动脉血 PaO_2 降低，$PaCO_2$ 的变化则取决于代偿性呼吸增强的程度。

总之，无论是部分肺泡通气不足引起的功能性分流增加，还是部分肺泡血流不足引起的功能性死腔增加，均可导致 PaO_2 降低，而 $PaCO_2$ 可正常或降低；严重的肺内分流（功能性分流和死腔通气）可引起 $PaCO_2$ 升高，出现高碳血症型呼吸衰竭（Ⅱ型呼吸功能衰竭）。

（三）解剖分流增加

解剖分流是指一部分静脉血经支气管静脉和极少的肺内动-静脉交通支直接流入肺静脉。支气管扩张症可伴有支气管血管扩张和肺内动-静脉短路开放，使解剖分流量增加，静脉血掺杂异常增多，而导致呼吸衰竭。解剖分流的血液完全未经气体交换过程，故又称为真性分流。在肺实变和肺不张时，病变肺泡完全失去通气功能，但仍有血流，流经的血液完全未进行气体交换而掺入动脉血，类似解剖分流。吸入纯氧可有效地提高功能性分流的 PaO_2，而对真性分流的 PaO_2 则无明显作用，用这种方法可对两者进行鉴别。

肺换气功能障碍发生机制见图 10-2 所示。

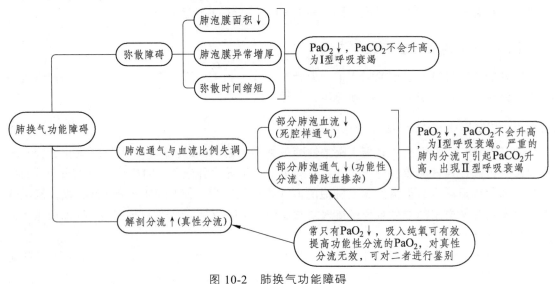

图 10-2　肺换气功能障碍

三、常见呼吸系统疾病导致呼吸衰竭的机制

（一）急性呼吸窘迫综合征（acute respiratory distress syndrome，ARDS）

ARDS 是由急性肺损伤，即肺泡-毛细血管膜损伤而引起的急性进行性缺氧性呼吸衰竭。ARDS 临床表现为急性呼吸窘迫，进行性与顽固性低氧血症，X 线胸片显示弥漫性浸润，其主要病理改变为弥漫性肺损伤，炎细胞浸润，肺广泛性充血、水肿、出血和肺泡内透明膜形成，肺泡萎缩，导致肺内血液分流增加和通气/血流比例严重失调。

ARDS 通常发生 I 型呼吸衰竭。其发生机制如图 10-3 所示。

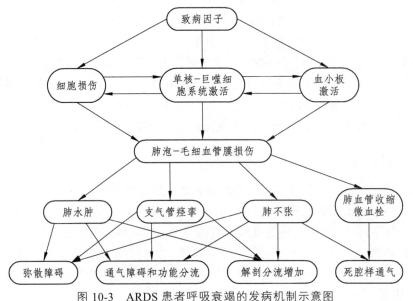

图 10-3　ARDS 患者呼吸衰竭的发病机制示意图

（二）慢性阻塞性肺病（chronic obstructive pulmonary disease，COPD）

慢性阻塞性肺病（COPD）指的是由慢性支气管炎和肺气肿引起的慢性气道阻塞，主要是管径小于 2 mm 的小气道阻塞和阻力增高。临床表现为起病缓慢，慢性咳、痰、喘，逐渐加重的呼吸困难。COPD 是引起慢性呼吸衰竭最常见的原因，发生机制如图 10-4 所示。

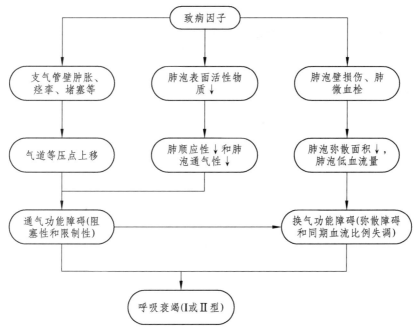

图 10-4　慢性阻塞性肺病引起呼吸衰竭的机制

四、临床常用肺通气功能评价指标

1. 每分通气量（minute ventilation，V_E）

每分通气量是指在安静状态下，测定的每分钟吸入或呼出呼吸器官的总气量。该指标可以反映肺通气储备功能，V_E 降低说明肺通气功能损伤严重。

2. 每分钟肺泡通气量（minute alveolar ventilation，V_A）

每分钟肺泡通气量是指每分钟肺泡交换气体的体积。V_A =（潮气容积 – 无效腔容积）×呼吸频率。V_A 可以直接反映有效通气量。

3. 用力肺活量（forced vital capacity，FVC）和一秒钟用力呼气容积（forced expiratory volume in one second，FEV1）

FVC 指深吸气后，用力以最快速度所呼出的气体容积，正常在 3 秒钟内全部呼出。FEV1 指深吸气后，用力以最快速度在第一秒呼出的气体容积。FEV1 是测定呼吸道有无阻力的重要指标。FEV1%=FEV1/FVC ×100%，临床上常用其反映气道阻力。

4. 最大通气量（maximal voluntary ventilation，MVV）

最大通气量是指每分钟最大和最快深呼吸所测定的通气总量。MVV 可以反映气道的动态功能。

5. 最大呼气中段流量（maximal mid-expiratory flow curve，MMEF）

最大呼气中段流量是指将用力呼出的气体容积分成四等份，其中间呼出气体（即MMEF25%～75%）的容积除以呼气所需的时间。MMEF 可以比较准确地反映气道的阻塞程度，是小气道功能评价的最佳指标。

第三节　呼吸衰竭时主要的功能与代谢变化

一、酸碱平衡及电解质紊乱

Ⅰ型和Ⅱ型呼吸衰竭都有低氧血症，因此均可引起代谢性酸中毒；Ⅱ型呼吸衰竭还同时存在高碳酸血症，因此可有代谢性酸中毒和呼吸性酸中毒。

1. 代谢性酸中毒发生机制

呼吸衰竭时引起代谢性酸中毒的机制如图 10-5 所示。

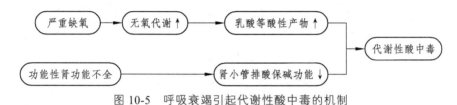

图 10-5　呼吸衰竭引起代谢性酸中毒的机制

2. 呼吸性酸中毒

Ⅱ型呼吸衰竭，大量 CO_2 潴留可引起呼吸性酸中毒，此时可有高血钾和低血氯。

3. 呼吸性碱中毒

Ⅰ型呼吸衰竭时，因缺氧引起肺过度通气，可发生呼吸性碱中毒。此时患者可出现低血钾和高血氯。

二、呼吸系统的变化

引起呼吸衰竭的呼吸系统疾病本身也会导致呼吸运动的变化。其中最常见者为潮式呼吸。PaO_2 降低作用于颈动脉体与主动脉体化学感受器，$PaCO_2$ 升高主要作用于中枢化学感受器，具体情况如表 10-1 所示。

表 10-1　呼吸衰竭时呼吸系统的变化

	$PaO_2\downarrow$	$PaCO_2\uparrow$	$H^+\downarrow$
呼吸中枢	抑制	大于 80 mmHg 时抑制	无作用
中枢化学感受器	无作用	兴奋	兴奋
外周化学感受器	兴奋	兴奋	兴奋

三、循环系统的变化

一定程度的 PaO_2 和 $PaCO_2$ 升高可兴奋心血管运动中枢，使心率加快，心肌收缩力增强、外周血管收缩，加上呼吸运动增强使静脉回流增加，导致心排血量增加。

严重的缺氧和 CO_2 潴留可直接抑制心血管中枢和心脏活动，扩张血管，导致血压下降、心肌收缩力下降、心律失常等严重后果。

呼吸衰竭可引起右心肥大与衰竭，即肺源性心脏病。其发生机制如图 10-6 所示。

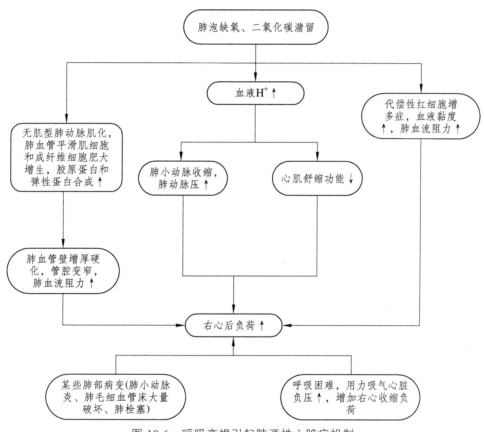

图 10-6 呼吸衰竭引起肺源性心脏病机制

四、中枢神经系统的变化

中枢神经系统对缺氧最为敏感，当 PaO_2 降至 60 mmHg 时，可出现智力和视力轻度减退；如 PaO_2 迅速降至 40～50 mmHg 或以下，就会引起一系列神经精神症状。

慢性呼吸衰竭 CO_2 潴留和缺氧都可引起中枢神经的损伤，特别是当 PaO_2 超过 80 mmHg 时，可引起所谓 "CO_2 麻醉"。由呼吸衰竭引起的脑功能障碍称为肺性脑病，发生机制如图 10-7 所示。

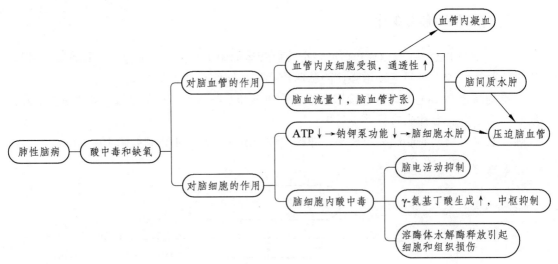

图 10-7　肺性脑病的发生机制

Ⅲ.准备度测试

（一）个人测试与解析

1. 呼吸功能不全是由于（　　　）。

A. 通气障碍所致　　　　　　　　　　　B. 换气障碍所致

C. V/Q 比例失调所致　　　　　　　　　D. 外呼吸功能障碍所致

【参考答案】D

【分析】

在影响肺外呼吸功能的疾病发展过程中，由于本身储备功能降低，静息时肺虽能维持较正常的血气水平，但当某些因素（如体力活动、发热等）导致呼吸负荷加重时，可发生 PaO_2 降低或伴随 $PaCO_2$ 升高，出现相应的体征和症状，即呼吸功能不全。外呼吸功能严重障碍，PaO_2 降低或伴随 $PaCO_2$ 升高达到呼吸衰竭的诊断标准，即为呼吸衰竭。

通气功能障碍、换气功能障碍和 V_A/Q 比例失调都是外呼吸功能障碍的病因之一。

2. Ⅱ型呼吸衰竭可出现（　　　）。

A. $PaO_2\downarrow$　　　　　　　　　　　　　B. $PaCO_2\uparrow$

C. $PaO_2\downarrow$，$PaCO_2\uparrow$　　　　　　　D. $PaO_2\uparrow$，$PaCO_2\uparrow$

【参考答案】C

【分析】

Ⅱ型呼吸衰竭，即高碳酸血症型呼吸衰竭，血气特点为 $PaO_2<60$ mmHg，同时伴有 $PaCO_2>50$ mmHg。故选 C。

3. 造成限制性通气不足原因是（　　　）。

A. 呼吸肌活动障碍　　　　　　　　　　B. 气道阻力增高

C. 肺泡面积减少 D. 肺泡壁厚度增加

【参考答案】A

【分析】

吸气时肺泡扩张受限制所引起的肺泡通气不足称为限制性通气不足。呼吸肌舒缩有赖于呼吸中枢的调节，吸气运动是个主动过程，膈肌收缩，使胸廓上下径增大；肋间外肌收缩，使胸廓前后径和左右径增大。此时肺内压降低，肺脏扩张，空气进入肺内。因此，呼吸肌活动障碍就会造成限制性通气不足。

气道阻力增高引起的通气功能障碍为阻塞性通气不足，肺泡面积减少和肺泡壁厚度增加都会导致气体弥散障碍。

4. 严重低钾血症常引起（ ）。

A. 限制性通气不足 B. 阻塞性通气不足

C. 部分肺泡通气不足 D. 部分肺泡血流不足

【参考答案】A

【分析】

低钾血症时，由于细胞外液钾浓度急剧降低时，细胞内液钾浓度$[K^+]i$和细胞外液钾浓度$[K^+]e$的比值变大，静息状态下细胞内液钾外流增加，使静息电位负值增大，与阈电位之间的距离增大，细胞处于超极化阻滞状态，细胞的兴奋性降低，严重时导致呼吸肌无力，吸气时肺泡的扩张受限引起肺泡通气不足。故选A。

5. 慢性阻塞性肺病病程中，导致小气道阻力增高的主要机制是（ ）。

A. 小气道炎症阻塞

B. 气道内外等压点向肺泡侧移动，落在气道无软骨支撑部位

C. 肺泡弹性回缩力减退

D. 小气道壁顺应性降低

【参考答案】B

【分析】

慢性阻塞性肺病会引起外周性气道阻塞，小气道阻力增高，其主要机制是：用力呼气时胸膜腔内压和气道内压均高于大气压，在呼出气道上，从小气道至中央气道压力逐渐降低，通常将气道内压和胸内压相等的气道部位称为等压点。等压点通向鼻腔这段气道的气道内压小于胸内压，气道易被压缩。正常人的等压点位于有软骨支撑的大气道，因而不会闭合。慢性阻塞性肺病，如慢性支气管炎由于气道内炎症致小气道阻塞，气道阻力异常增加；肺气肿患者肺泡壁弹性回缩力下降，使胸内负压降低（胸内压升高），压迫小气道，故慢性阻塞性肺病患者用力呼气时等压点会上移到无软骨支撑的小气道，气道阻塞加重。

6. 换气功能障碍中，下列哪一项是错误的？（ ）

A. 弥散面积减少 B. 肺泡表面活性物质减少

C. 部分肺泡通气不足 D. 部分肺泡血流不足

【参考答案】B

【分析】

肺换气功能障碍包括弥散障碍、肺泡通气与血流比例失调以及解剖分流增加。弥散面积减少是弥散障碍的常见原因。部分肺泡通气不足会使V_A/Q显著降低，部分肺泡血流不足会

使 V_A/Q 显著升高，都会导致肺泡通气与血流比例失调。肺泡表面活性物质减少可降低肺的顺应性，使肺泡扩张的弹性阻力增大而导致限制性通气不足。故选 B。

7. 下列对死腔样通气的描述正确的是（　　　）。

A. 支气管哮喘是原因之一　　　　　　　　B. 部分肺泡 V_A/Q 值升高

C. 全肺 PaO_2 明显升高　　　　　　　　D. 肺泡 V_A/Q 值减少

【参考答案】B

【分析】

死腔样通气是指肺部病变区域的肺泡血流减少，通气良好，气体不能充分被利用，使肺泡 V_A/Q 比值大于 0.8，无效腔气量增加，多见于肺动脉栓塞、弥散性血管内凝血、肺动脉瘘、肺血管收缩等。

8. 下列对功能性分流的描述中正确的是（　　　）。

A. 肺动-静脉短路开放是原因之一　　　　　B. 肺泡 V/Q 值升高

C. 死腔气量增加　　　　　　　　　　　　D. 肺泡 V/Q 值减少

【参考答案】D

【分析】

功能性分流是指各种疾病如支气管哮喘、慢性支气管炎、阻塞性肺气肿等造成的部分肺泡通气功能障碍，造成局部肺泡通气减少，而血流却没有相应减少，甚至因炎性充血使血流量增加，从而使部分肺泡 V_A/Q 比值降低，造成流经这部分肺泡的静脉血未经充分氧合便掺入到动脉血内，也称为静脉血掺杂。这与 A 答案的"肺动-静脉短路开放"并不相同，肺动-静脉短路指肺内一部分静脉血可经支气管静脉或动静脉吻合支直接流入肺静脉，称为"解剖分流"。功能性分流与解剖分流结果类似，但机制不同。C 答案的"死腔气量增加"是指部分肺泡血流不足，肺泡 V_A/Q 比值升高。

9. 通气/血流比值异常通常表现为缺氧。与其发生原因无关的叙述是（　　　）。

A. CO_2 的扩散系数远大于 O_2 的扩散系数

B. 动脉血与静脉血间的 PO_2 之差，远高于 PCO_2 之差

C. 氧解离曲线上段平坦，增加通气量，无助于携氧

D. 外周化学感受器对缺氧敏感，对二氧化碳潴留易适应

【参考答案】D

【分析】

①动、静脉血液之间 PO_2 差远大于 PCO_2 差，所以当发生动-静脉短路时，动脉血 PO_2 下降的程度大于 PCO_2 升高的程度；②CO_2 的扩散系数约为 O_2 的 20 倍，所以 CO_2 扩散比 O_2 快，不易潴留；③动脉血 PO_2 下降和 PCO_2 升高时，可刺激呼吸，增加肺泡通气量，有助于 CO_2 的排出，却几乎无助于 O_2 的摄取，这是由 O_2 解离曲线和 CO_2 解离曲线的特点所决定的；④外周化学感受器对缺氧敏感，而中枢对二氧化碳潴留容易适应，这是缺氧伴有二氧化碳潴留时，要给予持续低流量给氧的原因，与通气血流比值异常时的主要表现为缺氧无关。故选 D。

10. 病变部位肺泡 V_A/Q 值>0.8 可见于（　　　）。

A. 肺不张　　　　　　　　　　　　　　　B. 肺水肿

C. 肺动脉栓塞　　　　　　　　　　　　　D. 慢性支气管炎

【参考答案】C

【分析】

肺动脉栓塞、弥散性血管内凝血、肺动脉炎、肺血管收缩等，都可使部分肺泡血流减少，患部肺泡血流量减少但通气未相应减少甚至增多，导致 V_A/Q 显著大于正常，患部肺泡通气不能充分被利用，称为死腔样通气。

11. 下列哪项不是弥散障碍的特点？（　　　）

A. 可因肺泡膜面积减小引起　　　　　B. 可因肺泡膜厚度增加引起

C. 常在静息时就可引起明显的 PaO_2 降低　　D. $PaCO_2$ 常正常或低于正常

【参考答案】C

【分析】

弥散障碍是指由肺泡膜面积减少或肺泡膜异常增厚和弥散时间缩短引起的气体交换障碍，故 A 和 B 正确。肺泡膜病变加上肺血流增快只会引起 PaO_2 降低，但不会使 $PaCO_2$ 增高。因为 CO_2 弥散速度比 O_2 快，能较快地弥散入肺泡使 P_ACO_2 与 $PaCO_2$ 取得平衡。只要病人肺泡通气量正常，就可保持 $PaCO_2$ 与 P_ACO_2 正常。如果存在代偿性通气过度，则可使 P_ACO_2 与 $PaCO_2$ 低于正常，故 D 正确。正常静息时，血液流经肺泡毛细血管的时间约为 0.75 秒，而血液氧分压只需 0.25 秒就可升至肺泡气氧分压水平。肺泡膜病变和肺泡膜面积减少引起弥散障碍时，虽然弥散速度减慢，但在静息时气体交换在 0.75 秒内仍可达到血气与肺泡气的平衡，因而不发生血气的异常。

12. 与 CO_2 分压关系最密切的肺功能指标是（　　　）。

A. 肺通气量　　　　　　　　　　　　B. 肺活量

C. 肺泡通气量　　　　　　　　　　　D. 最大通气量

【参考答案】C

【分析】

肺泡通气量（V_A）是指每分钟吸入或呼出肺泡的气体总量。在呼吸空气的条件下，P_ACO_2 与肺泡通气量和体内每分钟产生的二氧化碳量（VCO_2），可以用下式表示，由于 VCO_2 在静息状态下基本保持不变，故决定 CO_2 分压的主要就是肺泡通气量。

$$PaCO_2 = P_ACO_2 = \frac{0.863 \times VCO_2}{V_A(L/min)}$$

13. 呼吸衰竭伴发右心衰竭最主要的机制是（　　　）。

A. 外周血管扩张，阻力降低，静脉回流增加

B. 肺动脉高压

C. 慢性缺氧血量增多

D. 血液黏滞性增高

【参考答案】B

【分析】

呼吸衰竭常常累及心脏，由于肺动脉高压、右心负荷加重，引起右心肥厚、扩张，甚至心力衰竭。其主要机制如图 10-8 所示。

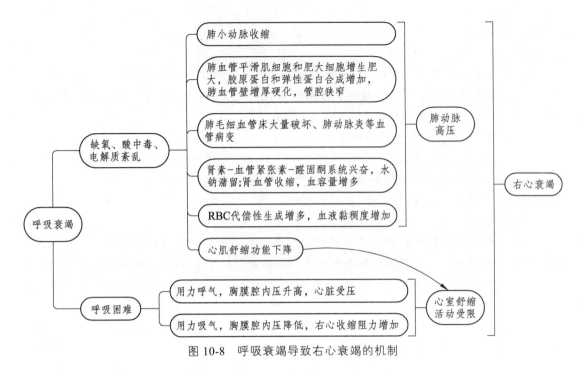

图 10-8　呼吸衰竭导致右心衰竭的机制

14. 呼吸肌麻痹所致呼吸衰竭时的血气变化特点为（　　　）。

A. 仅 PaO_2 下降

B. PaO_2 下降，$PaCO_2$ 下降

C. PaO_2 下降，$PaCO_2$ 升高

D. 仅 $PaCO_2$ 升高

【参考答案】C

【分析】

呼吸肌麻痹，功能障碍会导致限制性通气不足，氧气的吸入和二氧化碳的排出均出现问题，肺泡氧分压降低，肺泡二氧化碳分压升高，从而导致 PaO_2 下降，$PaCO_2$ 升高。

15. 某 COVID-19 患者发现肺部开始出现 DIC，肺通气/血流比例高达 10 以上，PaO_2 也显著升高，但是氧含量增加却很少，是因为（　　　）。

A. 氧的弥散能力下降

B. 氧离曲线的特性所决定

C. 二氧化碳的解离曲线所决定

D. 血液与肺泡接触时间过短

【参考答案】B

【分析】

当部分肺泡血流不足时，V_A/Q 比值升高，PaO_2 也明显增高，甚至高于正常值，但根据氧离曲线 S 型的特点，此时正处于曲线的 S 段，所以虽然 PaO_2 进一步增高，但动脉血氧饱和度却难以增加，也就是说血氧含量不可能超过血氧容量这一上限。

16. 吸入纯氧 5~20 分钟后正常人 PaO_2 可达 550 mmHg，如达不到 350 mmHg，提示肺内可能发生了（　　　）。

A. 肺内真性分流增多

B. 气体弥散障碍

C. 肺内功能性分流增多

D. 肺泡死腔样通气增多

【参考答案】A

【分析】

部分肺泡通气不足，血流未减少，会使 V_A/Q 下降，流经这部分肺泡的静脉血未经充分氧合就掺入到动脉血中，造成静脉血掺杂，又称为功能性分流。这类疾病临床上可以给病人吸入纯氧，提高肺泡氧分压，就可以有效提高 PaO_2。

但支气管扩张症、严重创伤、休克等疾病会导致支气管血管扩张或肺内动-静脉短路开放，一部分静脉血就经支气管静脉和动-静脉短路流入肺静脉，也会造成静脉血掺杂的后果，也就是解剖分流增加。另外肺严重病变（肺实变、肺不张）导致病变肺泡完全不通气，但仍有血流，这些血液经病变肺泡，完全没有进行气体交换而掺入动脉血，也会造成静脉血掺杂，类似解剖分流。这些病变都可以称为真性分流。真性分流引起的呼吸衰竭，静脉血完全不经过肺泡，即使吸入纯氧，也不能有效提高 PaO_2。

17. 慢性阻塞性肺疾病所致Ⅰ型呼吸衰竭最主要的机制是（　　　）。

A. 肺内分流　　　　　　　　　　　　B. 肺换气功能障碍

C. 肺泡通气量下降　　　　　　　　　D. 肺通气/血流比例失衡

【参考答案】B

【分析】

Ⅰ型呼吸衰竭只有低氧血症（$PaO_2<60$ mmHg），而无 CO_2 潴留（$PaCO_2$ 正常或降低），系因换气功能障碍所致。COPD 晚期因肺泡及毛细血管大量丧失，弥散面积减少，可致换气功能有障碍而引发低氧血症。A 项，肺内分流主要是成年人呼吸窘迫综合征的低氧血症的原因。C 项，通气血流比例失调常为肺栓塞的低氧血症的发病机制。

18. 呼吸衰竭伴发右心衰竭最主要的机制是（　　　）。

A. 外周血管扩张，阻力降低，静脉回流增加　　B. 肺动脉高压

C. 慢性缺氧血量增多　　　　　　　　　　　　D. 血液黏滞性增高

【参考答案】B

【分析】

呼吸衰竭可累及心脏，主要引起右心肥大与衰竭，即肺源性心脏病。肺源性心脏病的发病机制主要是：①肺泡缺氧和 CO_2 潴留所致血液 H^+ 浓度过高，可引起肺小动脉收缩，使肺动脉压升高，从而增加右心后负荷；②肺小动脉长期收缩，缺氧导致肺血管壁增厚和硬化，管腔变窄，由此形成持久而稳定的慢性肺动脉高压。

19. 肺性脑病的主要发病环节是（　　　）。

A. 血清氯浓度降低　　　　　　　　　B. 二氧化碳直接作用使脑血管收缩

C. 脑疝形成　　　　　　　　　　　　D. 细胞内酸中毒及渗透压升高

【参考答案】D

【分析】

由呼吸衰竭引起的脑功能障碍称为肺性脑病，肺性脑病的发病机制与高碳酸血症、酸中毒和缺氧引起的脑水肿和神经元功能障碍有关。肺性脑病时，患者出现缺氧和 CO_2 潴留，可以引起酸中毒，使脑血管扩张；缺氧和酸中毒还能损伤血管内皮使其通透性增高，导致脑间质水肿；缺氧使细胞 ATP 生成减少，影响 Na^+-K^+ 泵功能，可引起细胞内渗透压增高，形成脑细胞水肿。脑充血、水肿使颅内压增高，压迫脑血管，更加重脑缺氧，由此形成恶性循环，严重时有可能导致脑疝形成。综合考虑，选择 D。

20. 呼吸衰竭易并发功能性肾衰是由于（　　　）。

A. 产生广泛性肾小球器质性损伤   B. 酸中毒导致血清 K$^+$ 浓度增高

C. 肺过度通气，血氧升高   D. 肾血流量严重减少

【参考答案】D

【分析】

功能性肾衰是由于缺氧与高碳酸血症反射性通过交感神经使肾血管收缩，肾血流量严重减少所致。故选 D。

（二）小组测试与解析

1. 病理医生在 COVID-19 患者尸检中发现，肺泡腔中纤维蛋白渗出，如图 10-9 所示：

如果纤维素相互融合变成薄膜覆盖在肺泡表面，会导致以下什么后果？（   ）

A. 阻塞性通气不足

B. 弥散障碍

C. 限制性通气不足

D. 通气血流比例增大

【参考答案】B

【分析】

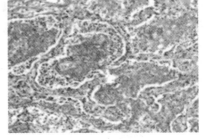

图 10-9   纤维素渗出

肺泡膜是气体交换的部位。纤维素相互融合变成薄膜覆盖在肺泡表面，即是肺泡透明膜形成，会导致肺泡膜厚度增加，弥散距离增宽，气体弥散的时间延长，从而出现弥散障碍。

2. 医护人员发现，COVID-19 患者缺氧严重，治疗中可以采用俯卧位机械通气，效果较好。这种通气方式，与改善治疗无关的是（   ）。

A. 改善肺部通气血流比例失调   B. 减少死腔样通气

C. 复张塌陷肺组织   D. 增加心输出量

【参考答案】D

【分析】

由于体位的改变可实现肺内分流的改变。受重力影响，仰卧位时背部肺组织血流灌注丰富，同时从前胸向后背存在的胸腔压力梯度致使背侧肺泡闭陷导致通气不足，背侧组织存在功能性分流，相对的胸侧则形成死效腔通气。俯卧位时胸腔压力梯度减少，肺部压力趋向一致，背侧肺泡重新开放，肺内分流和死腔样通气减少明显，V_A/Q 明显改善。

3. 某患者，男性，50 岁。2 小时前出现严重的头痛，伴呕吐。被 120 救护车送到医院。到达医院后，医生立即对他进行了 CT 检查。发现在脑干的地方有一个血肿。做完 CT 检查后，该患者的呼吸频率下降到只有 9 次/分。患者血气分析显示：PaO_2 57 mmHg，$PaCO_2$ 83 mmHg。该患者出现呼吸衰竭的机制是（   ）。

A. 肺泡通气血流比例失调   B. 限制性通气障碍

C. 应激导致的急性肺损伤   D. 弥散障碍

【参考答案】B

【分析】

该患者脑干部的血肿压迫呼吸中枢，从而出现呼吸肌活动障碍，引起限制性通气不足，导致呼吸衰竭。肺泡通气不足会使肺泡气 PaO_2 降低，$PaCO_2$ 增高，最终出现 Ⅱ 型呼吸衰竭。

4. 患者，女，68 岁，患慢性支气管炎 30 余年，因肺部感染入院，血气分析显示：PaO_2 58 mmHg，$PaCO_2$ 52 mmHg，患者出现明显的呼气性呼吸困难。查体：桶状胸，双肺布满哮鸣音。患者出现呼气性呼吸困难的机制可能是（　　）。

A. 支气管扩张　　　　　　　　　　B. 支气管痉挛

C. 等压点向肺泡移动　　　　　　　D. 等压点向鼻腔移动

【参考答案】C

【分析】

慢性支气管炎时，大支气管内黏液腺增生，小气道管壁炎性充血水肿、炎细胞浸润、上皮细胞与成纤维细胞增生、细胞间质增多，均可引起气道管壁增厚狭窄；气道高反应性和炎症介质可引起支气管痉挛；炎症累及小气道周围组织，引起组织增生和纤维化可压迫小气道；气道炎症使表面活性物质减少，表面张力增加，使小气道缩小而加重阻塞；黏液腺及杯状细胞分泌增多可加重炎性渗出物形成黏痰堵塞小气道。由于小气道堵塞，患者在用力呼气时，气体在通过阻塞部位形成的压差较大，使阻塞部位以后的气道内压低于正常，以致等压点由大气道上移至无软骨支撑的小气道，在用力呼气时小气道外的压力大于小气道内的压力，使气道阻塞加重，甚至使小气道闭合。

5. 患者，男，25 岁，在一次飞机着陆事故中骨盆、胫骨等多处骨折，烧伤及烟雾吸入致呼吸道损伤。事故前身体健康。BP 80/50 mmHg，R 23 次/分，肺部可听到少量的细微啰音，未见气胸症状。患者血气分析显示：pH 7.47，PaO_2 55 mmHg，$PaCO_2$ 33 mmHg。该患者发生呼吸衰竭的主要机制是（　　）。

A. 真性分流增加　　　　　　　　　B. 弥散障碍

C. 阻塞性通气障碍　　　　　　　　D. 限制性通气障碍

【参考答案】B

【分析】

患者 PaO_2 降低，$PaCO_2$ 稍低（正常值低限），属于Ⅰ型呼吸衰竭。烟雾致呼吸道损伤可能会导致急性呼吸窘迫综合征（ARDS）与呼吸衰竭，其损伤特点是弥漫性肺泡损伤，特征性病理改变是肺泡上皮、血管内皮损伤、肺泡膜通透性增加、大量中性粒细胞浸润，肺泡内透明膜形成，以低氧血症和呼吸窘迫为主要临床表现。其引起呼吸衰竭的主要机制是肺泡-毛细血管膜损伤及炎症介质的作用使肺泡上皮和毛细血管内皮通透性增高，引起渗透性肺水肿及透明膜形成，致肺弥散性功能障碍。此外，也会引起肺内功能性分流和死腔样通气，均使 PaO_2 降低。患者由于 PaO_2 降低对外周化学感受器的刺激以及水肿对肺泡毛细血管旁 J 感受器的刺激，使呼吸运动加深加快，导致呼吸窘迫和 PaO_2 降低。

6. 患儿，男，3 岁，表现为明显的"三凹"征，剧烈咳嗽及口唇发绀。病人出现呼吸困难的原因可能是（　　）。

A. 急性肺换气功能障碍　　　　　　B. 急性小气道阻塞

C. 中央气道胸外段阻塞　　　　　　D. 急性肺水肿

【参考答案】C

【分析】

呼吸困难"三凹征"是指吸气时胸骨上窝下陷、吸气时锁骨上窝下陷、吸气时肋间隙下陷出现明显凹陷，是由于上部气道部分梗阻所致吸气性呼吸困难，为中央气道胸外段阻塞。

7. 某男性青年醉酒后淋雨，第二日突发高烧，咳嗽、胸痛。X线表现为右肺叶实变，查血 PaO_2 55 mmHg。第四日患者咳铁锈色痰，高烧不退。对于该患者，下述哪项变化是错误的？（　　）

A. 肺泡膜面积减少　　　　　　　　B. 肺泡膜厚度增加

C. 肺内出现静脉血掺杂　　　　　　D. V_A/Q 比值升高

【参考答案】D

【分析】

病情分析：该患者为大叶性肺炎，右肺叶实变，参与呼吸的肺泡膜面积减少，大叶性肺炎是渗出性炎症，肺泡壁血管内大量浆液、纤维素、白细胞等渗出到肺泡腔，肺泡膜厚度增加；病变早期肺泡通气减少，但肺泡壁血管扩张充血，血流增多，V_A/Q 比值显著降低，以致流经这部分肺泡的静脉血未经充分动脉化便掺入动脉血中，称静脉血掺杂。

8. 某患者有严重的渗出性胸膜炎，病人可发生（　　）。

A. 弥散障碍　　　　　　　　　　　B. 限制性通气不足

C. 阻塞性通气不足　　　　　　　　D. 死腔样通气

【参考答案】B

【分析】

渗出性胸膜炎导致胸腔积液，压迫肺，使肺扩张受限，是限制性通气不足。

9. 某急性肺损伤（ALI）患者病情严重，继发出现肺水肿，此时患者动脉血液最可能出现（　　）。

A. 氧分压升高，二氧化碳分压升高　　B. 氧分压降低，二氧化碳分压降低

C. 氧分压降低，二氧化碳分压不变　　D. 氧分压不变，二氧化碳分压升高

【参考答案】C

【分析】

急性肺损伤（ALI）引起的呼吸衰竭主要机制是肺泡-毛细血管膜损伤及炎症介质的作用使肺泡上皮和毛细血管内皮通透性增高，引起渗透性肺水肿及透明膜形成，致肺弥散性功能障碍。此外，也会引起肺内功能性分流和死腔样通气，均使 PaO_2 降低。患者由于 PaO_2 降低对外周化学感受器的刺激以及水肿对肺泡毛细血管旁J感受器的刺激，使呼吸运动加深加快，导致呼吸窘迫和 PaO_2 降低。

10~11题共用题干：

某 COPD 患者患病多年，病情严重，入院检查：PaO_2 60 mmHg，$PaCO_2$ 80 mmHg。

10. 该患者不会出现下列哪一种改变？（　　）

A. 呼吸性碱中毒　　　B. 呼吸性酸中毒　　　C. 代谢性酸中毒　　　D. CO_2 麻醉

【参考答案】A

【分析】

患者是病毒性肺炎导致的 PaO_2 降低，由于缺氧，无氧代谢增强，乳酸等酸性产物增多，呼吸衰竭引起的功能性肾功能不全，肾排酸保碱能力下降可引起代谢性酸中毒。患者 $PaCO_2$ 升高，大量二氧化碳潴留可引起呼吸性酸中毒。$PaCO_2$ 过高，可造成 CO_2 麻醉。

11. 该患者病情进展迅速，头痛、恶心，烦躁不安，四肢抽搐，逐渐昏迷。引起该患者出现上述表现的原因是（多选）（　　）。

A. 脑血管扩张、充血   B. 缺氧影响 Na^+-K^+ 泵功能

C. 缺氧导致脑间质水肿   D. 神经细胞内酸中毒

【参考答案】A B C D

【分析】

由呼吸衰竭引起的脑功能障碍称为肺性脑病，Ⅱ型呼吸衰竭患者肺性脑病的发病机制与高碳酸血症、酸中毒和缺氧引起的脑水肿和神经元功能障碍有关。主要包括：

① 酸中毒和缺氧使脑血管扩张，通透性增高，引起脑间质水肿。缺氧使细胞内 ATP 生成↓，影响 Na^+-K^+ 泵功能，形成脑细胞水肿。脑充血、水肿使颅内压增高。

② 神经细胞内酸中毒一方面使γ-氨基丁酸（GABA）生成增多，另一方面使溶酶体水解酶释放，引起神经细胞和组织的损伤。

12. 某肺病患者出现呼吸衰竭，PaO_2 仅有 50 mmHg，$PaCO_2$ 达到了 80 mmHg，以下关于该患者氧疗，正确的是（   ）。

A. 低浓度、低流量持续给氧，吸氧浓度不宜超过 30%

B. 高浓度低流量持续给氧，吸氧浓度不宜超过 50%

C. 经鼻高流量氧疗

D. 高压氧疗

【参考答案】A

【分析】

PaO_2 降低作用于外周化学感受器，反射性增强呼吸运动。$PaCO_2$ 升高主要作用于中枢化学感受器，使呼吸中枢兴奋，引起呼吸加深加快，但当 $PaCO_2$ 超过 80 mmHg 时，则抑制呼吸中枢，此时呼吸中枢的兴奋主要靠 PaO_2 降低对外周化学感受器的刺激得以维持。因此Ⅱ型呼吸衰竭吸氧浓度不宜过高，并控制吸氧流速，PaO_2 就不会迅速恢复，从而依靠低氧维持呼吸中枢的兴奋性，避免高碳酸血症引起的呼吸抑制甚至呼吸暂停。

13. 某患者，男，35 岁。劳累后发热、咳嗽、咳脓性痰 3 天，呼吸困难 1 天。查体：T 38.9 ℃，R30 次/分，口唇发绀，右下肺叩诊呈浊音，呼吸音略低。引起该患者低氧血症的主要机制是（   ）。

A. 限制性通气功能障碍   B. 肺泡通气量下降

C. 通气/血流比例失调   D. 弥散功能障碍

【参考答案】C

【分析】

根据题干描述，考虑诊断为大叶性肺炎。患者出现低氧血症的机制为肺实质炎症，气体不能正常进入肺泡，通气/血流比例失衡所导致的缺氧表现。

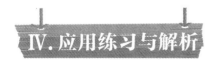

Ⅳ. 应用练习与解析

病案分析题

张某，男，57 岁，反复咳嗽、咳痰、气喘 20 余年，加重伴发热 3 天入院。患者 20 年前出现反复咳嗽、咳痰，秋冬季节发作较频，多次入院治疗，诊断为慢性支气管炎，给予抗感

染、祛痰、平喘治疗后缓解。10年前，患者发现只要活动多了就会感到气短，逐渐发展成走路快了就气喘，不能干重活，经医生诊断为肺气肿。4年前，患者间断性出现下肢水肿、少尿、胸闷、呼吸困难，症状时轻时重。3天前，张某受凉后发烧，呼吸急促、胃口差、乏力，按压两脚背有明显凹陷，体力活动明显受限，家人将张某送到医院急诊。

入院时体检：体温38.9℃，呼吸33次/min，脉搏120次/min，血压120/80 mmHg。不能平卧，呈半卧位，口唇发绀，颈静脉怒张直到下颌角。胸部叩诊过清音，两肺弥漫性干湿啰音。心音低，心律齐。肝大肋下4cm，肝颈静脉回流征阳性，双下肢凹陷性水肿。血常规检查：红细胞6.5×10^{12}/L，血红蛋白170g/L，白细胞15×10^9/L，中性粒细胞0.82，淋巴细胞0.14，单核细胞0.04，血小板220×10^9/L。

血清电解质检查：$[Na^+]$142 mmol/L，$[CL^-]$90 mmol/L，$[HCO_3^-]$34.8 mmol/L，$[K^+]$5.0 mmol/L。肝功能检查：ALT 70 U/L，AST 94 U/L。血气分析：pH 7.29，PaO_2 49 mmHg，$PaCO_2$ 72 mmHg，动脉血氧饱和度72%。心电图显示：窦性心动过速，120次/min，P波高尖，顺钟向转位，右心室肥厚，心肌劳损。胸部X线检查显示：肺动脉段突出，肺透亮度增强，肺门纹理增粗。

初步诊断：慢性支气管炎急性加重期，阻塞性肺气肿，慢性肺源性心脏病。

问题：

（1）该患者发生哪种类型的呼吸衰竭？机制如何？

（2）该患者发生慢性阻塞性肺病的诊断依据是什么？

（3）该患者慢性肺源性心脏病的诊断依据是什么？

（4）该患者发生何种类型的酸碱平衡紊乱？

【分析】

（1）该患者发生了Ⅱ型呼吸衰竭。依据：①该患者有慢性支气管炎、肺气肿，有外呼吸功能障碍的病因。②该患者PaO_2 49 mmHg，低于60 mmHg；$PaCO_2$ 72 mmHg，高于50 mmHg，符合Ⅱ型呼吸衰竭的诊断标准。

机制：该患者发生Ⅱ型呼吸衰竭的病因是慢性支气管炎和阻塞性肺气肿，从而引起阻塞性通气不足、限制性通气不足、弥散障碍和通气/血流比例失调，共同作用导致PaO_2降低和$PaCO_2$升高，发生Ⅱ型呼吸衰竭。

（2）该患者有慢性阻塞性肺病，包括慢性支气管炎和阻塞性肺气肿。诊断依据：①病史与症状：反复咳嗽、咳痰，秋冬季节发作多，活动后气喘，逐渐加重。②体征：胸部叩诊过清音，满肺弥漫性干湿啰音。③实验室检查：胸部X线检查示肺透亮度增强，肺门纹理增粗。血气分析：酸中毒、PaO_2降低和$PaCO_2$升高，动脉血氧饱和度降低。以上诊断均说明患者发生慢性阻塞性肺病（COPD）。

（3）该患者有肺源性心脏病，已发展至右心衰竭。诊断依据：①病史：慢性支气管炎和阻塞性肺气肿。②体征：脉搏加快，口唇发绀，颈静脉怒张，心音低，肝大，肝颈静脉回流征阳性，双下肢凹陷性水肿。③辅助检查：心电图示窦性心动过速，P波高尖，顺钟向转位，右心室肥厚，心肌劳损。胸部X线检查示肺动脉段突出。

（4）该患者发生了代谢性酸中毒和呼吸性酸中毒。诊断依据：①病史：慢性支气管炎、阻塞性肺气肿等慢阻肺病变会导致缺氧和呼吸性酸中毒。②血气分析：pH 7.29，PaO_2 49 mmHg，说明该患者出现了严重的低氧血症，体内无氧酵解增强，产生乳酸，导致代谢性酸中毒；$PaCO_2$ 72 mmHg，说明体内CO_2潴留，导致呼吸性酸中毒。

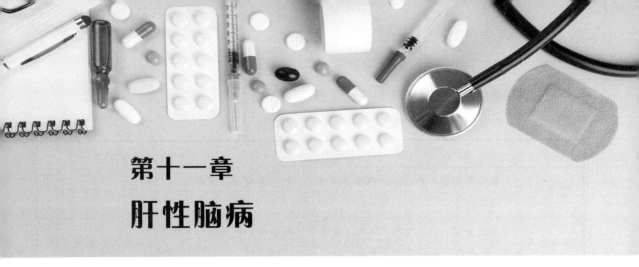

第十一章
肝性脑病

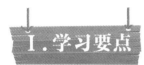
【学习目标】

● 掌 握

（1）肝性脑病、肝肾综合征的概念。

（2）肝性脑病的发病机制。

● 熟 悉

（1）肝性脑病的病因、诱因，以及肝性脑病的分类、分期。

（2）肝肾综合征的发病机制。

● 了 解

肝性脑病、肝肾综合征的防治原则。

【执业医师资格考试大纲与考点分析】

肝性脑病的概念、诱因、发病机制。

本章的主要考点是肝性脑病的发病机制。

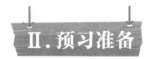

Ⅱ.预习准备

第一节　概念与分期

　　肝性脑病是指在排除其他已知脑疾病前提下，继发于肝功能障碍的一系列严重的神经精神综合征。可表现为人格改变、智力减弱、意识障碍等，并且这些特征是可逆的。肝性脑病晚期可发生不可逆性肝昏迷，甚至死亡。

肝性脑病的临床分期见表 11-1。

表 11-1 肝性脑病的临床分期

分期	精神状态	扑翼样震颤
前驱期	轻微的神经精神症状，轻度知觉障碍、欣快或焦虑，精神集中时间稍短	轻微扑翼样震颤
昏迷前期	症状加重，出现嗜睡、淡漠、时间和空间轻度知觉障碍、言语不清、明显的人格障碍及行为异常	明显的扑翼样震颤
昏睡期	明显的精神错乱、时间感知及空间定向障碍、健忘、言语混乱，可昏睡但能唤醒	明显的扑翼样震颤
昏迷期	昏迷且不能唤醒，对疼痛刺激无反应	无扑翼样震颤

第二节 肝性脑病的发病机制

肝性脑病的发病机制尚不完全清楚，目前解释肝性脑病发病机制的学说主要有氨中毒学说、假性神经递质学说、血浆氨基酸失衡学说、γ-氨基丁酸学说等。

一、氨中毒学说

体内氨的生成和清除之间维持着动态平衡，血氨浓度不超过 59 μmol/L。当氨生成增多而清除不足时，可使血氨水平增高，过量的氨通过血脑屏障进入脑内，作为神经毒素诱发肝性脑病。

（一）血氨增多的原因

1. 氨清除不足

体内产生的氨一般在肝脏进入鸟氨酸循环，通过生成尿素清除。肝性脑病时血氨增高原因主要是肝脏疾病所致的鸟氨酸循环障碍。严重肝功能障碍时，由于代谢障碍，供给鸟氨酸循环的 ATP 不足，鸟氨酸循环的酶系统严重受损，以及鸟氨酸循环的各种底物缺失等均可导致由氨生成尿素过程障碍，血氨增高。

2. 氨的产生增多

血氨主要来自于肠道，肠道内氨的主要来源是：①肠道内的蛋白质经消化过程产生氨基酸，在肠道细菌释放的氨基酸氧化酶作用下产氨；②经尿素的肠-肝循环弥散入肠道的尿素，在细菌释放的尿素酶作用下也可产氨。

肝脏功能严重障碍时，由于消化吸收功能降低，未经消化吸收的蛋白成分在肠道潴留，肠道细菌增生活跃，产氨增加。再加上肝肾综合征、合并上消化道出血等原因，细菌分解产氨会进一步增加。

血氨增多的机制详如图 11-1 所示。

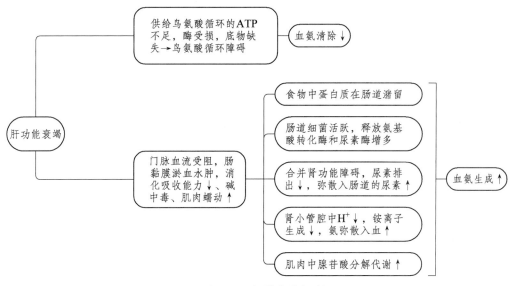

图 11-1　血氨增多的机制

（二）氨对脑的毒性作用

NH₃ 可自由通过血脑屏障进入脑内。血氨增高，氨入脑增多；氨对脑组织的毒性作用主要与氨的代谢过程有关。其具体机制如下：

1. 氨使脑内神经递质发生改变

脑内氨增高直接影响脑内神经递质的水平及神经传递。①对谷氨酸能神经传递的作用：谷氨酸为脑内主要兴奋性神经递质，脑内氨水平增高可直接影响糖代谢过程中 α-酮戊二酸脱氢酶和丙酮酸脱氢酶活性，从而影响谷氨酸水平及谷氨酸能神经传递。②抑制性神经元活动增强：氨水平增高可介导抑制性神经元活动增强，如 γ-氨基丁酸（GABA）、甘氨酸等。③对其他神经递质的影响：乙酰胆碱属中枢兴奋性递质。肝性脑病晚期，由于氨抑制丙酮酸脱氢酶的活性，从而抑制丙酮酸的氧化脱羧过程，乙酰辅酶 A 产生减少，乙酰辅酶 A 与胆碱结合生成乙酰胆碱减少，兴奋性神经活动减弱。④脑内氨水平增高，可引起脑内多巴胺、去甲肾上腺素等神经递质水平发生变化，并与肝性脑病的发生发展相关。

2. 氨干扰脑细胞能量代谢

进入脑内的氨增多，可引起如下后果：①抑制丙酮酸脱氢酶的活性，妨碍丙酮酸的氧化脱羧过程，使还原型辅酶 I（NADH）和乙酰辅酶 A 生成减少，进而三羧酸循环过程停滞，ATP 生成减少；②抑制 α-酮戊二酸脱氢酶，使三羧酸循环反应过程不能正常进行，ATP 产生减少；③α-酮戊二酸经转氨基生成谷氨酸过程，消耗了大量 NADH，ATP 产生减少；④大量的氨与谷氨酸结合生成谷氨酰胺时，消耗了大量 ATP。

3. 氨对神经细胞膜的影响

氨增高可干扰神经细胞膜 Na^+-K^+ATP 酶活性，影响细胞内外 Na^+、K^+分布。但细胞膜对铵离子的选择性通透强于钾离子，铵离子可与钾离子竞争入胞，结果细胞外钾离子浓度增高。细胞内外 Na^+、K^+分布异常直接影响膜电位、细胞的兴奋及传导等活动。

氨对脑的毒性作用详如图 11-2 所示。

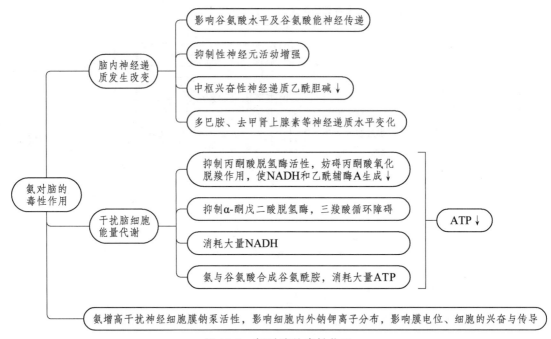

图 11-2　氨对脑的毒性作用

二、假性神经递质学说

食物中的苯丙氨酸和酪氨酸在肠道内细菌释放的脱羧酶作用下分解为苯乙胺和酪胺，正常情况下，苯乙胺和酪胺进入肝脏，在单胺氧化酶作用下，分别被氧化分解而解毒。当肝脏功能严重障碍时，肝解毒功能低下，或是由于侧支循环建立毒物绕过肝脏，血中苯乙胺和酪胺浓度增高，入脑增加。在脑干网状结构的神经细胞内，苯乙胺和酪胺在 β-羟化酶的作用下，分别生成苯乙醇胺和羟苯乙醇胺。苯乙醇胺和羟苯乙醇胺在化学结构上与正常（真性）神经递质去甲肾上腺素和多巴胺相似，但生理响应极弱，被称为假性神经递质，使脑干网状结构上行激动系统的唤醒功能不能维持，从而发生昏迷。

三、氨基酸失衡学说

1. 血浆氨基酸失衡的原因（图 11-3）

肝脏功能严重障碍时，胰岛素和胰高血糖素经肝细胞灭活清除不足，两者浓度均增高，但胰高血糖素升高更显著，使组织蛋白分解代谢增强，大量氨基酸释放入血，血中芳香族氨基酸（AAA）含量增高。支链氨基酸（BCAA）主要在骨骼肌中进行代谢，胰岛素可促进肌肉组织摄取和利用支链氨基酸。肝功能严重障碍，血中胰岛素水平增高，肌肉组织摄取和利用支链氨基酸增强，血中支链氨基酸含量减少；当血氨水平升高时，支链氨基酸的氨基通过转氨基作用与α-酮戊二酸结合生成谷氨酸,进而与自由氨结合生成谷氨酰胺而发挥解毒作用,也造成支链氨基酸水平降低。

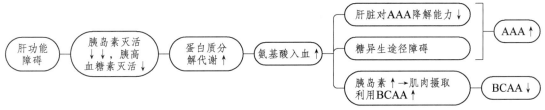

图 11-3　氨基酸失衡的原因

2. 芳香族氨基酸与肝性脑病

生理情况下,芳香族氨基酸与支链氨基酸借同一转运载体通过血脑屏障并被脑细胞摄取。血中芳香族氨基酸的增多和支链氨基酸的减少，使芳香族氨基酸主要是苯丙氨酸、酪氨酸入脑增多。高水平苯丙氨酸可抑制酪氨酸羟化酶的活性，正常神经递质生成减少。苯丙氨酸可在芳香族氨基酸脱羧酶作用下，生成苯乙胺，进一步在β-羟化酶作用下生成苯乙醇胺。而高水平酪氨酸也可在芳香族氨基酸脱羧酶作用下生成酪胺，进一步在β-羟化酶作用下生成羟苯乙醇胺。因而，血中氨基酸失平衡时，苯丙氨酸和酪氨酸进入脑内增多，脑内假性神经递质苯乙醇胺和羟苯乙醇胺产生增多，抑制正常神经递质的合成并起竞争作用，抑制性神经活动增强，严重可出现昏迷。如图 11-4 所示。

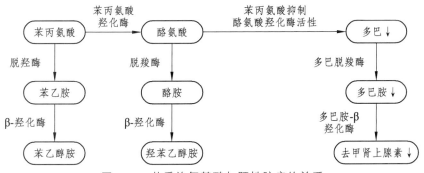

图 11-4　芳香族氨基酸与肝性脑病的关系

四、γ-氨基丁酸（GABA）学说

GABA（γ-氨基丁酸）属于抑制性神经递质。当突触前神经元兴奋时，GABA 从囊泡中释放，通过突触间隙与突触后膜上的 GABA-A 受体（配体门控型离子通道）结合，细胞膜对 Cl^- 通透性增高，Cl^- 由细胞外进入细胞内，产生超极化，从而发挥突触后抑制作用。肝性脑病时，血氨增高，氨促使 GABA-A 受体复合物与 GABA 和内源性苯二氮䓬类物质结合能力增强；氨增高可上调线粒体外膜的外周型苯二氮䓬受体水平，促使线粒体孕烯醇酮合成增加，进而神经类固醇类物质如四氢孕烯醇酮（THP）和四氢脱氧皮质酮（THDOC）水平增高，从而增强 GABA-A 受体复合物内源性配体的作用；氨可使星形胶质细胞对 GABA 的摄取降低、释放增加。血氨增强 GABA 能神经活动的机制如图 11-5 所示。

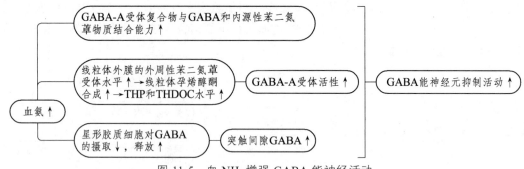

图 11-5　血 NH_3 增强 GABA 能神经活动

第三节　肝性脑病的诱因

　　凡能增加毒性物质的来源，提高脑对毒性物质的敏感性以及使血脑屏障通透性增高的因素，均可成为肝性脑病的诱因，促进肝性脑病的发生发展。肝性脑病的诱因详见图 11-6 所示。

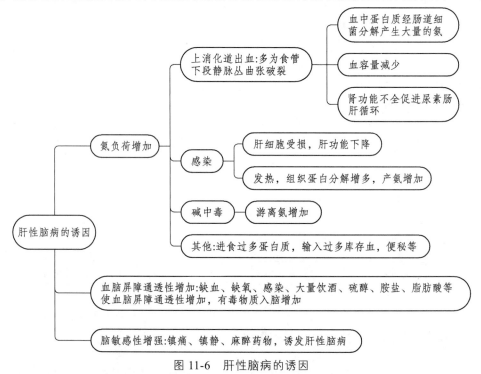

图 11-6　肝性脑病的诱因

Ⅲ. 准备度测试

（一）个人测试与解析

1. 下列哪项不是肝性脑病的特点？（　　　）

A. 大脑形态学有特异性改变　　　　　　B. 主要以代谢障碍为主

C. 出现扑翼样震颤　　　　　　　　　　D. 典型的神经精神变化

【参考答案】A

【分析】

肝性脑病的发病机制尚不完全清楚，其神经病理学变化被认为是继发性变化。肝性脑病的发生发展是因脑组织细胞的功能和代谢障碍所致。肝性脑病患者在发病过程中可表现为人格改变、智力减弱、意识障碍等神经精神综合征，扑翼样震颤逐渐加重。故选 A。

2. 下列关于氨的排泄叙述错误的是（　　　　）。

A. 肾以 NH_4^+ 形式排出　　　　　　　B. 少量氨由粪便排出

C. 极少量氨以尿素形式经肾排出　　　　D. 极少量氨由肺呼出

【参考答案】C

【分析】

人体内氨的清除与排泄路径：①食物中的蛋白质在肠道内被分解为氨基酸后，由肠道细菌释放的氨基酸氧化酶分解为氨，其中一部分随粪便排出，另一部分经肠肝循环，在肝脏通过鸟氨酸循环合称为尿素，经肾脏排出体外，这是氨的主要排出途径。②存在于肾小管上皮细胞内的谷氨酰胺酶分解谷氨酰胺为谷氨酸和氨，部分氨扩散到肾小管，与 H^+ 结合为 NH_4，由肾小管排出。③血氨过高时可从肺部排出少量。

3. 抑制肠道氨吸收的主要因素是（　　　　）。

A. 胰液分泌↓　　　　　　　　　　　　B. 肠内 pH↓

C. 肠细菌受抑　　　　　　　　　　　　D. 胆汁分泌↓

【参考答案】B

【分析】

肠道中氨的吸收与肠道 pH 值有密切关系。当肠道 pH 值较低时，氨以铵根离子的形式存在而随粪便排出体外，肠道吸收氨会受到严重抑制。

4. 肝性脑病时，患者氨生成过多的最常见原因是（　　　　）。

A. 肠道产氨增多　　　　　　　　　　　B. 肌肉产氨增多

C. 脑产氨增多　　　　　　　　　　　　D. 肾产氨产多、并向血液弥散增多

【参考答案】A

【分析】

血氨主要来自肠道，肠道内氨的主要来源是：①肠道内的蛋白质经消化过程产生氨基酸，在肠道细菌释放的氨基酸氧化酶作用下产氨；②经尿素的肠-肝循环弥散入肠道的尿素，在细菌释放的尿素酶作用下也可产氨。肝脏功能严重障碍时，门脉血流受阻，肠黏膜淤血、水肿，肠蠕动减弱以及胆汁分泌减少等，使消化吸收功能降低，未经消化吸收的蛋白成分在肠道潴留，加上肠道细菌活跃，细菌释放氨基酸氧化酶和尿素酶增多。另外肝硬化晚期合并肾功能障碍，尿素排除减少，弥散入肠道的尿素增加。如果合并上消化道出血，肠道内增多的血液蛋白质经细菌分解产氨进一步增加。上述因素均使肠道产氨增加。

5. 血氨抑制丙酮酸氧化脱羧导致脑功能障碍是由于（　　　　）。

A. γ-氨基丁酸减少　　　　　　　　　　B. 谷氨酸减少

C. 乙酰胆碱减少　　　　　　　　　　　D. 谷氨酰胺增多

【参考答案】C

【分析】

氨抑制丙酮酸脱氢酶的活性，妨碍丙酮酸的氧化脱羧过程，使还原型辅酶Ⅰ（NADH）和乙酰辅酶A生成减少，乙酰辅酶A和胆碱结合生成乙酰胆碱减少，乙酰胆碱是中枢兴奋性神经递质，故兴奋性神经活动减弱。

6. 下列哪项措施可降低血氨？（　　　）

A. 慎用催眠、麻醉、镇静药　　　　　　B. 左旋多巴

C. 支链氨基酸溶液　　　　　　　　　　D. 新霉素

【参考答案】D

【分析】

降低血氨可以采用的方法有：①口服乳果糖等使肠道pH降低，减少肠道产氨和有利于氨的排出。②应用门冬氨酸鸟氨酸制剂降血氨，该药物能够加快血氨转化成尿素。③纠正水、电解质和酸碱平衡紊乱，特别是要注意纠正碱中毒。④口服新霉素等抑制肠道细菌产氨。故选D。

7. 门体静脉吻合术后，血氨主要来自（　　　）。

A. 肝脏合成尿素不足　　　　　　　　　B. 肠道氨直接入血

C. 肌肉产氨增加　　　　　　　　　　　D. 尿pH降低，氨吸收入血增多

【参考答案】B

【分析】

门静脉吻合术是指将肝脏门静脉系统和腔静脉系统的主要血管进行吻合，使压力较高的门静脉血液直接分流到腔静脉，从而降低门静脉压力，这样肠道细菌分解蛋白质产生的氨，就不经过肝脏解毒，直接入血，提高血氨水平。

8. 假性神经递质引起意识障碍的机制是（　　　）。

A. 取代乙酰胆碱　　　　　　　　　　　B. 抑制多巴胺合成

C. 抑制去甲肾上腺素合成　　　　　　　D. 取代去甲肾上腺素和多巴胺

【参考答案】D

【分析】

脑干网状结构的主要功能是保持清醒状态或维持唤醒功能，又称为脑干网状结构上行激动系统。去甲肾上腺素和多巴胺等为脑干网状结构中的主要神经递质。肝功能严重障碍时，苯乙胺和酪胺入脑增加，在脑干网状结构的神经细胞内，苯乙胺和酪胺在β-羟化酶作用下，分别生成苯乙醇胺和羟苯乙醇胺。苯乙醇胺和羟苯乙醇胺在化学结构上与正常神经递质——去甲肾上腺素和多巴胺相似，但生理效应极弱，被称为假性神经递质。当假性神经递质增多时，可取代去甲肾上腺素和多巴胺被神经元摄取，并贮存在突触小体的囊泡中。但其被释放后的生理效应则远较去甲肾上腺素和多巴胺弱，脑干网状结构上行激动系统的唤醒功能不能维持，从而发生昏迷。

9. 引起肝性脑病时，假性神经递质的作用部位是（　　　）。

A. 脑干网状结构　　　　B. 延髓　　　　　　C. 下丘脑　　　　　D. 大脑皮质

【参考答案】A

【分析】

脑干网状结构位于神经系统中轴，在神经系统内是沟通各功能区的重要机构，具有广泛

的调节和综合作用，对于维持大脑皮层的兴奋性、维持机体的觉醒状态具有重要作用。去甲肾上腺素和多巴胺是脑干网状结构上行激动系统信息传递的主要神经递质，当假性神经递质增多后，可竞争性取代正常神经递质，致使脑干网状结构上行激动系统功能失常，大脑皮层兴奋冲动减少，机体不能保持清醒状态而出现意识模糊、嗜睡甚至昏迷。

10. 酪氨酸在肠道经细菌作用可产生（　　　）。

A. 硫醇　　　　　　　　B. 锰　　　　　　　　C. 酪胺　　　　　　　　D. 苯乙胺

【参考答案】C

【分析】

食物中的苯丙氨酸和酪氨酸在肠道内细菌释放的脱羧酶作用下分解为苯乙胺和酪胺，正常情况下，苯乙胺和酪胺进入肝脏，在单胺氧化酶作用下，分别被分解而清除。当肝脏功能严重障碍时，肝解毒功能低下，或是由于侧支循环建立毒物绕过肝脏，血中苯乙胺和酪胺浓度增高，入脑增加。在脑干网状结构的神经细胞内，苯乙胺和酪胺在β-羟化酶的作用下，分别生成苯乙醇胺和羟苯乙醇胺。

11. γ-氨基丁酸发挥突触前抑制作用是因为通过哪种离子？（　　　）

A. K^+　　　　　　　　B. Na^+　　　　　　　　C. Ca^{2+}　　　　　　　　D. Cl^-

【参考答案】D

【分析】

γ-氨基丁酸（GABA）是最重要的抑制性神经递质。当突触前神经元兴奋时，GABA从储存的囊泡释放到突触间隙，结合于突触后神经元特异的GABA受体上，使细胞膜对氯离子的通透性增高，由于细胞外氯离子浓度高于细胞内，氯离子由胞外进入胞内，细胞内静息电位绝对值下降，产生超极化阻滞，造成中枢神经系统功能抑制。

12. 氨中毒时，脑内ATP下降的机制之一是（　　　）。

A. 脂肪酸氧化不全　　　　　　　　B. 苹果酸代谢障碍

C. 磷酸肌酸分解减慢　　　　　　　　D. 糖酵解过程增强

【参考答案】B

【分析】

氨干扰脑细胞内葡萄糖生物氧化的正常进行，主要包括：①氨能抑制丙酮酸脱羧酶的活性，妨碍丙酮酸的氧化脱羧过程，影响乙酰辅酶A的合成，使柠檬酸生成不足，影响到三羧酸循环的进程，也就包括了三羧酸循环中的苹果酸代谢。②氨与α-酮戊二酸结合形成谷氨酸，在这个过程中α-酮戊二酸和还原型辅酶Ⅰ被大量消耗，影响了三羧酸循环的正常进行，同样影响了苹果酸代谢。

13. 肝功能严重损害时血浆芳香族氨基酸含量增加的主要机制是（　　　）。

A. 芳香族氨基酸合成加速　　　　　　　　B. 芳香族氨基酸异生增多

C. 芳香族氨基酸生成增多　　　　　　　　D. 芳香族氨基酸排出减少

【参考答案】C

【分析】

肝功能衰竭时肝脏灭活胰岛素和胰高血糖素能力减弱，使二者浓度增高，胰高血糖素增高得更多，血中胰岛素和胰高血糖素比值降低，体内分解代谢增强。胰高血糖素会使蛋白质分解代谢增强，大量芳香族氨基酸释放入血，这是芳香族氨基酸增多的主要原因；另一方面，肝脏的糖异生作用障碍，使芳香族氨基酸转化为糖的能力降低，也会使芳香族氨基酸增多。

14. 肝性脑病病人血浆支链氨基酸减少的原因是（　　　）。

A. 血浆胰高血糖素浓度升高所致　　　　B. 高胰岛素血症所致

C. 肝对支链氨基酸灭活减少　　　　　　D. 支链氨基酸合成来源减少

【参考答案】B

【分析】

肝脏对胰岛素灭活减少，胰岛素浓度增高，胰岛素可促进肌肉组织摄取和利用支链氨基酸，因此血液中支链氨基酸浓度降低。

15. 清除血中芳香族氨基酸的主要器官是（　　　）。

A. 肠道上皮细胞　　B. 肌肉组织　　　　C. 肝脏　　　　　　D. 神经组织

【参考答案】C

【分析】

肝功能严重障碍时，芳香族氨基酸的降解能力降低；同时因肝脏的糖异生途径障碍，使芳香族氨基酸转变为糖的能力降低，血中芳香族氨基酸含量增高。

16. 引起血浆芳香族氨基酸增多的最主要激素代谢异常是（　　　）。

A. 肝灭活胰岛素作用↓　　　　　　　　B. 肝灭活胰高血糖素作用↓

C. 肝灭活 ADH 作用↓　　　　　　　　D. 肝细胞灭活皮质醇作用↓

【参考答案】B

【分析】

肝脏功能严重障碍时，胰岛素和胰高血糖素经肝细胞灭活清除不足，两者浓度均增高，但胰高血糖素升高更显著，使组织蛋白分解代谢增强，大量氨基酸释放入血，血中芳香族氨基酸含量增高。

17. 过量蛋白饮食诱发肝性脑病的主要机制是（　　　）。

A. 脑组织缺血缺氧　　　　　　　　　　B. 脑的敏感性增高

C. 血脑屏障通透性增强　　　　　　　　D. 经肠道细菌作用产氨增加

【参考答案】D

【分析】

进食过多蛋白质，在肠道内被分解为氨基酸后，由肠道细菌释放的氨基酸氧化酶分解为氨，由于肝脏严重疾病导致鸟氨酸循环功能障碍，氨合成为尿素明显减少，血氨浓度增高，对脑产生毒性作用。

18. 氨对神经细胞内离子含量的影响是（　　　）。

A. $[K^+]$增多　　　　B. $[Na^+]$增多　　　　C. $[K^+]$减少　　　　D. $[Na^+]$减少

【参考答案】C

【分析】

氨在细胞膜的钠泵中可与钾竞争进入细胞内，造成细胞内钾缺乏；氨浓度增高也可以干扰细胞膜上的钠泵活性，从而影响细胞内外钠离子、钾离子分布。

19. 治疗肝性脑病的措施中下列哪一项是不妥当的？（　　　）

A. 碱性肥皂水灌肠　　　　　　　　　　B. 补充支链氨基酸

C. 静脉点滴谷氨酸钠　　　　　　　　　D. 口服乳果糖

【参考答案】A

【分析】

补充支链氨基酸能够抑制芳香族氨基酸入脑，减少假性神经递质形成，还有助于调节氮平衡。静脉点滴谷氨酸钠，既能够补充兴奋性神经递质，也能够与氨结合形成谷氨酰胺，可以解除氨的毒性。肠腔内 pH 可影响肠道氨的吸收，因此，宜采用口服乳果糖降血氨，主要因其在肠道不易吸收，且易被细菌分解产生乳酸、醋酸，降低肠腔内 pH，减少氨的吸收。碱性肥皂水会使 NH_4^+ 生成减少，从而增加氨的吸收。故选 A。

20. 有关肝肾综合征描述，错误的是（　　）。

A. 又称为肝性肾衰竭

B. 包括肝性功能性肾衰竭、肝性器质性肾衰竭

C. 肝性功能性肾衰竭时，肾功能变化为可复性的

D. 肝性功能性肾衰竭主要改变是肾小球病变

【参考答案】D

【分析】

肝肾综合征是指肝硬化失代偿期或急性重症肝炎时，继发于肝功能衰竭基础上的可逆性功能性肾衰竭，故属于肝性功能性肾衰竭。重症肝病患者由于门脉高压，导致外周血管床扩张，加之腹水等原因引起有效循环血量减少，因而激活交感-肾上腺髓质系统、RAAS 等，使肾血管收缩、肾血流减少、肾小球滤过率降低，直接导致肝肾综合征的发生发展。D 这个答案是错误的，故选 D。

（二）小组测试与解析

1. 男，59 岁。因神志不清 1 天入院。患者 1 天前食用蛋白质粉、饮用鸡汤后出现嗜睡、神志不清。乙肝病史 25 年，肝硬化病史 5 年。查体：T 36.5 ℃，P 132 次/分，R 20 次/分，BP 88/55 mmHg。处于深度昏迷状态，颈部及前胸可见多个蜘蛛痣，肝掌，皮肤及巩膜黄染，瞳孔稍散大。腹部膨隆紧绷，脾触诊不满意。实验室检查：血氨浓度 540.6 μmol/L（↑）。导致该患者血氨浓度增高的主要原因是（　　）。

A. 肠道产氨增多

B. 肌肉产氨增多

C. 氨从肾脏排出减少

D. 血中 NH_4^+ 向 NH_3 转化增多

【参考答案】A

【分析】

氨中毒是肝性脑病发生的重要机理，该患者血氨增高主要是因为患者 1 天前食用蛋白质粉，氮负荷增加，在肠道内经消化作用产生氨基酸，在肠道细菌释放的氨基酸氧化酶作用下产氨增加。

2. 男，62 岁。因呕血伴神志恍惚 1 天入院。患者 1 天前排便后感上腹疼痛，呕出鲜红血液约 1 000 mL，随后出现神志恍惚及嗜睡。酒精性肝硬化病史 20 年。查体：T 37.6 ℃，P 114 次/分，R 20 次/分，BP 110/70 mmHg。神志恍惚，皮肤巩膜黄染，胸前可见散在蜘蛛痣。腹部膨隆，移动性浊音阳性，扑翼样震颤可引出。患者出现扑翼样震颤的机制是（　　）。

A. γ-氨基丁酸增加

B. 氨对脑组织的毒性作用

C. 假性神经递质取代多巴胺

D. 谷氨酸和天门冬氨酸减少

【参考答案】C

【分析】

该患者有肝硬化病史多年，导致肝功能不全，肝内单胺氧化酶活性降低。肠道内部分氨基酸经细菌的氨基酸脱羧作用形成苯乙胺及酪胺，此时分解减少，大量入血，通过血脑屏障增加。在脑干网状结构的神经细胞内，苯乙胺及酪胺在β-羟化酶作用下，分别生成苯乙醇胺和羟苯乙醇胺，与儿茶酚胺类递质（多巴胺、去甲肾上腺素）结构相似，代替了正常的神经递质的作用，但又不能正常地传递冲动，称假神经递质。其中黑质、纹状体通路中的多巴胺被假递质取代后，使乙酰胆碱的作用占优势，因而出现扑翼样震颤。

3. 男，32岁。肝区疼痛6年、便血及精神异常2天入院。患者6年前无明显诱因出现肝区疼痛，饮食减少，疲乏无力。5年前出现皮肤及巩膜黄染，被诊断为肝炎。2天前排出黑红色大便后出现烦躁不安，胡言乱语，上衣反穿，裤子坠地，随地便溺。患者出现上述精神及行为异常的原因是（　　）。

A. 脑内去甲肾上腺素增多　　　　　　B. 脑内多巴胺增多

C. 脑内谷氨酰胺减少　　　　　　　　D. 脑内 GABA-A 受体活性增强

【参考答案】D

【分析】

肝病患者血氨浓度增高，促使 GABA-A 受体复合物与 GABA 结合能力增强，氨还可以使星形胶质细胞对 GABA 的摄取减少、释放增加，突触间隙 GABA 水平增高，促使 GABA-A 受体活性增强。再有，氨增高可使四氢孕烯醇酮和四氢脱氧皮质酮水平增高，增强 GABA-A 受体活性，从而使中枢抑制作用增强。

4. 男，55岁。呕血、便血、神志恍惚3小时入院。患者3小时前突然呕吐鲜红血液并排出黑红色血便约900 mL，随后出现意识不清。查体：T 36.5 ℃，P 130次/分，R 18次/分，BP 75/54 mmHg。面色晦暗，神情恍惚。肝掌，巩膜黄染。腹部饱满，肝脾肋下未触及。实验室检查：总胆红素 45.8μmol/L（↑），血氨 254.9μmol/L（↑）。治疗过程中给予该患者口服乳果糖的目的是（　　）。

A. 减少假性神经递质的产生　　　　　B. 促进血浆氨基酸平衡恢复

C. 乳果糖与氨结合利于排出　　　　　D. 降低肠道 pH 值，有利于氨排出

【参考答案】D

【分析】

患者因上消化道出血，肠道内增多的血液蛋白质经细菌分解产氨增加，引发肝性脑病。口服乳果糖后，在肠道内被细菌分解产生乳酸、醋酸，降低肠腔内 pH，NH_3 与 H^+ 结合生成 NH_4^+，NH_4^+ 难以吸收，随粪便排出，降低血氨水平。

5. 男，51岁。因尿少、腹胀、下肢水肿10个月入院。患者10个月前出现厌食，终日饱胀，四肢乏力，尿量减少并逐渐出现双下肢浮肿和腹部膨隆。乙型肝炎病史26年。查体：神志清楚，精神不佳，计算能力差。巩膜轻度黄染，腹壁可见浅静脉怒张，腹部高度膨胀，腹水征阳性，肝脾触诊不满意。入院第3天便血后出现白天嗜睡、夜间烦躁不安。下述治疗措施中不当的是（　　）。

A. 口服乳果糖　　　　　　　　　　　B. 注射新霉素

C. 肥皂水灌肠　　　　　　　　　　　D. 给予左旋多巴

【参考答案】C

【分析】

肝性脑病的原因主要是由于血氨浓度升高所造成的。而肠道内的氨吸收和酸碱程度有着密切的关系。在酸性环境下，肠道内产生的氨可以和氢离子相结合，这时氨的吸收可以减少，有利于肝性脑病的治疗和预防。而肥皂水是碱性液体。如果用其灌肠会改变肠道内的 pH 值，从而造成氨的吸收增加，进一步加重肝性脑病。此时可以应用生理盐水灌肠或者口服乳果糖。

6. 男，35 岁。因肝硬化腹水入院。丙肝病史 10 年。查体：T 37.1 ℃，P 76 次/分，R 20 次/分，BP 95/70 mmHg。神志清楚，烦躁不安，定向力障碍，上肢可见蜘蛛痣，腹部膨隆，腹水征阳性，扑翼样震颤可引出。患者血中不易出现的变化是（   ）。

A. 酪胺减少
B. 苯乙胺升高
C. 支链氨基酸减少
D. 芳香族氨基酸升高

【参考答案】A

【分析】

肝性脑病时，一方面，肝内单胺氧化酶活性降低。肠道内部分氨基酸经细菌的氨基酸脱羧酶作用形成苯乙胺及酪胺，分解减少，大量入血，水平增高。

另一方面，肝细胞灭活胰岛素和胰高血糖素能力降低，使二者浓度增高，但胰高血糖素升高更显著，导致血中胰岛素/胰高血糖素比值降低，分解代谢增强。其中胰高血糖素使组织蛋白分解代谢增强，大量芳香族氨基酸由肝和肌肉释放入血，而肝功能严重障碍时，芳香族氨基酸的降解能力降低；同时因肝脏的糖异生途径障碍，使芳香族氨基酸转变为糖的能力降低。这些均可使血中芳香族氨基酸含量增高。胰岛素水平增高，肌肉组织摄取和利用支链氨基酸增强，血中支链氨基酸含量减少。血氨增高也可以增强骨骼肌与脑组织支链氨基酸代谢，降低支链氨基酸水平。

7. 患者，男，55 岁，黑便 1 月，讲胡话、脾气暴躁 1 周就诊，5 年前诊断为肝硬化。查体：P110 次/分，BP75/45 mmHg，肝病面容，明显扑翼样震颤，腹部隆起，腹壁静脉可见曲张，脾肋下 4cm，肝脏未及，腹水征阳性，肌张力增高。诊断为肝性脑病。试问该患者的肝性脑病目前处于哪一期？（   ）

A. 昏睡前期
B. 昏迷前期
C. 昏迷期
D. 前驱期

【参考答案】B

【分析】

肝性脑病按神经精神症状分为四期：一期（前驱期）：轻微的神经精神症状，可表现出欣快、反应迟缓、睡眠节律的变化。有轻度的扑击样震颤等。二期（昏迷前期）：一期症状加重，可出现行为异常、嗜睡、定向理解力减退及精神错乱，经常出现扑击样震颤等。三期（昏睡期）：有明显的精神错乱、昏睡等症状。四期（昏迷期）：神志丧失，不能唤醒，没有扑击样震颤等。

8. 患者，男，56 岁，患慢性肝炎、肝硬化 20 多年。2 天前排柏油样大便后出现昏睡、手腕颤抖。查体：表情淡漠、反应迟钝，肝肿大、质地偏硬。血液检查：HBsAg（＋），丙氨酸氨基转移酶升高（136U/L），血氨浓度升高（96μmol/L）。入院后给予门冬氨酸鸟氨酸制剂等降氨疗法，病人血氨浓度降至正常（53μmol/L），但症状缓解不明显，再给予左旋多巴后症状才得到有效控制。左旋多巴的使用是基于下列哪个理论的？（   ）

A. 氨中毒学说   B. 假性神经递质学说
C. 氨基酸代谢失衡学说   D. γ-氨基丁酸学说

【参考答案】B

【分析】

左旋多巴易于通过血脑屏障，进入中枢神经系统转变为正常的神经递质多巴胺和去甲肾上腺素，使其与脑内假性神经递质苯乙醇胺和羟苯乙醇胺竞争，使神经传导功能恢复，有助于维持觉醒。

9. 男，65 岁。因腹胀、纳差 2 月余入院。患者 2 月前无明显诱因出现腹胀、纳差及全身乏力。慢性肝炎病史 40 年。查体：T 37.3 ℃，P 113 次/分，R 20 次/分，BP 110/70 mmHg。神志清楚，精神稍差，面色萎黄，腹部膨隆，移动性浊音阳性，双下肢轻度浮肿。该患者移动性浊音阳性的发生机制不包括（   ）。

A. 门脉高压   B. 摄水过多   C. 钠水潴留   D. 白蛋白减少

【参考答案】B

【分析】

移动性浊音阳性是指变换体位，叩诊腹部会发现有鼓音和浊音交替出现的改变。多见于腹腔积液的病人。根据题意可知病人肝炎多年，会引起门脉高压、白蛋白合成减少，也可以导致肝肾综合征，钠水潴留，这些原因都会引起水肿。

10. 如果你作为一名医生，需要治疗一名慢性肝硬化患者，该患者出现有精神异常、嗜睡、扑翼样震颤等症状。以下治疗方案不正确的是（   ）。

A. 补充苯丙氨酸和酪氨酸   B. 口服乳果糖降低肠道 pH
C. 应用门冬氨酸鸟氨酸制剂   D. 口服新霉素抑制肠道细菌

【参考答案】A

【分析】

该患者有肝性脑病的临床表现，可以口服乳果糖降低肠道 pH，促进氨的排泄；可以应用门冬氨酸鸟氨酸制剂，促进氨合成为尿素和谷氨酰胺（鸟氨酸能激活尿素合成过程中的关键酶——鸟氨酸氨基甲酰转移酶和氨基甲酰磷酸合成酶，促进氨的代谢，达到对血氨的解毒作用。门冬氨酸作为底物可生成谷氨酸和草酰乙酸，谷氨酰胺是氨的解毒产物，同时是氨的储存及运输形成。草酰乙酸参与羧酸循环，促进肝细胞内能量生成，使被损伤的肝细胞得以修复、再生，恢复肝脏功能）。口服新霉素可以抑制肠道细菌，减少氨的生成。苯丙氨酸和酪氨酸经肠道细菌释放的脱羧酶作用，转化为苯乙胺和酪胺，由于肝功能障碍，苯乙胺和酪胺大量入血、入脑，转化为苯乙醇胺和羟苯乙醇胺，即为假性神经递质，使肝性脑病加重。

11～13 题共用题干：

患者，男，57 岁，因反复腹胀伴皮肤、巩膜黄染三年有余，意识障碍 1 天入院。影像学检查诊断为乙肝后性肝硬化失代偿期。大便干结难解，4～5 天一次。言语不清，嗜睡。

11. 与该患者昏迷无关的原因是（   ）。

A. 血氨增高，氨清除减少   B. 芳香族氨基酸入脑增多
C. 假性神经递质干扰脑细胞膜功能   D. GABA 使突触后神经细胞膜超极化

【参考答案】C

【分析】

由于苯乙醇胺及β-羟酪胺与儿茶酚胺递质（多巴胺、去甲肾上腺素）结构虽相似，但又不能正常地传递冲动，故称假性神经递质。假性神经递质释放后引起脑干网状结构上行激动系统的功能发生障碍，使大脑发生深度抑制而昏迷。黑质、纹状体通路中的多巴胺被假递质取代后，使乙酰胆碱的作用占优势，因而出现扑翼样震颤。假性神经递质不会感染神经细胞膜功能。

12. 该患者血清支链氨基酸/芳香族氨基酸比值为 0.8，科室主任分析认为是芳香族氨基酸入脑增多导致昏迷。你认为芳香族氨基酸入脑增多的机制是（　　）。

A. 血短链脂肪酸增加　　　　　　　　　B. 血脑屏障破坏

C. 血硫醇含量增多　　　　　　　　　　D. 血支链氨基酸减少

【参考答案】D

【分析】

正常人血浆中支链氨基酸（BCAA）与芳香族氨基酸（AAA）的比值为 3~3.5，患者该比值下降，血浆氨基酸失衡。生理情况下，芳香族氨基酸与支链氨基酸同属电中性氨基酸，借助同一转运载体通过血脑屏障并被脑细胞摄取。血液中芳香族氨基酸的增多和支链氨基酸的减少，使芳香族氨基酸主要是苯丙氨酸、酪氨酸入脑增多。

13. 该患者昏迷的原因可能还包括（　　）。

A. 神经细胞外 K^+ 浓度增高　　　　　　B. 脑内谷氨酸水平增高

C. 血中胰岛素/胰高血糖素比值升高　　　D. 苯乙胺和酪胺被单胺氧化酶氧化分解

【参考答案】A

【分析】

肝性脑病晚期氨增高可干扰神经细胞膜 Na^+-k^+-ATP 酶活性，影响细胞内外 Na^+、K^+ 分布，但细胞膜对铵离子的选择性通透强于 K^+，铵离子可以 K^+ 竞争入包。结果，细胞外 K^+ 浓度升高，细胞内外 Na^+、K^+ 分布异常，直接影响膜电位细胞的兴奋性及传导等活动，可能导致患者昏迷。

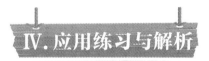

Ⅳ.应用练习与解析

病案分析题

患者，男性，64 岁。12 年前因右上腹部不适、疼痛及食欲不振而住院。检查：肝大，肋下 2.5cm，肝功能正常，服用保肝药物，住院两周后好转出院。出院后常感腹胀及上腹部隐痛，病情时轻时重。

4 年前上述症状加重，出现皮肤、巩膜黄染，进食后上腹部不适感加剧，腹胀明显，并伴有恶心、呕吐、便稀。症状反复持续至今。近半年来，患者进行性消瘦，四肢乏力，面色憔悴，皮肤、巩膜黄染加深，尿少，下肢水肿，活动不便，鼻和牙龈时有出血，常有便血。2d 前因吃牛肉出现恶心、呕吐，神志恍惚、烦躁不安而急诊入院。

患者自年轻时即大量饮酒，常年不断。

体检：体温 36.8 ℃，脉搏 91 次/min，血压 126/90 mmHg。神志恍惚，烦躁不安，皮肤、巩膜黄染，腹壁静脉曲张。面部及前胸有多个蜘蛛痣，腹部膨隆，肝肋下 2.5cm，质较硬，边缘钝。脾肋下 3 cm，腹水征阳性。双下肢凹陷性水肿（＋＋），食管钡餐 X 线显示食道下段静脉曲张。实验室检查：血清胆红素 27 μmol/L（正常值 3.5 ～ 17.2 μmol/L），血氨 89.08 μmol/L，血浆总蛋白 52 g/L，白蛋白 27 g/L，球蛋白 25 g/L。

入院后，静脉输入谷氨酸钠、葡萄糖、维生素、肌苷等，限制蛋白质摄入，口服大量抗生素，并用酸性溶液灌肠。经积极抢救后，患者神志逐渐清楚，病情好转，准备出院。次日，患者大便时头晕、虚汗、乏力，站立困难而昏倒，被发现时患者面色苍白，血压 90/40 mmHg。第二天清晨，患者再次出现神志恍惚，烦躁不安，尖叫。检查时双手出现扑翼样震颤，大便呈柏油样。继后发生昏迷，血压 130/65 mmHg，瞳孔中度散大，对光反射减弱，皮肤、巩膜深度黄染，血清胆红素 58 μmol/L，血氨 106.7 μmol/L。经各种降氨治疗后，血氨降至 61.82 μmol/L，但上述症状无明显改善，患者仍处于昏迷状态。后改用左旋多巴静脉滴注，经过一周的治疗，神志逐渐恢复。住院月余后临床症状缓解，出院疗养。

问题：

（1）该患者发生肝功能不全的主要原因是什么？

（2）该患者两次发生肝性脑病的诱因是什么？肝性脑病的发生机制是什么？

（3）该患者第二次肝性脑病后改用左旋多巴治疗后，病情好转说明了什么？

（4）患者入院之初的治疗措施（静脉输入谷氨酸钠，限制蛋白质摄入，口服抗生素，酸性溶液灌肠），其治疗肝性脑病的病理生理学基础是什么？

（5）为什么用酸性溶液灌肠，可不可以改用肥皂水？

【分析】

（1）长期饮酒可以导致酒精性肝硬化，引起肝功能不全。

（2）患者两次发病前，进食牛肉与消化道出血，都能引起血氨升高，氮负荷增加，引起氨中毒，干扰脑细胞能量代谢，使脑内神经递质发生改变，干扰神经细胞膜电位，导致肝性脑病。

（3）左旋多巴是脑合成正常神经递质的原料，且易通过血脑屏障入脑，有助于儿茶酚胺类递质多巴胺、去甲肾上腺素的合成，可竞争性取代神经末梢突触中的假性神经递质，恢复正常神经冲动的传导，有助于病人从昏迷状态中苏醒。

（4）静脉输入谷氨酸钠，能够结合氨合成谷氨酰胺，有一定程度降低血氨的作用；限制蛋白质摄入，可减少肠道细菌分解产生的氨；口服抗生素，可抑制肠道细菌生长，减少氨的生成；酸性溶液灌肠，也能够减少氨的吸收。这些治疗措施都是为了减少氮负荷，降低血氨浓度。

（5）肠道中氨的吸收与肠道 pH 值关系密切。当肠道 pH 值较低时，氨以铵根离子的形式存在，肠道黏膜不会吸收，而随粪便排出体外。用酸性溶液灌肠，降低肠道 pH 值，实验证明，当结肠内 pH 值降低至 5.0 时，肠黏膜不再吸收氨，反而向肠腔内排氨，此情况称为酸透析。不能使用肥皂水，因为肥皂水是碱性的，反而促进氨的吸收。

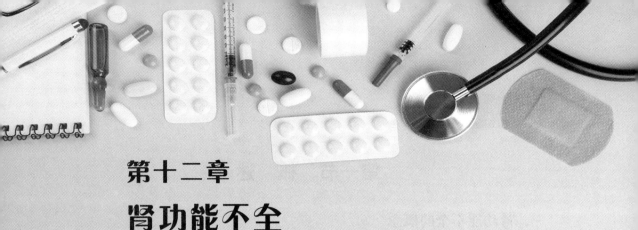

第十二章
肾功能不全

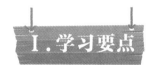

I.学习要点

【学习目标】

● 掌 握

（1）急性肾功能不全（急性肾功能衰竭）的常见病因与分类。

（2）功能性肾衰和器质性肾衰的鉴别。

（3）急性肾小管坏死的发展过程、各期的功能代谢变化，以及引起 GFR 降低及少尿的机制。

（4）慢性肾功能不全（慢性肾功能衰竭）的概念、分期与各期的变化特点，以及尿毒症的概念。

（5）慢性肾功能不全时的功能、代谢变化及其机制。

● 熟 悉

（1）慢性肾功能不全的病因学与发病机制。

（2）引起尿毒症的主要毒素及其作用机制。

● 了 解

（1）急性肾功能不全的防治原则。

（2）尿毒症时机体的主要功能、代谢变化。

（3）慢性肾功能不全与尿毒症的防治原则。

【执业医师资格考试大纲与考点分析】

（1）急性肾功能不全的病因、发病机制、功能与代谢变化。

（2）慢性肾功能不全的发病机制、功能与代谢变化。

本章的主要考点是急性和慢性肾功能不全的发病机制。

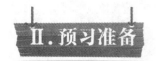

第一节 概 述

一、肾功能不全的概念

当各种病因引起肾功能严重障碍时，人体内环境就会发生紊乱，其主要表现为代谢产物在体内蓄积，水、电解质和酸碱平衡紊乱，并伴有尿量和尿质的改变以及肾脏内分泌功能障碍所引起的一系列病理生理变化，严重时可使机体各系统发生病变，出现如肾性高血压、肾性贫血、肾性骨营养不良等表现，此即肾功能不全（renal insufficiency）。肾功能不全与肾功能衰竭（renal failure）并无本质区别，肾功能不全是病情由轻到重的整个过程，肾功能衰竭是肾功能不全的晚期阶段。

二、肾功能不全的分类

根据病因与发展进程，可将肾功能不全分为急性肾功能不全与慢性肾功能不全两类。

急性肾功能不全（acute renal insufficiency）是指各种病因引起双侧肾脏在短期内泌尿功能急剧降低，肾小球滤过率迅速下降，尿量和尿成分改变，出现氮质血症、高钾血症和代谢性酸中毒等，是较为常见的一种临床危重症。

慢性肾功能不全（chronic renal insufficiency）是各种慢性肾脏疾病造成肾实质被破坏而引起的肾功能不全。肾脏有强大的储备代偿功能，在肾实质尚未受到广泛而严重的损害时，肾脏尚能维持内环境的稳定。当病情进一步恶化以致残存的有功能的肾单位严重不足，难以维持肾功能时，就会发生内环境紊乱，主要表现为代谢产物及毒性物质在体内潴留，以及水、电解质和酸碱平衡紊乱，并伴有一系列临床症状。

三、肾功能不全的病因

肾功能不全的病因见图 12-1。

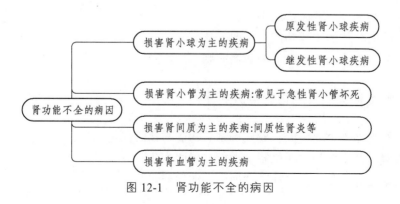

图 12-1　肾功能不全的病因

第二节　肾功能不全的基本发病环节

肾小球滤过、肾小管的重吸收以及肾脏的内分泌与生物代谢活动是肾脏发挥其排泄与调节作用的基本环节，其中任一环节出现障碍都可导致肾功能不全的发生。具体如图 12-2 所示。

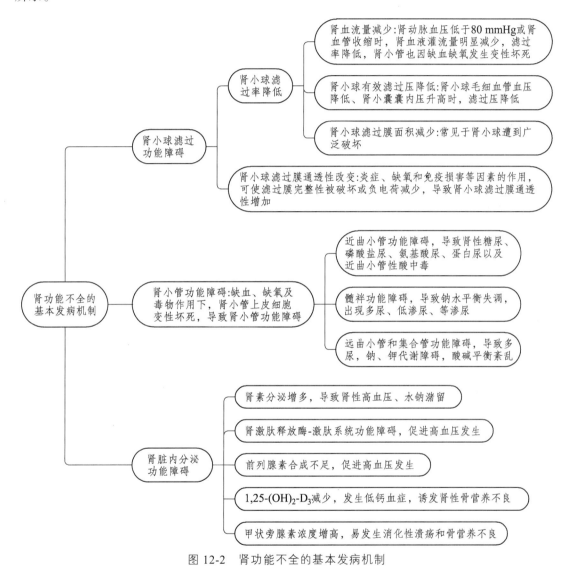

图 12-2　肾功能不全的基本发病机制

一、肾小球滤过功能障碍

（一）肾小球滤过率降低

肾小球滤过率（GFR）是衡量肾脏滤过功能的重要指标，GFR 降低主要与以下因素有关：①肾血流量减少：休克、心力衰竭等使动脉压降到 80 mmHg 以下或肾血管收缩时，可使肾血流量显著减少，GFR 随之降低。②肾小球有效滤过压降低：肾小球有效滤过压 = 肾小球毛细血管血压 −（囊内压 + 血浆胶渗压）。大量失血和严重脱水等引起全身动脉压下降时，肾小球毛细血管血压随之下降；尿路梗阻、肾小管阻塞、肾间质水肿压迫肾小管时，肾小球囊内压升高，导致肾小球有效滤过压降低。血浆胶体降低会引起组织液生成增多，循环血量减少，进而通过肾素-血管紧张素系统引起肾小球入球小动脉收缩，结果肾小球毛细血管血压亦下降。③肾小球滤过面积减少：肾单位大量破坏时，肾小球滤过面积极度减少，GFR 降低，出现肾功能不全。

（二）肾小球滤过膜通透性改变

炎症、损伤和免疫复合物可破坏滤过膜的完整性或降低其负电荷而导致通透性增加，这是引起蛋白尿和血尿的重要原因。

二、肾小管功能障碍

（一）近曲小管功能障碍

近曲小管功能障碍可导致肾性糖尿、氨基酸尿、钠水潴留和肾小管性酸中毒等以及对氨基马尿酸、酚红、青霉素及某些泌尿系造影剂在体内潴留。

（二）髓袢功能障碍

髓袢功能障碍时，肾髓质高渗环境受破坏，原尿浓缩障碍，可出现多尿、低渗或等渗尿。

（三）远曲小管和集合管功能障碍

远曲小管功能障碍可导致钠钾代谢障碍、酸碱平衡失调和肾性尿崩症。

三、肾脏内分泌功能障碍

肾脏可以合成、分泌、激活或降解多种激素和生物活性物质，在血压、水电解质平衡、红细胞生成与钙磷代谢等调节中起着重要的作用。肾脏受损可以影响其内分泌功能，并引起机体出现一系列功能代谢紊乱，如高血压、贫血和骨营养不良等。

（一）肾素分泌增多

肾素的分泌受肾内入球小动脉处的牵张感受器、致密斑细胞和交感神经三方面的调节。在全身平均动脉压降低、脱水、肾动脉狭窄、低钠血症、交感神经紧张性增高等情况下，均可引起肾素释放增多，激活肾素-血管紧张素-醛固酮系统，从而可提高平均动脉血压和促进钠水潴留。

（二）激肽释放酶-激肽系统功能障碍

肾脏含有激肽释放酶，其中 90%来自皮质近曲小管细胞。分泌的激肽释放酶可以催化激肽原生成激肽。激肽可以对抗血管紧张素的作用，扩张小动脉，使血压下降，同时还可作用于肾髓质乳头部的间质细胞，引起前列腺素释放。如果肾激肽释放酶-激肽系统发生障碍，则易促进高血压发生。

（三）前列腺素合成不足

肾内产生的 PG 主要有 PGE_2、PGI_2 和 PGF_2，主要由肾髓质间质细胞和髓质集合管上皮细胞合成。PGE_2 和 PGI_2 主要具有强大的降压作用。肾脏功能障碍、肾脏受损时可使 PG 合成不足，这可能是肾性高血压的另一个重要发病环节。

（四）促红细胞生成素合成减少

肾脏是促红细胞生成素（erythropoietin，EPO）产生的主要部位。EPO 能促进红系祖细胞的增殖与分化，并促进骨髓内网织红细胞释放入血，使红细胞生成增多。慢性肾病患者，由于肾组织进行性破坏，EPO 生成明显减少，导致红细胞生成减少，进而可出现肾性贫血。

（五）1,25-二羟基维生素 D_3 减少

维生素 D 需在肝、肾脏内经羟化酶作用，才能形成有活性的 $1,25\text{-}(OH)_2\text{-}D_3$。$1,25\text{-}(OH)_2\text{-}D_3$ 具有以下两方面作用：①促进小肠对钙磷的吸收；②动员骨钙和使骨盐沉积。肾器质损害时，由于 1α-羟化酶生成障碍，可使 $1,25\text{-}(OH)_2\text{-}D_3$ 生成减少，从而诱发肾性骨营养不良。

第三节　急性肾功能不全

急性肾功能不全又称为急性肾衰竭（acute renal failure，ARF）是指各种原因引起的双肾泌尿功能在短期内急剧障碍，导致代谢产物在体内迅速积聚，水、电解质和酸碱平衡紊乱，出现氮质血症、高钾血症和代谢性酸中毒，并由此发生机体内环境严重紊乱的临床综合征。

一、分类和病因

多数 ARF 患者伴有少尿（成人每日尿量<400 mL）或无尿（成人每日尿量<100 mL），即少尿型 ARF（oliguric ARF）。少数患者尿量并不减少，但肾脏排泄功能障碍，氮质血症明显，称为非少尿型 ARF（nonoliguric ARF）。

ARF 分为肾前性急性肾功能衰竭、肾性急性肾功能衰竭和肾后性急性肾功能衰竭等三类。急性肾衰竭的病因与分类如图 12-3 所示。

（一）肾前性急性肾衰竭

肾前性肾衰是指肾脏血液灌流量急剧减少所致的急性肾衰竭。肾脏无器质性病变，一旦肾灌流量恢复，则肾功能也迅速恢复。所以这种肾衰又称功能性肾衰或肾前性氮质血症。常

见于各型休克早期。由于血容量减少、心泵功能障碍或血管床容积增大，引起有效循环血量减少和肾血管强烈收缩，导致肾血液灌流量和 GFR 显著降低，出现尿量减少和氮质血症等内环境紊乱。

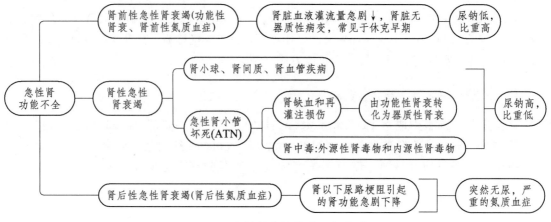

图 12-3　急性肾衰竭的病因与分类

（二）肾性急性肾衰竭

肾性肾衰是由于各种原因引起肾实质病变而产生的急性肾衰竭，又称器质性肾衰。肾性肾衰是临床常见的危重病症，其主要病因概括如下：

1. 肾小球、肾间质和肾血管疾病

如急（慢）性肾小球肾炎、急性肾间质肾炎、肾动脉血栓、粥样硬化斑块等。

2. 急性肾小管坏死

急性肾小管坏死（acute tubular necrosis，ATN）是引起肾性 ARF 的最常见、最重要原因。导致 ATN 的因素主要包括以下几路。

（1）肾缺血和再灌注损伤：肾前性肾衰的各种病因（如休克），在早期未能得到及时的抢救，因持续的肾缺血而引起 ATN，即由功能性肾衰转为器质性肾衰。

（2）肾中毒：引起肾中毒的毒物很多，可概括为外源性肾毒物和内源性肾毒物两类。常见的外源性肾毒物包括药物、有机溶剂、重金属和生物毒素等。内源性肾毒物主要包括血红蛋白、肌红蛋白和尿酸等。

（三）肾后性急性肾衰竭

肾以下尿路梗阻引起的肾功能急剧下降称肾后性急性肾衰竭，又称肾后性氮质血症。

二、发病机制

（一）肾血管及血流动力学异常

虽然 ATN 时细胞损伤以肾小管上皮细胞为主，但引起肾功能障碍和内环境持续紊乱的中心环节还是 GFR 降低。肾血管和血流动力学异常是 ARF 初期 GFR 降低和少尿的主要机制，如图 12-4 所示。

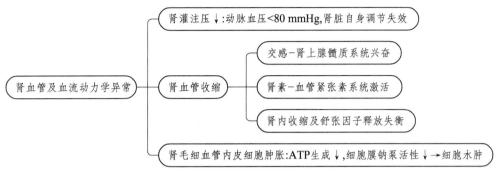

图 12-4　肾血管及血流动力学异常

（二）肾小管损伤

ATN 时，肾小管细胞可因缺血、缺血后再灌流、毒物以及缺血与中毒共同作用引起损伤。肾小管细胞的严重损伤和坏死脱落可导致肾小管阻塞、原尿返漏和管-球反馈机制失调。如图 12-5 所示。

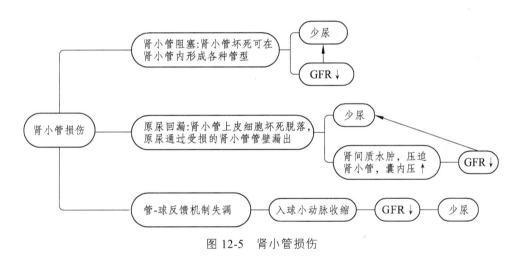

图 12-5　肾小管损伤

（三）肾小球滤过系数降低

$$肾小球滤过率 = 滤过系数 \times 有效滤过压$$

滤过系数代表肾小球的通透能力，与滤过膜的面积及其通透性的状态有关。肾缺血和肾中毒时滤过系数降低，是导致 GFR 降低的机制之一。滤过系数的降低与肾小球毛细血管内皮细胞肿胀、足细胞足突结构变化、滤过膜上的窗孔大小及密度减少有关。此外，肾缺血或肾中毒可促进许多内源性及外源性的活性因子释放，如 Ang II 和血栓素 A_2 等可引起肾小球系膜细胞收缩，从而导致肾小球滤过面积减少，降低滤过系数。

三、发病过程及功能代谢变化

（一）少尿型急性肾衰竭

少尿型 ARF 由病情危重至恢复正常的发展过程可分为少尿期、移行期、多尿期和恢复期四个阶段。如图 12-6 所示。

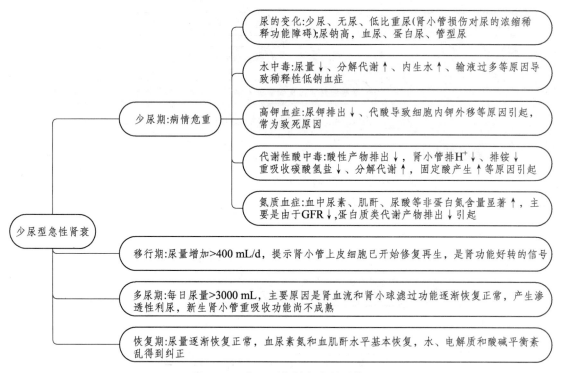

图 12-6　少尿型急性肾衰的分期

1. 少尿期

少尿期为病情最危重阶段。此期不仅尿量显著减少，而且还伴有严重的内环境紊乱，功能代谢变化主要有：

（1）尿的变化。①少尿或无尿：发病后尿量迅速减少而出现少尿（<400 mL/d）或无尿（<100 mL/d）。②低比重尿：常固定于 1.010～1.015，是由于肾小管损伤造成肾脏对尿液的浓缩和稀释功能障碍所致。③尿钠高：肾小管对钠的重吸收障碍，致尿钠含量增高。④血尿、蛋白尿、管型尿：由于肾小球滤过障碍和肾小管受损，尿中可出现红细胞、白细胞和蛋白质等；尿沉渣检查可见透明、颗粒和细胞管型。

功能性 ARF 肾小管功能未受损，其少尿主要是由于 GFR 显著降低，以及远曲小管和集合管对钠水的重吸收增加所致，而 ATN 所致的器质性 ARF 则有严重的肾小管功能障碍。因此，功能性急性肾衰和由 ATN 引起的肾性急性肾衰虽然都有少尿，但尿液成分有本质上的差异，这是临床鉴别诊断的重要依据，这两类肾功能衰竭少尿期尿液变化的比较详见表12-1。

表 12-1 功能性和器质性急性肾功能衰竭少尿期尿液变化的比较

	功能性 ARF	器质性 ARF
尿比重	>1.020	<1.015
尿渗透压（mmol/L）	>500	<350
尿钠含量（mmol/L）	<20	>40
尿/血肌酐比值	>40∶1	<20∶1
尿蛋白	阴性或微量	＋～＋＋＋＋
尿沉渣镜检	基本正常	各种管型、红白细胞及变性上皮细胞

（2）水中毒。少尿期可发生体内水潴留并从而引起稀释性低钠血症，水分还可向细胞内转移而引起细胞内水肿。严重时可发生脑水肿、肺水肿和心力衰竭。因此，对急性肾衰竭患者，应严格控制补液速度和补液量。

（3）高钾血症。高钾血症是 ARF 患者的最危险变化，常为少尿期致死原因。其主要发生原因：①尿量减少使钾随尿排出减少；②组织损伤和分解代谢增强，使钾大量释放到细胞外液；③酸中毒时，细胞内钾离子外逸；④输入库存血或食入含钾量高的食物或药物等。高钾血症可引起心脏传导阻滞和心律失常，严重时可出现心室颤动或心脏停搏。

（4）代谢性酸中毒。代谢性酸中毒的发生原因：①GFR 降低，使酸性代谢产物在体内蓄积；②肾小管分泌 H^+ 和 NH_4^+ 能力降低，使 $NaHCO_3$ 重吸收减少；③分解代谢增强，固定酸产生增多。酸中毒可抑制心血管系统和中枢神经系统，影响体内多种酶的活性，并促进高钾血症的发生。

（5）氮质血症。血中尿素、肌酐、尿酸等非蛋白氮含量显著升高，称为氮质血症。氮质血症的发生机制主要是由于肾脏排泄功能障碍和体内蛋白质分解增加（如感染、中毒、组织严重创伤等）所致。ARF 少尿期，氮质血症进行性加重，严重可出现尿毒症。

2. 移行期

当尿量增加到每日大于 400 mL 时标志着患者已度过危险的少尿期进入移行期，提示肾小管上皮细胞已开始修复再生，是肾功能开始好转的信号。虽然肾血流量和肾小球滤过功能逐渐恢复，但肾脏排泄能力仍低于正常。因此，氮质血症、高钾血症和酸中毒等内环境紊乱还不能立即改善。

3. 多尿期

每日尿量可达 3 000 mL 或更多。产生多尿的机制是：①肾血流量和肾小球滤过功能逐步恢复正常；②肾小管上皮细胞开始再生修复，但是新生的肾小管上皮细胞功能尚不成熟，钠水重吸收功能仍低下；③肾间质水肿消退，肾小管内管型被冲走，阻塞解除；④少尿期中潴留在血中的尿素等代谢产物经肾小球大量滤出，产生渗透性利尿。

随着尿量继续增加，水肿消退，尿素氮等逐渐趋于正常。由于水和电解质大量排出，易发生脱水、低钾血症和低钠血症。多尿期持续 1～2 周。

4. 恢复期

多尿期过后，肾功能已显著改善，尿量逐渐恢复正常，血尿素氮和血肌酐基本恢复到正常水平，水、电解质和酸碱平衡紊乱得到纠正。此时，坏死的肾小管上皮细胞已被再生的肾小管上皮细胞所取代，但肾小管功能需要数月甚至更长时间才能完全恢复。

（二）非少尿型急性肾衰竭

非少尿型 ARF，系指患者在进行性氮质血症期内每日尿量持续在 400 mL 以上，甚至可达 1 000 ~ 2 000 mL。非少尿型 ARF 时，肾脏泌尿功能障碍的严重程度较少尿型 ARF 为轻，肾小管部分功能还存在，以尿浓缩功能障碍为主，所以尿量较多，尿钠含量较低，尿比重也较低。尿沉渣检查细胞和管型较少，可出现氮质血症，高钾血症较为少见。非少尿型急性肾衰临床症状较轻，病程相对较短。

第四节　慢性肾功能不全

各种慢性肾脏疾病（chronic kidney disease，CKD）引起肾单位慢性进行性、不可逆性破坏，以致残存的肾单位不足以充分排除代谢废物和维持内环境恒定，导致水、电解质和酸碱平衡紊乱，代谢产物在体内积聚，以及肾内分泌功能障碍，并伴有一系列临床症状的病理过程，被称为慢性肾衰竭（chronic renal failure，CRF）。CRF 是各种慢性肾脏病持续进展的共同结局，发展呈渐进性，病程迁延，病情复杂，常以尿毒症为结局而导致死亡。

一、病因与发病过程

凡是能造成肾实质慢性进行性破坏的疾患均可引起 CRF。包括原发性和继发性肾脏疾患两类。引起 CRF 的原发性肾脏疾患包括慢性肾小球肾炎、肾小动脉硬化症、慢性肾盂肾炎、肾结核等。继发于全身性疾病的肾损害主要包括糖尿病肾病、高血压性肾损害、过敏性紫癜肾炎、狼疮性肾炎等。

CRF 的病程呈现为缓慢而渐进的发展过程。

1. 肾脏损伤、GFR 正常或上升

CKD 持续进展，但由于肾脏具有强大的代偿适应能力，使 GFR>90 mL/（min·1.73 m^2），维持肾功能于临界水平，使肾脏的排泄与调节水、电解质及酸碱平衡的功能维持正常，保持内环境相对稳定而不出现肾功能不全的征象。

2. 肾脏损伤、GFR 轻度下降

肾单位减少但 GFR 处于 60 ~ 89 mL/（min·1.73 m^2）时，肾脏仍能保持良好的排泄和调节功能，肾脏有血（或）尿成分异常，无明显临床症状，但肾单位不能耐受额外的负担。一旦发生感染、创伤、失血及滥用肾血管收缩药等导致组织蛋白分解加强而加重肾负担或减少肾血流量等，均可诱发 GFR 的进一步降低，而出现内环境紊乱。

3. 肾功能不全、GFR 中度下降

GFR 处于 30 ~ 59 mL/（min·1.73 m²）时，肾排泄和调节功能下降，患者即使在正常饮食条件下，也可出现轻度的氮质血症和代谢性酸中毒。肾浓缩功能减退，可有夜尿和多尿。另外还可出现轻度贫血、乏力和食欲减退等肾功能不全临床症状。

4. 肾衰竭、GFR 严重下降

GFR 下降至 15 ~ 29 mL/（min·1.73 m²）时，患者出现明显的氮质血症、代谢性酸中毒、高磷血症和低钙血症、高氯及低钠血症，亦可有轻度高钾血症，夜尿多，并出现严重贫血等肾衰竭的临床症状，以及尿毒症部分中毒症状如恶心、呕吐和腹泻等。

5. 终末期肾衰竭

GFR<15 mL/（min·1.73 m²），大量毒性物质在体内积聚，出现全身性严重中毒症状，并出现继发性甲状旁腺功能亢进症，有明显水、电解质和酸碱平衡紊乱，常发生肾毒性脑病、多器官功能障碍和物质代谢紊乱，需进行肾脏替代治疗。

二、发病机制

（一）原发病的作用

各种肾脏疾病，通过炎症反应、免疫反应、缺血、尿路梗阻以及大分子沉积等机制导致肾脏破坏，功能丧失。

（二）继发性进行性肾小球硬化

1. 健存肾单位血流动力学的改变

各种损害肾脏的因素持续不断的作用于肾脏，造成病变严重部分的肾单位功能丧失，而另一部分损伤较轻或未受损伤的健存肾单位进行代偿，从而适应机体需要。但是单个健存肾单位的血流量和血管内流体静压增高，使 GFR 相应增高，形成肾小球高压力、高灌注和高滤过的"三高"状态。健存肾单位的过度灌注和过度滤过导致肾小球纤维化和硬化，进一步破坏健存肾单位，导致继发性肾单位丧失，从而促进肾衰竭。

2. 系膜细胞增殖和细胞外基质产生增多

体内外多种物质包括内毒素、免疫复合物、糖基化终末产物、各种炎性介质和细胞因子均可导致肾小球系膜细胞增殖和释放多种细胞因子，使细胞外基质产生增加并沉积；各种原发性病理损伤引起肾小球发生代偿性改变，系膜细胞增殖及细胞外基质合成代谢也会加强，使部分肾小球损伤，功能性肾单位进一步减少，从而形成恶性循环，最终导致肾小球硬化。

3. 肾小管-间质损伤

慢性炎症、慢性缺氧以及肾小管高代谢等机制导致肾小管肥大或萎缩，肾小管腔内细胞显著增生、堆积、堵塞管腔，间质炎症与纤维化，有功能的肾单位逐渐减少，肾功能逐渐丧失。

CRF 发病机制如图 12-7 所示。

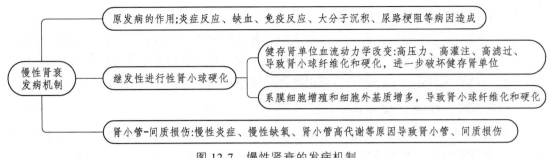

图 12-7　慢性肾衰的发病机制

三、功能代谢变化

（一）尿的变化

1. 尿量的改变

慢性肾衰竭的早期和中期主要表现为夜尿和多尿，晚期发展成为少尿。多尿的机制主要为：①原尿流速增快。肾血流集中在健存肾单位、使其 GER 增高，原尿生成增多，流经肾小管时流速增快，与肾小管接触时间过短，肾小管来不及充分重吸收，导致尿量增多；②渗透性利尿。健存肾单位滤出的原尿中溶质（如尿素等）含量代偿性增高，产生渗透性利尿；③尿液浓缩功能障碍。肾小管髓袢血管少，较易受损，从而使 Cl^- 主动重吸收减少，导致髓质高渗环境形成障碍，使尿液浓缩功能降低，尿量增多。

2. 尿渗透压的变化

CRF 早期，肾浓缩能力减退而稀释功能正常，出现低比重尿或低渗尿。CRF 晚期，肾浓缩功能和稀释功能均丧失，以致尿比重常固定在 1.008 ~ 1.012 之间，称为等渗尿。

3. 尿成分的变化

出现蛋白尿、血尿、管型尿。

（二）氮质血症

1. 血浆尿素氮

CRF 患者血浆尿素氮（blood urea nitrogen，BUN）的浓度与 GFR 的变化密切相关，但不呈线性关系。

2. 血浆肌酐

血浆肌酐含量与蛋白质摄入量无关，主要与肌肉中磷酸肌酸分解产生的肌酐量和肾排泄肌酐的功能有关。当血肌酐值>133 μmol/L 时，表明肾脏进入失代偿期。血肌酐含量改变在 CRF 早期也不明显，只是在晚期才明显升高。临床上常同时测定血浆肌酐浓度和尿肌酐排泄率，根据计算的内生肌酐清除率（尿中肌酐浓度×每分钟尿量/血浆肌酐浓度）反映 GFR。

3. 血浆尿酸氮

慢性肾功能不全时，血浆尿酸氮虽有一定程度的升高，但较尿素、肌酐为轻。

（三）水、电解质和酸碱平衡紊乱

1. 水钠代谢障碍

CRF 时，由于有功能肾单位的减少以及肾浓缩与稀释功能障碍，肾脏对水代谢的调节适应能力减退。易引起血容量降低和脱水，也可导致水潴留、水肿和水中毒。水代谢紊乱可引起血钠过高或过低，如果钠的摄入不足以补充肾丢失的钠，即可导致机体钠总量的减少和低钠血症。CRF 晚期，肾已丧失调节钠的能力，常因尿钠排出减少而致血钠增高。如摄钠过多，极易导致钠、水潴留，水肿和高血压。

2. 钾代谢障碍

CRF 时，机体对钾代谢平衡的调节适应能力减弱，在内源性或外源性钾负荷剧烈变化的情况下可出现钾代谢失衡，可出现低钾血症或高钾血症。

3. 镁代谢障碍

CRF 晚期由于尿量减少，镁排出障碍，引起高镁血症。

4. 钙磷代谢障碍

钙磷代谢发生两类障碍：①高磷血症。CRF 早期，GFR 降低可引起血磷浓度上升，血中游离 Ca^{2+} 减少，进而刺激甲状旁腺分泌甲状旁腺激素（PTH），后者可抑制肾小管对磷的重吸收，使尿磷排出增多而维持血磷浓度在正常范围内。到 CRF 晚期，由于 GFR 极度下降（<30 mL/min），继发性增多的 PTH 已不能使聚集在体内的磷充分排出，血磷水平明显升高。同时，PTH 的持续增加又可增强溶骨活动，促使骨磷释放增多，从而形成恶性循环，导致血磷水平不断上升。②低钙血症。血液中钙磷乘积不变，出现高磷血症，必然导致血钙降低。

5. 代谢性酸中毒

肾小管排 NH_4^+ 减少，血中固定酸在体内蓄积，以及肾小管重吸收 HCO_3^- 减少，导致 CRF 患者出现代谢性酸中毒。

（四）肾性骨营养不良

肾性骨营养不良又称肾性骨病，是指 CRF 时，由于钙磷及维生素 D 代谢障碍、继发性甲状旁腺功能亢进、酸中毒和铝积聚等所引起的骨病。其发病机制如下：①继发性甲状旁腺功能亢进；②维生素 D_3 活化障碍；③酸中毒；④铝积聚。

（五）肾性高血压

肾性高血压与以下机制有关：①钠水潴留；②肾素分泌增多；③肾脏降压物质生成减少。

（六）出血倾向

CRF 患者常伴有出血倾向，主要是由于体内蓄积的毒性物质（如尿素、胍类、酚类化合物等）抑制血小板的功能所致。

（七）肾性贫血

肾性贫血的发生机制：①促红细胞生成素生成减少；②体内蓄积的毒性物质（如甲基胍）

对骨髓造血功能的抑制；③毒性物质抑制血小板功能所致的出血；④毒性物质使红细胞破坏增加，引起溶血；⑤肾毒物可引起肠道对铁和叶酸等造血原料的吸收减少或利用障碍。

慢性肾衰的功能代谢变化如图 12-8 所示。

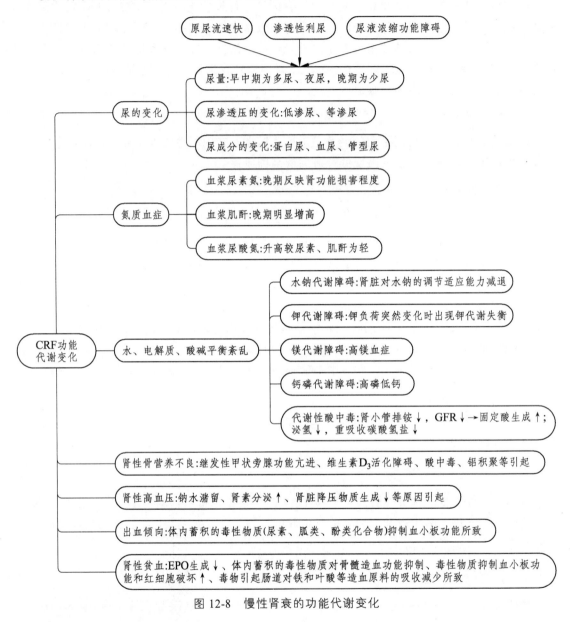

图 12-8　慢性肾衰的功能代谢变化

Ⅲ. 准备度测试

（一）个人测试与解析

1. 肾缺血导致肾性肾衰竭的机制是（　　　）。

A. 急性肾小管坏死   B. 肾小球内皮细胞损伤

C. 肾小球滤过膜通透性增加   D. 肾小球囊内压增加

【参考答案】A

【分析】

严重的肾缺血，血压下降和持续性肾小动脉收缩，引起肾小管缺血性损害，甚至发生坏死，会出现肾小管阻塞、原尿回漏和管-球反馈机制失调，导致肾性肾功能衰竭。

2. 持续性肾缺血和肾毒物作用引起的急性肾衰竭，其肾脏损害的突出表现是（   ）。

A. 肾脏循环障碍   B. 肾小管坏死

C. 肾小球病变   D. 肾间质纤维化

【参考答案】B

【分析】

急性肾小管坏死是引起肾性 ARF 的最常见、最重要原因。导致 ATN 的因素主要包括：①肾缺血和再灌注损伤。因持续的肾缺血而引起 ATN，即由功能性肾衰转为器质性肾衰。②肾中毒。引起肾中毒的毒物很多，可概括为外源性肾毒物和内源性肾毒物两类，有的可直接损伤肾小管，有的会堵塞并损害肾小管，引起肾小管坏死。在许多病理条件下，肾缺血与肾毒物常同时或相继发生作用。例如肾毒物可引起局部血管痉挛而致肾缺血；反之，肾缺血时也常伴有毒性代谢产物在体内蓄积。

3. 急性肾衰少尿期中，对患者危害最大的变化是（   ）。

A. 水中毒   B. 少尿

C. 高钾血症   D. 代谢性酸中毒

【参考答案】C

【分析】

高钾血症是急性肾功能衰竭患者最危险的变化。引起高钾血症的原因：①尿量显著减少，尿钾排出减少。②组织损伤、分解代谢增强，缺氧、酸中毒等因素均可使钾从细胞内向细胞外转移；③钾摄入增多。

高钾血症可引起心脏兴奋性降低，诱发心律失常，甚至导致心搏骤停而危及患者生命。

4. 肾后性 ARF 的原因可能是（   ）。

A. 药物中毒   B. 挤压伤

C. 血红蛋白性肾病   D. 前列腺肥大

【参考答案】D

【分析】

由肾以下尿路（从肾盏到尿道口）梗阻引起的肾功能急剧下降称肾后性急性肾衰竭，常见于双侧输尿管结石、盆腔肿瘤和前列腺肥大等引起的尿路梗阻。尿路梗阻使梗阻上方的压力升高，引起肾盂积水，肾间质压力升高，肾小球囊内压升高，导致肾小球有效滤过压下降而引起 GFR 降低，出现少尿、氮质血症和酸中毒等。

5. 下述哪项指标可用于区分功能性和器质性肾功能衰竭？（   ）

A. GFR   B. 尿比重   C. 血肌酐浓度   D. 尿量

【参考答案】B

【分析】

功能性肾功能衰竭时肾小球和肾小管结构是正常的，病变主要是由于肾血流量急剧减少，致 GFR 减少，再加上继发性醛固酮和抗利尿激素分泌增加，致尿量显著减少，尿液浓缩，尿比重增高；由于 GFR 减少，肌酐排出减少，血肌酐浓度明显增高。肾性肾功能衰竭时肾实质被破坏，GFR 减少，尿量减少，肌酐排出减少，血肌酐浓度进行性增高，由于肾小管损害，肾小管浓缩稀释功能丧失，尿比重固定在 1.010 左右，称为等渗尿。两者比较，GFR 都会下降，尿量都会减少，血肌酐浓度都会增高，但尿比重不同，功能性肾功能衰竭时尿比重增高，肾性肾功能衰竭时尿比重较低且固定。故选 B。

6. 下列哪项不是引起肾小管功能障碍的主要原因？（　　　　）
A. 免疫复合物　　　　B. 重金属中毒　　　　C. 严重挤压伤　　　　D. 严重休克
【参考答案】A
【分析】
严重休克导致肾缺血，引起急性肾小管坏死；重金属离子损伤细胞膜，也会引起肾小管坏死；严重挤压伤细胞破裂，肌红蛋白释放入血，从肾小球滤出，在肾小管内形成管型，阻塞肾小管管腔，使原尿不易通过，少尿。免疫复合物沉积会导致肾小球肾炎，一般不会引起肾小管功能障碍。故选 A。

7. 输尿管结石引起急性肾衰竭，其 GFR 下降是因为（　　　　）。
A. 肾小球滤过面积下降　　　　　　　　B. 肾小球毛细血管血压下降
C. 囊内压升高　　　　　　　　　　　　D. 原尿反流
【参考答案】C
【分析】
输尿管结引起尿路梗阻。尿路梗阻使梗阻上方的压力升高，引起肾盂积水，肾间质压力升高，肾小球囊内压升高，导致肾小球有效滤过压下降而引起 GFR 降低，出现急性肾功能衰竭。

8. 急性肾衰竭多尿期，多尿的发生机制是（　　　　）。
A. 肾小球滤过功能障碍　　　　　　　　B. 新生肾小管功能不成熟
C. 近曲小管功能障碍　　　　　　　　　D. 远曲小管功能障碍
【参考答案】B
【分析】
急性肾衰竭患者尿量增多至每日 1 200 mL 以上时，即进入多尿期，说明病情好转。多尿的机制：①肾小球滤过功能逐渐恢复正常；②间质水肿消退，肾小管内的管型阻塞被尿液冲走，阻塞解除；③肾小管上皮细胞已经开始再生修复，但功能还不成熟，重吸收钠、水功能低下，原尿不能被充分浓缩；④少尿期潴留在血液中的代谢产物从尿液中大量排出，增高原尿渗透压，引起渗透性利尿作用。

9. 原尿回漏可造成下列哪一种后果除外？（　　　　）
A. 渗透性利尿　　　　　　　　　　　　B. 肾间质水肿
C. GFR↓　　　　　　　　　　　　　　D. 肾小管阻塞
【参考答案】A
【分析】
在缺血和中毒所致的急性肾衰竭中，肾小管广泛坏死，甚至基底膜断裂，原尿经受损部位进入间质，并向管周血管系统返漏入血，就是原尿回漏。原尿回漏时，漏入肾间质的原尿会引起间质水肿，间质压升高，从而压迫肾小管和管周毛细血管，加重肾小管阻塞，进一步降低 GFR，使肾血流进一步减少，并加重肾损害，形成恶性循环。一般认为，原尿回漏对持续少尿的发生机制有较大的意义。

10. 慢性肾功能衰竭患者出现等渗尿标志着（　　　　）。

A. 健存肾单位极度减少
B. 肾小管浓缩和稀释功能均丧失
C. 肾小管重吸收钠减少
D. 肾小管泌钾减少

【参考答案】B

【分析】

CRF 晚期，肾浓缩功能和稀释功能均丧失，以致尿比重固定在 1.008～1.012，尿渗透压为 260～300 mmol/L，接近于血浆晶体渗透压，故称为等渗尿。等渗尿的出现，表明病人对水的调节能力很差，不能适应水负荷的突然变化，易发生水代谢紊乱：在摄水不足或由于某些原因丢失水过多时，因肾对尿浓缩功能丧失，易引起血容量减少；当摄水过多时，因肾无力稀释，又可导致水潴留和低钠血症。

11. 判断慢性肾功能衰竭程度的最佳指标是（　　　　）。

A. 血钾浓度
B. 血压高低
C. 内生肌酐清除率
D. 血液 pH 值

【参考答案】C

【分析】

慢性肾功能衰竭患者会出现泌尿功能障碍，表现为尿量、尿渗透压的变化，氮质血症、酸碱平衡和电解质紊乱，出现多系统并发症。逐个选项分析：A 选项，CRF 病人只要尿量不减少，血钾可以长期保持正常。B 选项，CRF 可能会出现肾性高血压，发生机制与钠水潴留、肾素-血管紧张素系统活性增高以及肾脏分泌的抗高血压物质减少有关，较为复杂，不能以血压高低直接判断肾功能衰竭程度。D 选项，CRF 会引起代谢性酸中毒，早期为 AG 正常型代酸，晚期为 AG 增高型代酸，与肾脏衰竭程度有关，但酸中毒发生机制复杂，不仅仅与肾脏功能有关，因此，用 pH 值作为最佳指标并不合适。

C 选项的内生肌酐清除率：CRF 时 GFR 减少，会引起氮质血症，非蛋白氮含量增高，其中以血尿素氮（BUN）最多，但 BUN 浓度与肾小球滤过率的变化不呈线性关系，不能平行反映肾功能的变化，只有在较晚期才能较为明显地反映肾功能损害程度，BUN 还受外源性与内源性尿素负荷的大小影响。另一个重要的非蛋白氮，血浆肌酐含量与蛋白质摄入无关，主要与肌肉中磷酸肌酸分解产生的肌酐量和肾排泄肌酐的功能有关，其含量改变在 CRF 早期也不明显，只有在晚期才明显增高。临床上常同时测定血浆肌酐浓度和尿肌酐排泄率，根据计算的内生肌酐清除率（尿中肌酐浓度×每分钟尿量/血浆肌酐浓度）反映肾小球滤过率，从某种意义上说，肌酐清除率代表仍具有功能的肾单位数目。因此在几个选项中，内生肌酐清除率是判断慢性肾功能衰竭程度的最佳指标。

12. 慢性肾功能不全早期容易发生（　　　　）。

A. 低钾血症
B. 高钾血症
C. 高钠血症
D. 高钙血症

【参考答案】A

【分析】

CRF 患者只要尿量不减少，血钾能在很长一段时间保持正常水平。但在某些情况下易发生低钾血症：①厌食而摄入饮食不足；②呕吐、腹泻使钾丢失过多；③长期应用排钾利尿剂，使尿钾排出增多。

13. 慢性肾功能衰竭进行性发展的最主要原因为（   ）。

A. 原始病因持续存在

B. 肾小管重吸收负荷过重，致肾小管损伤

C. 肾血流量进行性减少

D. 健存肾单位进行性减少

【参考答案】D

【分析】

各种损害肾脏的因素持续不断的作用于肾脏，造成病变严重部分的肾单位功能丧失，而另一部分损伤较轻或未受损伤的残存或健存肾单位加倍工作以进行代偿，从而适应机体需要。当代偿不足以完成肾脏的排泄和调节等功能时，机体则表现出水、电解质紊乱及酸碱失衡等CRF 的症状。因此，健存肾单位的多少，是决定 CRF 发展的重要因素。

14. 下列指标中哪项表示慢性肾功能衰竭更严重？（   ）

A. 夜尿增多   B. 等渗尿   C. 高渗尿   D. 低渗尿

【参考答案】B

【分析】

CRF 患者，早期即有夜间排尿增多的症状，夜尿的发生机制目前尚不清楚。CRF 早期，肾浓缩能力减退而稀释功能正常，出现低比重尿或低渗尿。慢性肾功能衰竭一般不会出现高渗尿。CRF 晚期，肾浓缩功能和稀释功能均丧失，以致尿比重常固定在 1.008～1.012，尿渗透压为 260～300 mmol/L，因此值接近于血浆晶体渗透压，故称为等渗尿。故选 B。

15. 慢性肾衰合并高钾血症主要是因为（   ）。

A. 健存肾单位过少

B. 原尿生成过多

C. 严重呕吐腹泻

D. 长期使用排钾利尿剂

【参考答案】A

【分析】

慢性肾衰晚期可发生高钾血症，主要因为有功能的肾单位过少，尿量减少而排钾减少。另外，长期应用保钾类利尿剂、酸中毒以及感染等使分解代谢增强、溶血、含钾饮食或药物摄入过多，都可能引起高钾血症。

16. 慢性肾衰竭继发甲状旁腺功能亢进与下列哪项关系最为密切？（   ）

A. 血钙下降

B. 血钾增高

C. 血磷下降

D. 非蛋白氮（NPN）增高

【参考答案】A

【分析】

人体正常时大部分的磷通过肾脏随尿液排出。在 CRF 早期，尽管 GFR 降低可引起血磷浓度上升，但为维持钙磷乘积不变，血中游离 Ca^{2+} 减少，进而刺激甲状旁腺分泌 PTH，后者可抑制肾小管对磷的重吸收，使尿磷排出增多而维持血磷浓度在正常范围内。当 GFR 进一步下降时，再次出现高磷血症，机体仍进一步增加 PTH 的分泌，如此循环，使血浆 PTH 水平进一步增高，最终发生继发性甲状旁腺功能亢进。

17. CRF 导致肾性贫血发生的主要原因是（   ）。

A. 维生素 D_3 减少   B. 酸中毒   C. PTH 增多   D. EPO 减少

【参考答案】D

【分析】

大多数 CRF 患者都有贫血，其发生机制如下。①红细胞生成素（EPO）生成减少：CRF 时由于肾脏实质被破坏，EPO 生成减少，从而使骨髓干细胞形成红细胞受到抑制，红细胞生成减少，这是主要原因；②体内潴留的毒物抑制红细胞生成，如甲基胍对红细胞有抑制作用；③红细胞寿命缩短，破坏增加；④铁的再利用障碍。

18. 下列哪项不是慢性肾衰时出现多尿的直接原因？（　　　）

A. 渗透性利尿　　　　　　　　　　B. 体内内生水产生增多

C. 残存肾小球滤过率增高　　　　　D. 肾脏浓缩尿的功能降低

【参考答案】B

【分析】

多尿是慢性肾衰竭较为常见的表现。发生多尿主要是由于尿液未经浓缩或浓缩不足，具体原因如下：①原尿流速快。肾脏血流集中到健存肾单位，使得这些肾单位的肾小球滤过率增高，原尿生成增加，流经肾小管时流速加快，与肾小管接触时间缩短，肾小管来不及充分重吸收，因而终尿增多。②渗透性利尿。滤出的原尿中溶质（如尿素）含量高，产生渗透性利尿。③尿浓缩功能降低。肾小管髓袢功能受损，髓质的高渗环境形成障碍，尿的浓缩功能降低。

19. 肾性高血压产生的主要机制不包括（　　　）。

A. 钠水潴留　　　　　　　　　　　B. 肾素增加

C. 血液黏稠度增加　　　　　　　　D. 前列腺素减少

【参考答案】C

【分析】

肾性高血压产生的主要机制是：①钠水潴留：CRF 时肾脏对钠水的排泄能力下降，可出现钠水潴留。②肾素分泌增多：主要见于慢性肾小球肾炎、肾小动脉硬化症等疾病引起的 CRF，肾素-血管紧张素系统被激活，导致血压上升。③肾脏降压物质生成减少：肾单位大量破坏，肾脏产生激肽、PGE_2、PGA_2 等降压物质减少，也是引起肾性高血压的原因之一。故选 C。

20. 导致肾性骨营养不良的发生机制不包括（　　　）。

A. 甲基胍增多　　　　　　　　　　B. PTH 增加

C. 维生素 D_3 代谢障碍　　　　　　D. 铝积聚

【参考答案】A

【分析】

肾性骨营养不良又称肾性骨病，是指 CRF 时，由于钙磷及维生素 D 代谢障碍、继发性甲状旁腺功能亢进、酸中毒和铝积聚等所引起的骨病，包括儿童的肾性佝偻病和成人的骨质软化、纤维性骨炎、骨质疏松和骨囊性纤维化等。甲基胍是毒性最强的小分子物质，尿毒症时甲基胍增多，可引起体重下降、呕吐、腹泻、肌肉痉挛、嗜睡、红细胞寿命缩短等自体中毒症状。

（二）小组测试与解析

1~3 题共用题干：

患者，男，68 岁，因浮肿、无尿入院。入院前因上呼吸道感染多次使用庆大霉素，继而出现浮肿，尿量进行性减少。查体：眼睑浮肿，双下肢凹陷性水肿。化验：尿蛋白（＋＋），尿钠浓度 64 mmol/L，血肌酐 809 mmol/L，血尿素氮 16.2 mmol/L。

1. 患者少尿、无尿的原因是（　　　）。

A. 肾血管收缩　　　　B. 肾小球损伤　　　　C. 肾小管损伤　　　　D. 尿路梗阻

【参考答案】C

【分析】

庆大霉素造成肾中毒，引起肾小管坏死，从而导致肾小管阻塞、原尿回漏、管-球反馈机制失调等病理变化，从而使尿量减少。

2. 患者尿钠增高，原因可能是（　　　）。

A. 细胞膜 Na^+-K^+-ATP 酶活性增强　　　　B. 醛固酮分泌减少

C. H^+-Na^+ 交换增强　　　　D. 肾小管对钠重吸收障碍

【参考答案】D

【分析】

肾小管坏死，导致肾小管重吸收钠功能障碍，尿钠排出增多。

3. 经过治疗，患者尿量增加到 4 000 mL/d，下列哪项不是多尿发生的机制？（　　　）

A. 渗透性利尿　　　　B. 肾小管阻塞解除

C. 抗利尿激素分泌减少　　　　D. 新生的肾小管上皮细胞浓缩功能低下

【参考答案】C

【分析】

ATN 多尿期产生多尿的机制是：①肾血流量和肾小球滤过功能逐步恢复正常。②肾小管上皮细胞开始再生修复，但是新生的肾小管上皮细胞尚不成熟，钠水重吸收功能仍低下。③肾间质水肿消退，肾小管内管型被冲走，阻塞解除。④少尿期中潴留在血中的尿素等代谢产物经肾小球大量滤出，产生渗透性利尿。

4. 某患者外伤，短时间内失血量达到了 1 000 mL，查体：T 36.2 ℃，P 116 次/分，R 21 次/分，BP 90/60 mmHg，表情淡漠，尿少。患者尿的改变，还可能有（　　　）。

A. 尿比重高，尿钠含量低　　　　B. 尿比重高，尿钠含量高

C. 尿比重低，尿钠含量低　　　　D. 尿比重低，尿钠含量高

【参考答案】A

【分析】

由题意可知，患者已发生休克，休克会导致功能性肾功能衰竭，主要原因是血容量减少，肾血管收缩，导致肾血液灌流量和 GFR 显著降低，尿量减少，但肾小球功能正常，代谢废物排出正常，故尿比重高；由于有效循环血量不足，醛固酮分泌增多，作用于远端肾小管，钠重吸收增多，故尿钠含量较低。

5. 患者，男，28 岁。上呼吸道感染 14 天后出现颜面浮肿、肉眼血尿，血压 165/95 mmHg，尿红细胞（＋＋＋）。该患者发生颜面浮肿的主要机制是（　　　）。

A. 淋巴回流受阻　　　　B. 抗利尿激素过多

C. 肾小球滤过率降低　　　　D. 血浆胶体渗透压降低

【参考答案】C

【分析】

由题意可知，该患者有急性肾小球肾炎，由于是感染后发病，血尿严重，有急性肾炎综合征，可能是急性弥漫性增生性肾小球肾炎。由于肾小球细胞增生、毛细血管狭窄或缺血使肾小球滤过减少，而肾小管病变轻微，重吸收功能基本正常，导致球管失衡，患者尿量减少、水钠潴留以及全身毛细血管通透性增加，均可能引起水肿。

6. 患者，女，42 岁。因"尿血、泡沫尿 12 天，少尿 1 周"入院。血压 160/100 mmHg，血肌酐 1124μmol/L（正常值 44～133μmol/L）。入院后患者最大的危险是（　　　）。

A. 脑出血　　　　　B. 低钙血症　　　　　C. 高钾血症　　　　　D. 高磷血症

【参考答案】C

【分析】

患者可能因急性肾小球肾炎导致急性肾衰（ARF），高钾血症是 ARF 患者的最危险变化，常为少尿期致死原因。高钾血症可导致严重心律失常，对心肌的毒性作用极强，可发生致命性心室纤颤和心搏骤停。

7. 患者，女，39 岁。因服用生鱼胆后出现恶心、呕吐、少尿来院急诊。尿液检查结果显示：尿蛋白（＋），红细胞满视野，白细胞 20～30/HP。血液生化检查结果显示：肌酐 650μmol/L（正常值 44～133μmol/L）。患者最可能出现的尿液变化特点是（　　　）。

A. 尿钠>40 mmol/L　　　　　　　　　　B. 尿比重>1.020

C. 尿渗透压>500 mmol/L　　　　　　　　D. 尿肌酐：血肌酐>40：1

【参考答案】A

【分析】

该患者服用生鱼胆出现肾功能损害，可能是毒物引起肾小管坏死所致，属于器质性肾功能衰竭。由于肾小管重吸收功能受损，钠的重吸收减少，导致尿钠增高；肾小管浓缩稀释功能下降导致尿比重降低，尿渗透压降低，尿血肌酐比值降低。

8. 甲患者外伤失血严重，尿量<400 mL/24 h，乙患者因外伤造成挤压综合征，尿量也<400 mL/24 h。甲患者相对于乙患者，会出现的表现是（　　　）。

A. 尿钠含量高，尿渗透压低　　　　　　　B. 尿钠含量低，尿渗透压低

C. 尿钠含量低，尿渗透压高　　　　　　　D. 尿钠含量和尿渗透压相等

【参考答案】C

【分析】

甲患者失血严重，血容量不足，发生的是功能性肾功能衰竭。乙患者因挤压综合征，肌红蛋白大量阻塞肾小管导致 ATN，引起器质性肾功能衰竭。功能性肾功能衰竭相对于器质性肾功能衰竭，由于 GFR 显著降低，尿量减少，但肾小球过滤功能正常，醛固酮分泌增多，故尿钠含量低，尿渗透压高。

9～10 题共用题干：

老王患有慢性肾小球肾炎，最近出现夜尿增多，查血：血肌酐 140 umol/L，pH 7.25，查尿：尿比重固定在 1.010 左右。

9. 老王发生酸中毒主要机制是（　　　）。

A. 肾小管泌 H^+ 减少，产氨减少　　　　　B. CFR 功能降低致非挥发酸排出减少

C. 高钾血症影响　　　　　　　　　　　　D. 乳酸生成增多

【参考答案】B

【分析】

由题意可知该患者已经发展为慢性肾功能衰竭。慢性肾衰晚期，当肾小球滤过率降低至20%以下时，每天可积蓄20~30 mmol/L的H^+，血中非挥发性酸性代谢产物不能由尿排泄，特别是硫酸、磷酸等在体内积蓄而发生AG增高型代谢性酸中毒。

10. 患者检查结果说明肾脏（　　）。

A. 稀释功能降低　　　　　　　　　　　　B. 滤过与重吸收功能受损

C. 浓缩与稀释功能障碍　　　　　　　　　D. 浓缩功能下低

【参考答案】C

【分析】

慢性肾衰患者随着病情的发展，终尿的渗透压接近血浆晶体渗透压，尿相对密度固定在1.008~1.012，尿渗透压为260~300 mmol/L，称为等渗尿。等渗尿的出现说明肾脏浓缩稀释功能均丧失。

11. 患者，女，已婚，36岁。出现尿频、尿急、尿痛症状6年。近期夜尿增多，尿蛋白（＋＋），血液检查发现血钾浓度2.9 mmol/L。该患者可能的诊断是（　　）。

A. 肾性急性肾衰竭　　　　　　　　　　　B. 非少尿型急性肾衰竭

C. 肾前性急性肾衰竭　　　　　　　　　　D. 慢性肾衰竭早期

【参考答案】D

【分析】

由题意可知，该患者尿频、尿急、尿痛症状6年，说明可能是泌尿系统感染引起慢性肾盂肾炎，经久不愈可能发展成为慢性肾功能衰竭。CRF患者早期就会有夜尿增多的症状，由于肾小球滤过膜通透性增强，致使肾小球滤出蛋白质增多，加上肾小管对原尿中蛋白质吸收减少，患者出现中度蛋白尿。CRF患者在腹泻或饮食不足的情况下易发生低钾血症，故考虑该患者为慢性肾衰竭早期。

12. 患者，女，50岁，高血压病史10年，未治疗。1天前出现头晕，自行服用抗高血压药物后出现尿量减少。急诊入院检查：血钾浓度增高至7.0 mmol/L，肌酐清除率降低，血尿素氮增加。该患者可能出现了（　　）。

A. 脑缺血　　　　　　　　　　　　　　　B. 肾前性急性肾衰竭

C. 更年期症状　　　　　　　　　　　　　D. 肾性急性肾衰竭

【参考答案】B

【分析】

由题意可知，该患者自行服用抗高血压药物，可能造成低血压，引起肾前性急性肾衰竭。实验室检查结果符合急性肾衰的表现。

13. 患者，女，55岁。左侧肋部阵发性疼痛20余天就诊。既往史：终末期肾病（ESRD）病史9年。入院检查：血清甲状旁腺激素（PTH）水平增高，X光检测发现肋骨骨质疏松。下述哪种机制是导致该患者病变的主要因素？（　　）

A. 血磷升高　　　　　　　　　　　　　　B. 血钙降低

C. PTH溶骨的作用　　　　　　　　　　　D. 维生素D缺乏

【参考答案】C

【分析】

ESRD 患者由于高血磷和低血钙，可刺激甲状旁腺引起继发性甲状旁腺功能亢进，分泌大量 PTH，使骨质生成与改建活动增强，导致骨质疏松和硬化，常将 PTH 引起的肾性骨营养不良称为高代谢性骨病。

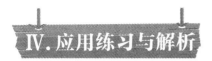

Ⅳ. 应用练习与解析

病案分析题

患者，男，55 岁。患"肾小球肾炎"反复浮肿 20 年，尿闭 1 天急诊入院。患肾炎后反复眼睑浮肿。6 年来排尿每天 10 余次，夜尿 4～5 次，2 000 mL/d。在此期间，血压 150/100 mmHg，血红蛋白 40～70 g/L，红细胞 1.3×10^{12}～1.76×10^{12}/L。尿蛋白（＋＋），红细胞、白细胞、上皮细胞 0～2/HP。3 年来夜尿更加明显，尿量约 3 000 mL/d，比重 1.010 左右。全身骨痛并逐渐加重。近 10 天来尿少，浮肿加重，食欲锐减、恶心呕吐、腹痛。全身瘙痒、四肢麻木，轻微抽搐。一天来尿闭，症状加重急诊入院。体温 37 ℃，呼吸 20 次/min，脉搏 120 次/min，血压 230/120 mmHg，红细胞 1.49×10^{12}/L，血红蛋白 47g/L，血细胞比容 20%，白细胞 9.6×10^{9}/L，血钠浓度 118 mol/L，血磷浓度 3.06 mmol/L，血氯浓度 78 mmol/L，血钙浓度 1.4 mmol/L。尿蛋白（＋＋），红细胞 10～15/HP，白细胞 0～2/HP，上皮细胞 0～2/HP，颗粒管型 2～3/LP。X 线检查：双肺正常，心界略扩大，X 线显示全身骨质脱钙，骨板几乎消失，多数骨呈骨膜下吸收现象。骨盆和两腿血管显示钙质沉着，未见病理性骨折。入院后，虽经积极治疗，但效果不佳，病情继续恶化，曾多次发生齿龈及鼻出血。在住院第 6 天时，血压升至 250/130 mmHg，血液非蛋白氮为 202.7 mmol/L，肌酐 1 406.12 μmol/L，并有数次癫痫样痉挛发作，随后进入昏迷，于住院第 20 天死亡。

问题：

（1）简述该患者发生慢性肾功能衰竭的原因和机制。

（2）该患者机体的功能代谢改变有哪些？

（3）该患者发生高血压的机制如何？

【分析】

（1）该患者发生慢性肾功能衰竭的原因是慢性肾小球肾炎，机制可以用健存肾单位学说来解释：长期的慢性肾炎引起肾单位损伤，有功能的肾单位越来越少，肾脏只能由未受损的残存肾单位来承担。丧失肾功能的肾单位越多，残存的完整肾单位就越少。最后，当残存的肾单位不能维持正常的泌尿功能时，内环境开始紊乱，亦即慢性肾功能衰竭的开始。

（2）机能代谢主要发生以下改变。

① 尿的变化：多尿、夜尿，蛋白尿，管型尿，尿中有红细胞、白细胞、上皮细胞。尿比重降低且固定。

② 氮质血症：NPN 202.7 mmol/L；肌酐 1 406.12 μmol/L。

③ 水、电解质代谢紊乱：眼睑、面部、下肢水肿；低钠血症；血磷增高，血氯降低，血钙降低。

④ 肾性高血压：血压 230/120 mmHg。

⑤ 肾性骨营养不良：X 线显示全身骨质脱钙，骨板几乎消失，多数骨呈骨膜下吸收现象。

骨盆和两腿血管显示钙质沉着。

⑥ 出血倾向：多次发生齿龈及鼻出血。

⑦ 肾性贫血：红细胞 $1.49×10^{12}/L$，血红蛋白 47 g/L，血细胞比容 20%。

（3）该患者发生高血压的机制如下：

① 钠水潴留。慢性肾衰引起肾脏排钠排水功能降低，钠水在体内潴留，血容量增高，心输出量增多，从而导致血压增高。

② 肾素-血管紧张素系统的活性增高，血管紧张素Ⅱ可直接引起小动脉收缩，又能促进醛固酮分泌，也会导致钠水潴留，并可兴奋交感-肾上腺髓质系统，引起儿茶酚胺释放和分泌增多，血压随之升高。

③ 慢性肾小球肾炎时，肾髓质生成前列腺素 PGA_2 和 PGE_2 等血管舒张物质形成减少，也导致血压进一步升高。

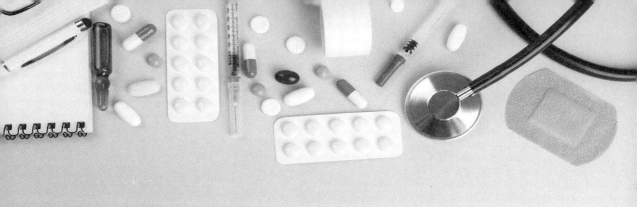

参考文献

[1]　王建枝，钱睿哲. 病理生理学[M]. 9 版. 北京：人民卫生出版社，2018.

[2]　王淑珍. 以团队为基础的学习（TBL）：医学教育中的实践与探索[M]. 南京：东南大学出版社，2015.

[3]　王万铁，金可可. 病理生理学（案例版）[M]. 杭州：浙江大学出版社，2018.

[4]　杨惠玲，潘景轩，吴伟康. 高级病理生理学[M]. 2 版. 北京：科学出版社，2006.

[5]　石增立，王万铁. 病理生理学（案例版）[M]. 3 版. 北京：科学出版社，2020.

[6]　王建枝，钱睿哲，周新文. 病理生理学学习指导与习题集[M]. 2 版. 北京：人民卫生出版社，2019.

[7]　张颖，龚敏，冯蕊. 病理生理学思维导图学习指导[M]. 2 版. 北京：科学出版社，2022.

[8]　王万铁. 图表病理生理学[M]. 2 版. 北京：人民卫生出版社，2014.

[9]　江瑛. 病理生理学要点速记[M]. 北京：北京大学医学出版社，2015.

[10]　万朝敏，母得志，高晓琳. 儿科学 TBL 教程[M]. 成都：四川大学出版社，2016.

[11]　夏强，钱睿哲. 生物医学 PBL 教学案例集[M]. 北京：人民卫生出版社，2016.

[12]　姜冠潮，周庆环，陈红. 基于团队的学习模式（TBL）在医学教学方法改革中的应用与思考[J]. 中国高等医学教育，2011（2）：8-9.

[13]　高凌云，李袁静. TBL 教学法在医学教学应用中的思考与建议[J]. 中国高等医学教育，2017（3）：110-111.